マインドフルネスであなたらしく

「マインドフルネスで不安と向きあう」ワークブック

スーザン・M・オルシロ
リザベス・ローマー

訳
仲田昭弘

星和書店

Worry Less, LIVE MORE
The **Mindful Way through Anxiety** Workbook

by
Susan M. Orsillo, Ph.D.
Lizabeth Roemer, Ph.D.

Translated from English
by
Akihiro Nakada, M.D., Ph.D.

English Edition Copyright © 2016 by The Guilford Press
A Division of Guilford Publications, Inc., New York
Japanese Edition Copyright © 2019 by Seiwa Shoten Publishers, Tokyo

Published by arrangement with The Guilford Press
through Japan Uni Agency, Inc., Tokyo

子どもたちのサムとサラへ。

あなたたちの日々の活動を見ていると，勇気を出して自分らしく生きると人生がどれほど実り豊かになるかを思い出します。

——S. M. O.

記憶の中にいる愛する父ドン・ローマーへ。

あなたは，価値に沿った大切な時間を生きることと，周りの人々の幸せも気遣うことを教えてくれました。

あなたのゆるがない愛情と支えが私の存在の安定した基盤を築いてくれて，私は今もそこに立っています。

——L. R.

本書を購入された方は，個人使用または個人セッションでクライエントが使う目的に限って，www.guilford.com/orsillo2-forms からフォームを，また www.guilford.com/orsillo2-materials から録音をダウンロードできます（巻末の録音リストも参照）［訳注：英語です］。

謝　辞

　本書の執筆でもまた，数えきれないほど多くの方々にあらゆる形で助けていただきました。そうした支援への深い感謝の気持ちをこの謝辞に書ききれるはずもなく，謙虚な思いになります。本書でご紹介する私たち著者の取り組みは，これまでに執筆してきた本を基盤にしています。ですので，これまでの本の中でお礼を申し上げた方々は，一人残らず本書にも大きく貢献してくださっています。幸せなことに，日頃の取り組みでは，知恵と思いやりに満ちた大勢のセラピストたちの日々の仕事を参考にさせていただいています。引用し，一部を変更し，自分の方法に組み入れるなどして，クライエントが勇気を出して意味深い人生を生きるのをお手伝いする方法を日々改善しています。この豊かなフィールドでは，正統派行動療法のセラピスト，アクセプタンス行動療法のセラピスト，マインドフルネスのセラピストたちが，お互いにエクササイズや例やメタファーをさまざまな箇所でくり返して引用し合っています。そのため，本書でご紹介するアイデアの中にも，誰が初めに提案したかが必ずしもはっきりしないものがあります。元がわかるものに関しましては巻末の注釈に文献などを載せました。日頃から題材を特に頻繁に引用させていただく著者や先生方——Tom Borkovec, David Barlow, Rick Heimberg, Michelle Craske, Michel Dugas, Steven Hayes, Kelly Wilson, Kirk Strosahl, Jon Kabat-Zinn, Zindel Segal, Mark Williams, John Teasdale, Marsha Linehan, Andy Christensen, Neil Jacobson, Christopher Martell, Pema Chödrön, Thich Nhat Hanh, Toni Bernhard, Josh Bartok, Chris Germer, Ron Siegel, Kristin Neff, Paul Gilbert——には，この場を借りてお礼を申し上げます。

これまでの年月には数えきれないほど大勢のセラピスト，大学院生，クライエント，読者の方々が，私たちの著作，講義，指導，セラピーに反応を寄せてくださいました。その一つひとつが，どうしたらよりよくクライエントを助けられるかについて学びを深めるうえで参考になりました。また，それらは，学びのすべてを結晶化して人々に役立つガイドに仕上げようとするプロセスを通じて，本書にも反映されています。特にSarah Hayes-Skeltonには，最近の研究費確保でお世話になっているだけでなく，勇気を出して自分らしく生きる方法について私たちがどう考えるか，という哲学を深める面でも計り知れない大きな影響を受けました。

　Marty Antonyは，本書の執筆を提案して，私たちの作業を何年も支え続けてくれました。Kitty MooreとChris Bentonは，本書の原稿を執筆し推敲していくうえで細やかな配慮を欠かさず熱心に私たちを導いてくれました。いつもながら，出版される本が初めの原稿よりもはるかによいものに仕上がるのはそうした気遣いとアドバイスの賜物です。本書の土台となる研究のための資金を提供してくれるアメリカ国立衛生研究所（NIH）にもお礼申し上げます。

　私（S. M. O.）は，Lizがいつも惜しみなく捧げてくれる友情と助言にどれほど感謝しているか，十分伝えるだけの言葉を見つけられません。Lizは，視野を広げるように絶えず課題を投げかけて，私たちの取り組みの質と意義をどこまでも深めてくれました。本書を執筆している時期に個人的に辛い問題があったときにも，彼女の優しさと，気遣いと，懐の深さのおかげで乗り越えられました。

　この分野の取り組みに心からの関心と熱意を寄せてくれる学生と同僚たちにも感謝します。彼らの鋭い質問と学ぼうとする情熱がいつも刺激となって私の背中を押してくれました。専門家として何が大切だったかを忘れずに，大胆にもよき助言者，よき同僚でいられるように最善を尽くそうと思い続けられたのも彼らのおかげです。両親にも感謝します。

二人とも大学を卒業していないにもかかわらず，アカデミックな分野でキャリアを積もうと考えるだけの勇気と自信をもつように私を育ててくれました。最後に，夫の Paul Turecamo には誰よりも深く愛と感謝の気持ちを伝えます。あなたは，ゆるぎない友情と支援と励ましと愛で，30 年以上も支えてくれました。

　私（L. R.）は，Sue とともに学び成長し続けられた年月と，彼女と一緒にこの題材を教えつつ本書を執筆できた素晴らしい経験とに，このうえなく感謝します。Sue の知恵，ひらめき，明確さ，教えるスキルは，いつでも私たちの仕事のプロセスと成果をずっとよいものにしてくれます。そんな素敵な友人とこうして取り組めること，また多くを学んだうえにさらに彼女の思いやりと支援とガイドを授かれることは，本当に幸せです。

　これまでに出会ってきた，またこれから出会うだろうすべての生徒さんと指導者のみなさんに，あらゆる方法で私の気づきと理解を広げてくださることを感謝申し上げます。特に本書の出版に際しては，Lindsey West Rollock, Jess Graham LoPresti, Lucas Morgan, Laura Grace Rollins, Sarah Krill Williston, Liz Eustis, Jen Martinez, Natalie Arbid が本文でご紹介する題材の内容にさまざまな形で深く関わってくれました。Jess, Laura Grace, Sarah, Jen は，具体的な何カ所かに大切な視点から編集を加えてくれました。

　Karen Suyemoto の友情と忍耐は，私の気づきを大切な部分で大きく広げてくれました。感謝の気持ちは言葉では伝えきれません。Devon Wilson Hill のヨガ教室は，本書を執筆する間にも，経験を意味深い視点から内省するのを助けてくれました。また，National Center for Faculty Development and Diversity（アカデミックな分野でキャリアを積もうとする人たちのためにセミナーなどを提供する国立機関）の「14 日間ライティング課題」コースには，執筆し始めるのを助けてもらい，途中で投げ出さずに最後まで書き通すための習慣やアプローチを

謝辞　vii

教わりました。母と今は亡き父にも感謝します。彼らは，私がまだ幼い頃からこうして大人としてキャリアを積む今日まで，書くことの楽しさを学び，途中で嫌いにならないように助けてくれました。母は，本書を執筆する今も私を支えて導き続けてくれています。

　最後に，夫であり，パートナーで，親友でもある Josh Bartok に感謝します。彼が毎日実践してくれる禅の「不慳貪戒（物惜しみしない）」は，本書にしっかりと反映されています。いつも愛情と，思いやりと，支援にあふれて，私らしい人生のかけがえのない一部となってくれてありがとう。

目　次

謝辞　　iv
はじめに　　1

第Ⅰ部　感情反応の連鎖を理解する
自分らしく生き始めるための第一歩

第1章　恐怖と不安を理解する …………………………………………… 21
第2章　なぜ心配の悪循環に引き込まれるのか ……………………… 53
第3章　なぜ感情が強くなって長引くのか ……………………………… 77
第4章　コントロールしようとすると感情が濁るからくり ………… 105
第5章　恐怖と不安と悪戦苦闘すると前に進めなくなるからくり …… 129

第Ⅰ部　まとめ ………………………………………………………………… 147

第Ⅱ部　悪循環を断ち切る
気づき，アクセプタンス，マインドフルネスを身につけよう

第6章　気づいて好奇心を向けられるようになろう ………………… 153
第7章　来るものをアクセプトする ……………………………………… 183
第8章　マインドフルネスが効果的 ……………………………………… 219

第Ⅱ部　まとめ ………………………………………………………………… 245

目　次　ix

第Ⅲ部　あなたらしい人生を見つけよう

第 9 章　ゴールと人生の方向を変える　……………………………… 249
第 10 章　抜け出せなくなりがちな罠 ……………………………………… 273
第 11 章　罠から抜け出して，あなたの価値を言葉にして掲げる　…… 301

第Ⅲ部　まとめ ………………………………………………………………… 333

第Ⅳ部　勇気を出して，あなたらしい人生を生き始める

第 12 章　スキルを使って大胆に踏み出そう　………………………… 337
第 13 章　価値に沿って生きようとするときにありがちな困難 ……… 365
第 14 章　人間関係にかかわる価値によくある難しさ　……………… 393
第 15 章　自分らしく生きる実践 ………………………………………… 411

参考資料　　438
注釈　　442
訳者あとがき　　451
索引　　453
実践のための録音リスト／録音を使用する条件　　456
著者・訳者について　　457

はじめに

本書のおすすめの使い方

　昔あるところに若い戦士がいました[注1]。戦士の師匠が，恐怖と闘わなければいけないと言いました。戦士は，嫌だと思いました。攻撃的すぎるように思えます。怖いと感じます。それにあまり友好的にも思えません。でも師匠は，闘わなければいけないと言い，闘いのための指示をあれこれ出しました。闘いの日になりました。見習い戦士の反対側に恐怖が立っています。戦士は，自分がとても小さくなったように感じ，恐怖は巨大で怒りに燃えているように見えます。両者ともにそれぞれの武器を持っています。若い戦士は勇気を奮い起こして恐怖のほうへ向かっていき，3回ひれ伏してから，「私と闘っていただけますか？」と尋ねました。「許可を求めるほど敬意を払ってくれてありがとう」と怒りが答えます。「どうしたらあなたを負かせますか？」と若い戦士は尋ねます。「私の武器は，早口で話すことと，おまえの顔のすぐ近くまで迫ることだ。そうすると，おまえは完全に狼狽して私の言いなりになる。おまえが私の言うとおりにしなければ，私は力を失う。私の言葉に耳を傾けるのはかまわないし，私に敬意を払うのもかまわない。私の言うことを信じ込んで納得さえしてもいい。それでも，おまえが私の言うとおりにしなければ，私は力を失う」と恐怖が答えました。こうして，見習い戦士は恐怖を負かす方法を学びました。

――ペマ・チュードゥン（2000）

以下の質問を数分かけて考えてみてください。

1. 人生がもっと充実すればよいのにと感じることはありますか？
   生活は今のままでも，気持ちの面でもっと充実して満足できない
   ものだろうかと考えたことはありますか？
   ・人生を大きく変えようと真剣に考えてみたかもしれません。人
   　間関係や仕事，学校，家庭，自由時間を過ごす方法などについ
   　て。でも，何かが妨げになって先に進めない感じがしているか
   　もしれません。
   ・または，人生を大きく変えなければいけないとまでは感じなく
   　ても，毎日の活動の中でもう少し手応えが感じられて，活動を
   　しているときの経験が爽快だったらいいのに，と願うときがあ
   　るかもしれません。
   ・それとも，人生を望みどおりに生きるとどうなるだろう，とた
   　だ興味があるだけでしょうか？

2. 人生を少し変えてみようと考えると，怖さや心地悪さを感じます
   か？
   ・人生を変えようとするとリスクも負うことになります。ですの
   　で，人生を広げるために思い切ったステップを踏むと考えたと
   　きに恐怖や不安をいくらか感じるのは自然です。
   ・普段の生活の中ですでに心配ごとやストレスに押さえつけられ
   　て苦しいと感じるときもあるでしょう。そんな瞬間には，それ
   　以上何かを少し変えようと考えるだけでも耐えられそうもない
   　気持ちになるかもしれません。
   ・恐怖や不安や心配と悪戦苦闘して，それが妨げになって人生を
   　自分らしく生ききれていない人たちが大勢います。悪戦苦闘す
   　ることで失うものが，はっきりとわかる場合があります。

はじめに　3

- 拒絶や傷つくことを恐れて行動しないので，人間関係の面で気持ちが満たされなかったり切り離された感じがしたりするかもしれません。
- 失敗を恐れて，キャリアや学業の機会をつかもうとしていないかもしれません。
- 変わるのが心地悪いために，自由時間があっても人生を豊かにしてくれそうな活動を試すのを避けているかもしれません。
- 新しい可能性を探るための時間を決して見つけられないのではないかと心配し続けているかもしれません。
- 恐怖や不安や心配と悪戦苦闘して失うものが，わかりにくい場合もあります。
- しなければいけない何かにばかり注意が集中するあまり，したいと思っていた何かを見失っているかもしれません。
- 人間関係のいざこざ，仕事のストレス，子育ての問題，経済的制約，健康上の気がかり，日々の悩みなどをくよくよと心配するうちに，自分の人生なのに傍観者の気分になっているかもしれません。「身体だけが動いている」感じで，毎日を生き生きと過ごしている感じがしません。

　本書を使って，恐怖と不安を乗り越えてもっと納得のいく人生を生き始めましょう。人生には深い意味と目的があるものです。思い切って踏み出さなければいけません。自分らしく生き始めるときのスピード感は一人ひとり違いますが，誰にとっても，はっきりと変わってそれを続けていくプロセスには粘り強さとコミットメントが必要です。変化への第一歩は，恐怖と不安と心配をしっかりと理解することです。第Ⅰ部では，恐怖と不安の本来の性質をお伝えして，不安の悪循環に引き込まれてひどく苦しい状態に陥ってしまう仕組みをご説明します。また，第Ⅰ部でご紹介するエクササイズや実践は，あなたらしい生き方を始め，そ

れを生涯続けていこうとするときに必要になるであろう自己認識を身につける際に役立つでしょう。第Ⅰ部で築いた理解を土台に，第Ⅱ部では，そうした自己認識や気づきの習慣をさらに強く深くする方法をご紹介します。第Ⅰ部と第Ⅱ部で身につける知識とスキルを使うと，（1）こうなりたいと望む人生を実際に生きるのを妨げている習慣を見分けやすくなります。また，（2）心配や感情に今までとは違う新しい方法で反応しやすくなり，古い反応があなたらしい人生を生き始めるのを妨げないようにできます。第Ⅲ部では，エクササイズをいくつかこなしながら，あなたが望んでいる人生をはっきりさせましょう。また，よくある罠もいくつか具体的に示します。達成できそうもないゴールを設定してしまい，苛立ちで身動きがとれないと感じがちになる罠です。そうした罠に落ちてしまったときのために，あなたにとって何が最も大切だったかをもう一度はっきりさせる解決策もご提案します。最後の第Ⅳ部では，それまでに身につけたスキルを総動員して，勇気を出してあなたの願う人生を生き始めるための方法をご紹介します。

本書で学ぶこと

- ・不安と恐怖との**悪戦苦闘**が，あなたの望む人生を生きようとするのをどのように妨げてきたか。
- ・不安，心配，苦痛などの苦しい感情をよりよく理解するための考え方。また，いつのまにか学習して身につけてしまった習慣（回避，自己批判，自分を責めるなど）が苦しい感情を強めるからくり。
- ・新しい習慣（興味をもって自己観察する，自分を思いやるなど）を身につけて不安や心配や苦痛が人生を押さえつける力を減らす方法。
- ・何が最も大切かをはっきりさせる方法と，毎日をあなたにとって有意義なものにするにはどうしたらよいかを見つける方法。

はじめに　5

・その瞬間の気持ちにふりまわされずに行動して生活の質を高める活動を続けるにはどうしたらよいか。
・人生が次々と難題を投げかけてくるたびに新しく身につけたスキルを何度でも使って上手に切り抜けていく方法。

必要なもの

・**実践**——習慣は長い時間をかけて身についてきます。習慣を変えるには，一から身につけるときほどは時間がかかりませんが，それでも，くり返し実践して粘り強く続けなければ，新しい方法で反応できるようにはなりません。
・**心をひらいた姿勢**——あなたは人生を改善するための方法をもうすでにいくつかお試しになっているかもしれません。ひょっとすると，本書でご説明する方法さえいくつか試されたかもしれません。例えば恐怖や不安について勉強して，マインドフルネスを実践されてみたかもしれません。試したものの，はたして人生を本当の意味で変えられるのだろうかと疑問を感じたでしょうか？　不安に関連した習慣があると悲観的になりがちで，ものごとについてその到達点ではなく，何が問題になりそうか，何が脅威になりそうかに目がいってしまいます。しかし朗報です。不安があっても，私たちは心をひらいたままでいられて，新しい何かを試すと選ぶことができます。たとえ批判的でマイナスな思考が湧いてきている状態でも。または心をひらいたままで，以前に試した何かで，例えばマインドフルネスなどについて前と違った新しい視点から探れます。私たち著者がおすすめするのは，疑問や恐怖が心にあってもそれは認めてあるがままにし，ともかくいろいろと新しく試す方法です。何が役に立つかを知ろうと思えば，なんといっても経験するのが一番です。
・**支援**——不安がとても強くて日常生活も苦しいほどの方や，人生を

> セラピストを見つけるための参考資料を巻末にあげました［訳注：英語です］。

有意義な方向へ変えられる見込みに絶望している方は，本書の他にセラピストの助けも借りると効果的かもしれません。中には，本書を読んで有意義に生き始めた結果として，人生をさらに大きく変えるためにセラピーを受けたいと感じる方もいらっしゃるかもしれません。本書を読みながらエクササイズをこなすだけで十分と感じる方もいらっしゃるでしょう（本書には私たちのクライエントをモデルにした架空の人々が登場します。境遇や苦しみに共感できてあなたの旅の友となる人が見つかりますように）。そして，もしもあなたが現在セラピーを受けているのでしたら，セラピストに本書を見せて，あなたのセラピーとうまく組み合わせる方法を相談するとよいでしょう。

このアプローチをおすすめする理由

・困難な思考や感情に反応するとき，これまで主流だったものとは違う新しい方法[注2]を使うと，不安やうつ病の症状に苦しむ人も含めて広い範囲の人たちに効果があることが多くの研究から示されています。その新しい気づきの方法を，本書を通じてご説明します。
・研究からは，本書でご紹介する方法の要素を含む心理療法が[注3]，広範な不安障害の症状を和らげて，生活の質が高まったという声を引き出し，人生を願いどおりに生きていると話す人の割合を高める，とも示されています。
・私たちは不安に苦しむ大勢のクライエントと一緒に取り組み，またそうしたクライエントと取り組むセラピストも指導してくる中で，さまざまな方たちがこのアプローチを役立つと感じたのを見てきま

した。本書には，そうしたクラ
イエントたちの経験とセラピス
トたちの観察から得られた知恵
を含めています。

・本書でご紹介するアプローチ
は，著者の私たち自身も使って
います。たとえどれほど不安

> 本書でお伝えする気づ
> きは，マインドフルネ
> ス実践に沿っていま
> す。第8章で詳しく
> ご説明します。

な，あるいは悲しい，怒りを感じる，他にも苦しい経験をする状況
になっても，勇気を出して自分らしい人生を生きようとするときに
このアプローチが助けになるのを実感してきました。何年にもわた
る私たち自身の経験と，その間に一緒に取り組んできた大勢のクラ
イエントたちの経験とを，本書を通じてご紹介します。

ためしてみよう

　本書を通じて，あなたが自分らしく生きるのを恐怖，不安，心配，
ストレスとの悪戦苦闘がどのように妨げているだろうか，ということ
を明確なもの・不明確なものともに探っていきます。でもその前に
ちょっと立ち止まって，次の問いを考えてみましょう。

1.　不安，心配，ストレスが人間関係の妨げになっていますか？　他
　　の人の反応が怖くて，あなたの本当の考えや気持ちを表現せず
　　に抑えていますか？　他の人に頼みごとをするのを難しいと感じ
　　ますか？　心配が妨げになって，パートナーや友人や子どもたち
　　と心からつながり合えない感じがしますか？　新しい人間関係を
　　築こうとするときに不安が邪魔をしますか？　もっと深く入り込
　　みたいと感じるコミュニティから切り離されている感じがしま
　　か？　人生で重要な人たちは，あなたが「不安を感じすぎる」「心

配しすぎる」ようだと言って苛立っていますか？

2. 個人的に意味を感じて気持ちが満たされるような仕事や学業や余暇活動に打ち込めずにいますか？　不安，心配，ストレスとの悪戦苦闘が妨げになって，新しい何かに挑戦できずにいますか？身動きが取れない感じがしますか？

3. 心配ごとや恐怖に向いてしまっている注意の焦点を変えて，あなたにとって最も大切と感じるものに向けたいと思いますか？　何か新しいことを始めてみる心の準備はできていますか？

はじめましょう

　他の大勢の方たちと同じように，あなたが本書を手に取られたのも，不安，心配，パニック，苦痛などの気持ちのどれか，またはすべてが妨げとなり，こう生きたいと願う人生を生きる勇気が出ないと感じるからでしょう。これまでにも，不安を減らすためにさまざまなアプローチを試されたのではないでしょうか？　不安を和らげようとしてマインドフルネスを使ってみたことがあるかもしれません。短期間ならうまくいったように感じられても長期的にはさらに苦しくなってしまった方法もあったかもしれません。試しても全く役に立たなかったばかりか苦しさだけが強くなった方法や，中には，役立つように思えても肝心なときにちっとも機能してくれない方法もあったのではないでしょうか。

　不安は取り組むのが特に難しい感情です。なぜなら，不安に関連した反応は時間をかけて身についてくる習慣だからです。習慣がだんだん強くなってくるうちに，不安への反応がいつのまにか自動的で自分の自然な一部に感じられるようになって，決してなくなるものではないと思い

込みます。また，心に不安があると例えば本を読んでも新しい情報を理解して取り入れにくくなることもあります。本書でご説明するように，不安を感じていると：

・注意を集中しにくくなります。
・注意が簡単にそれます。
・脅威や好ましくないことの可能性には気づきやすくなり，好ましいことに関連した情報には気づきにくくなります。
・経験をしっかり感じるよりもむしろ感じないでおきたいと思うようになります。経験しないですますほうがその場では安心するためです。

　次の数章では恐怖，不安，心配がなぜ習慣化しやすく，なぜ新しい情報を取り込みにくくするのかを探ります。その点を理解すると，たとえ不安に関連して新しい情報を取り込みにくくする習慣があっても，それを変えて，もっと自分らしく生き始める方向へ進むための重要で基本的な第一歩を踏み出せるようになります。ただ，先へ進む前に，心に強い不安がある状態で新しい情報を取り入れるのがいかに大変かをしっかり認識しておくほうがよいでしょう。せっかく不安に関連した本を手にしても，アプローチがよくなかったために最大の効果を引き出せない場合がよくありますので，気をつけましょう！　例えばこんな場合：

・**素早く目を通して，何もかもを一気に吸収して，すぐにもできるだけ多く変わろうとする。**そんな急スピードと詰め込み方では，書かれている内容を本当に理解して試すのが難しくなります。また変化のプロセスにはある程度時間がかかりますので，気が急いているとイライラして諦めやすくなります。

・不安について読んだり考えたりしているうちに気持ちが苦しく耐え
きれそうもなくなってきて，本を脇に置いて諦める──苦しさを強
くするために本書を買った人なんて勿論いませんから。不安と向き
合ってもっとよく眺めようとすると，初めは不安が強くなるかもし
れません。これまでとってきた回避の習慣がいくらかは役立ってい
て，不安を小さく感じさせるときもあったからです。しかし，不安
に向き合ってしっかり眺めることは，不安に関連した古いパターン
を変える方向への大切なステップです。一時的に感じる不安の高ま
りは人生を変え始める道の一部で，そこを諦めずに粘り通すだけの
価値があります。

・自分の経験に照らして共感できない部分に気がつき，この本は自分
には向いていないとすぐに結論して脇に置く。不安の経験は人に
よって違いますので，本書にはできるだけ幅広くさまざまな経験を
含めるように努めました。ですので，中にはあなたが共感しないも
のもあるでしょう。私たち著者からのおすすめは，共感しない経験
に注目するのではなく，共感できる経験に注意を向けることです。
そうしていると，本書から役立つ何かを引き出せるかどうかをあな
た自身が見定められるでしょう。

・習慣や人生を変える見込みがあるかどうかを心配し，そのアプロー
チでうまくいくかどうかを心配して，うまくいくと確信してからで
なければ本の内容に取り組み始められずに，結局身動きが取れなく
なる。私たち著者からは次のことを自信をもってお伝えできます。
いろんな経験をした人たちがそれぞれに苦しみそれぞれのゴールに
向かおうとしていますが，本書でご紹介する戦略を使うとそうした
一人ひとりが人生を意味深く変えられます。勿論，そうした人たち
のほとんどが，本書を読み始めるときにはいくらか不確かさを感じ

るはずで，もしかするとかなり疑問を抱くことがあるかもしれません。ご紹介する戦略があなたの役に立つかどうかは，ひとまず実践してみて，あなた自身の経験に基づいて判断するとよいでしょう。

・一つひとつのエクササイズに注意が集中しすぎて，どれも完全に正しい方法でしようとする。恐怖と不安が生活の質を落とす理由は，それが融通の利かない習慣となり，ものごとに対する反応の幅を狭めて機会をつかみにくくさせるからです。私たちが本書を書いた目的は，いつのまにか身につけてしまった自動的な反応にあなた自身が気づき，そうした習慣に幅を狭められずに，反応の選択肢全体に気づけるようになっていただくことです。ですから，ある習慣を別な習慣に完全に変えようとするよりも，私たちが提案する戦略を柔軟に使ってみてください。それぞれの提案を試して，あなたの人生にどんな影響を及ぼすかを注意深く観察しましょう。それが人生を広げてくれそうでしたら，生活に組み込んで日頃から実践するとよいでしょう。

　こうした反応は，他にもたくさんありますが，どれも人間としてごく自然な経験で，まさしく不安が私たちの注意や行動に与える影響と一致します。ですから，不安があっても勇気を出して自分らしい人生に向かって進むようにと促す本書のような本を読み始める場合に難関となるのは，不安に衝き動かされた習慣的なパターンを少しだけでも変えて新しい情報を取り入れられるようになるという一番初めの部分です。しかし，少しでも変え始めることができれば，身動きをとれるゆとりが生まれるにつれて，前にもどんどん進みやすくなるでしょう。難しさの中心となるのは，経験，不安，恐怖，パニックから逃げるようにとあらゆるものが伝えてくる中で，それらに優しく正面から向き合う部分です。また，不安に関連したサインの他にも，周りで起きているさまざまな状況

と心に浮かぶ感情も認識できるよう，気づきの範囲を広げなければいけ
ません。そして，「絶対にうまくいかない」「変われるはずがない」など
の自然な思考は湧いてくるままにしておいて，そうした思考が何かを試
して起きる結果を観察する妨げとならないようにします。

不安を感じているときの注意のパラドックス

・不安を感じると，その原因を避けたい，原因から目をそらしたいと自然
　に思います。

・それなのに，不安を感じると，どんな脅威にも注意が引きつけられて気
　づきの範囲がそれに絞り込まれやすくなります。

・そのため，不安を感じる課題には注意を集中できないと同時に，不安に
　しか注目できないとも感じます。

・不安を感じているときには，怒りや苛立ちも感じやすく，批判的になり
　がちです。

・それらはどれも不安を感じているときの注意の性質として自然なもの
　ですが，新しい情報に気づいて取り入れたり新しい何かを身につけたり
　するのをとても難しくします！

　朗報です。本書を通じて，不安に関連したこうした自然な反応に取り
組むときに役立つ新しい戦略をいくつかご紹介します。実践をいくらか
続けると，戦略を使えるようになります。また，戦略がメリットをもた
らす理由とその使い方をより深く理解すると，さらに上手に使いこなせ
るようになります。では，早速ここで，本書を読み始めつつ戦略の一つ
を使ってみましょう。

一休みして，あらためて注意を向ける

　不安があると，心は一つの心配から別な心配へとあっという間に移っていき，注意を何かに集中しておくのが難しくなります。それは自然なことです。でも，まさにそうなっている瞬間に，集中困難な状態であると自分で気がつき，何か新しいことを始めると役立つ場合があります。心が忙しく駆け回っているときに効果がありそうなエクササイズとして，ちょっと一休みする方法があります。呼吸に注意を集中して，思考の悪循環を断ち切ってから，それまでしていた作業（今の場合は本書を読むこと）に戻ります。「簡単すぎる，それなら前にも試した」「私には絶対に効果がない」などの思考が浮かびますか？　そうでしたら，ここで選びましょう。そうした思考を浮かんでくるままにしながら，ともかくエクササイズを実践して何が起きるかに注目し続ける方法があります。または，いずれ本書の後のほうで，他の戦略と合わせてこのエクササイズも改めてもっと詳しくみる段階がありますので，今はひとまずエクササイズをとばして先を読む方法もあります。

ためしてみよう

　背筋をまっすぐにして座ります。頭のてっぺんから紐で引っ張られているのをイメージするとよいでしょう。肩は力を抜いて落とし，背骨が身体を支えている感じに注目します。両足を床につけて平均に力がかかるようにすると，バランスがとれて落ち着くでしょう。さて，注意を呼吸に向けます。お腹に手を当てて，息を吸って吐くのに合わせてお腹が膨らんではしぼむのを感じられるかどうか確かめましょう。呼吸が身体を通っていく感じに注意を向けます。慣れない感覚や「こんなこと，何の意味があるのだろう」「正しくできていない」な

どの思考が浮かぶかもしれません。心は，必ず呼吸から離れてふらふらと徘徊し始めます。エクササイズをしていて何を経験してもおかしくありませんし，人間ならさまざまな経験をするのが当然です。思考に巻き込まれたと気づいたら，ただ注意を呼吸へ連れ戻して，息を吸って吐くたびにお腹が膨らんではしぼむ感じに注意を向けます。本を置いて，3回から5回ほどこうして深呼吸をくり返しましょう。

このエクササイズをしているときにはこんなことに気づくかもしれません：

・緊張や不安の生理的な感覚，または，リラックスする感覚。
・思考が次々と湧いてくる，または，思考の流れが少し緩やかになる。
・エクササイズを止めて他の何かをしたくなる衝動，または，他の作業をしていないことからくる広がりとゆとりの感じ。
・あなた自身やエクササイズをするあなたの力について，あれこれと決めつける思考。
・こんなふうに呼吸を何回かしてみたところで変わりたいと思っている方向へ変わるのに本当に役立つとは思えない，などの批判的思考。
・エクササイズそのものに集中し続ける難しさ。

第Ⅱ部で，これと似たエクササイズをたくさんご紹介して気づきを深く探ります。第8章では特にマインドフルネスを詳しくみます。

エクササイズをしながらあなたの中にどんな反応があっても，それに気づいておくことには価値があります。その気づきは，あなたらしく生き始めるプロセスでとても役立ちます。ひとまずここで最も大切なのは，ともかく試して，何を経験しても自分に優しくすることです。今の

ままの自分ではよくない，もっと別の何かをしていなければいけない，などの考えが浮かぶ経験は誰にでもよくあります。あなたがそう感じるのでしたら，どんな反応があってもありのままに認めてあるがままにする練習のよい機会だと考えましょう。楽しかった，楽しくなかった，役立った，くだらないと思うなどどんな反応でもかまいませんので，認めてあるがままにします。そして，読み進めながら自分の反応に注意を向け続けて，他にも役に立ちそうな実践やエクササイズがないかどうかを探してください。本書を通じて他のエクササイズに触れていく間にも，ここでご紹介した呼吸に注意を向けるエクササイズには毎日のように立ち戻りたいと感じるかもしれません。

「ためしてみよう」エクササイズを効果的に使おう

　本書を通じて新しい実践をたくさんご提案しますので，ぜひ積極的に試してみてください。あなたにとって何が最も大切かを考える機会をつくる実践もありますし，あなたを妨げているのが何かを見つけて取り組む機会になる実践もあります。日頃の経験に日頃とは違う新しい方法や視点から気づいたり注意を向けたりする実践もあります。新しい視点から眺められるようになるうえで役立ちそうなマインドフルネス実践もご提案します。マインドフルネスは，仏教の伝統に由来しますが，ここでは宗教とは関連しない方法で使います。本書でご紹介するマインドフルネス実践では，「今，この瞬間」に意識的に注意を向けて，どうなっているのだろうと好奇心をもって優しく眺めます。

　読者のみなさんの中には，マインドフルネス実践をほとんど，または全く経験されていない方がいらっしゃるでしょう。すでに経験されて，とても役立つと感じている方もいらっしゃるかもしれません。マインドフルネスを使って恐怖と不安を和らげようとしたけれども効果がなかった方もいらっしゃるかもしれません。本書でたくさんご提案する方法

は，あなたがこれまでにマインドフルネスをどう経験されてきたかによらず，お役に立つはずです。もしマインドフルネスをすでにご存知でしたら，「初心」にかえりましょう。心をひらいて，先入観にはとらわれないとウィリング（自ら積極的になること）になって，本書に取り組んでみてください。

　第Ⅰ部では，日常生活の中で注意の焦点を少しずつ変え，気づきの範囲を広げていくためのちょっとしたコツともいえそうな方法をいくつかご紹介します。また，何かに注意を向け続ける力（気づきの筋肉とよびましょう）を鍛える実践もいくつか具体的にご紹介します。第Ⅱ部では，気づきとマインドフルネスをもっと詳しくご説明します。そこでご紹介する方法を使うと，生活の質をぐんと高める大きな方向転換ができるでしょう。こうした章立てにしたのには理由があります。一般に，みなさん，説明や情報をまだそれほど聞かないうちにいくらか「味見」をしたり気づきの実践を何種類か試したりすると効果的なようです。ですから，第Ⅰ部を読んでいてちょっとしたエクササイズが出てきたら，よくわからなくて難しい，もっと指示がほしいと感じても，ひとまず取り組んでみてください。勿論，説明があまりに足りなくて苛立つようでしたら，第Ⅱ部を読んで理解をもう少し深め，スキルを身につけてから実践してもかまいません。第Ⅰ部にはいつでも戻ることができます。

　生活に新しい活動を取り入れるのは難しいものです。本を読む，先ほどご紹介した呼吸のエクササイズの類を実践する，ノートなどに何かを書き出すエクササイズに取り組みつつ，経験を振り返って本当にこう生きたいと願う人生をはっきりさせる，などもそうでしょう。あなたが本書を手に取ったのは，時間があり余っていたからではないはずです！それでも，不安に取り組んで人生をよい方向へ変えていくための時間を毎日少しずつつくり出す方法を，大抵の皆さんは上手に見つけられます。不安に取り組むために投資する時間には，必ずそれだけの見返りがあります。不安に取り組む時間を少しとると，それ以外の時間がもっと

喜びに満ちて納得のいくものになります。また，時間をとって内省した
りスキルを実践したりすると人生全体がもっと生産的になると感じる人
も大勢います。それは私たち著者の経験からも間違いありません。もっ
とも，私たち著者でさえそうしたことをつい忘れがちです。たとえ「す
ることリスト」が長く伸びていても，あえて時間をとって気づきの筋肉
をトレーニングし，人生に生きがいを添えてくれる行動を意識的に選ぶ
ことにはそれだけの価値があると，日頃から頻繁に思い出さなければ
いけません。生活の中で時間をつくりだす方法をいくつかあげます：

・15分早く起床して，一日が動き出す前に自分だけの時間をつくる。
・なんとなく過ごしている時間を利用する。例えば通勤時間，列に並
　んでいる時間，クラスや会議が始まるまでの待ち時間などがあるで
　しょう。
・日中に一休みして，軽く食べ，何が大切だったかを思い出す。
・自由時間にいつもしている活動のうちの人生を豊かにする意味であ
　まり価値がないと感じることの時間を少し削る（例：見たかった番
　組が終わったら，初回放送でつまらないと思った番組の再放送が続
　けて流れ出す前にさっさとテレビを消す。ソーシャルメディア活動
　で社会生活を豊かにしてくれているとはいえない部分の時間を減ら
　す──ツイッターであなたがフォローしている人数よりもあなたを
　フォローしている人数のほうが多いのを確認している時間など）。

　本書を読んでエクササイズをする時間をつくりだせないか，考えてみ
ましょう。また，本書では，めまぐるしい生活の中で日頃の作業を継続
しつつ，そのやり方だけをいくらか変える実践もご紹介します。この形
の実践では，時間をあえて別にとらなくても新しい習慣を身につけられ
ます。それでプラスの変化を感じるか，生活がいくらか楽になるか，そ
の両方となったら，マインドフルネス実践のための時間を見つけやすく

なるでしょう。

「ためしてみよう」のエクササイズまで来たら，ぜひ取り組んでみましょう。それぞれのエクササイズによって，少し時間を取って質問への答えを考えてみたり，私たち著者からの提案を生活に数日間取り入れて何に気づくかを観察したりしてみましょう。特に役に立っているようには思えない，または壁にぶつかったなどと感じるかもしれませんが，本書の中で他にも提案をしていきますので，エクササイズがまだ役立っていないと感じても読み進めましょう。

この 15 年間に開発して私たち自身も使ってきたスキルと戦略を，こうしてご紹介する機会に心からわくわくしています。この分野では，私たちの研究からも，他の研究からも，とても勇気づけられる結果が出ています。こうなってほしいと願う人生に勇気を出して踏み出していった多くの人たちと共に取り組む中で私たちが授かった知恵を，本書を通じてあなたにもお伝えしたいと思います。

第Ⅰ部

感情反応の連鎖を理解する

自分らしく生き始めるための第一歩

第 1 章
恐怖と不安を理解する

　勇気を出して自分らしく生きるには，心に感情が湧いたときに上手に効果的に反応できなければいけません。最もよく反応できるのは，感情がなぜ湧いてくるのか，それがどのように本来の機能を果たすのか，はっきりと理解しているときです。不安だ，心配だ，緊張している，怖いなどと誰でも時々話します。でも，そうした用語の一つひとつが正確に何を意味しているか，また感情が心に湧いてきたのをどうしたら見分けられるか，そもそもなぜそうした経験をするのかなどに，話している人自身も完全には気づいていない場合があります。一見するとどれも明らかに思えるかもしれません。しかし，不安と長年取り組んでくる中で，私たち著者は，感情が心に湧く自然な反応とそれをどう見分けるかを科学的によりよく理解することが，不安への反応を変えていこうとするときにとても役立つ第一歩になるのを見てきました。

> **この章では……**
> 1. 恐怖，不安，ストレス，心配の違いをご説明します。
> 2. そうした感情の状態が起きているのを示すサインを，はっきりしたものも目立たないものも見分ける方法をご説明します。
> 3. 恐怖反応への理解を深めます。

用語を整理しましょう

　恐怖——脅威に直面したときの人間に（動物にも）自然に湧く思考，感情，身体感覚。脅威は，物理的な危険の場合も，拒絶される可能性の場合もあります。またそれは，その瞬間に現実に起きている場合も，心の中で想像されている場合もあります。

　道を渡っているとバスが猛スピードで向かってきます。あなたは，心臓の鼓動が速くなり，手に汗が吹き出し，思考が危険だと叫び，全力で走ってバスの進路から出ます。

　誰かが軽蔑的な何かを叫びながら脅すそぶりで接近してきます。あなたは，顔がほてって血液が身体をめぐるのを感じ，走って逃げるべきか，相手を待ち受けて自分を守る態勢をとるべきかがわかりません。

　あなたは評価されるかもしれない社会的状況にいます。例えば聴衆を前にプレゼンテーションをする場合があるでしょう。このときも先ほどと同じ身体感覚（心臓が速く打つ，手に汗が吹き出る）があって，目の前の人たちがあなたの発言をよいと思っていない，だれも聴いていないなどと思考が浮かび，部屋から逃げ出したい衝動に駆られます。

リスクを冒す状況をありありと想像しています。スポーツチームへの入団試験を受ける，演劇の役をもらうためのオーディションを受けるなどかもしれません。あなたの心には，状況が実際に起きている場合に湧くのと同じ思考や感覚が湧きます。

不安——恐怖と密接に結びついていますが，恐れる状況を予想して起きます。大抵，筋肉の緊張やぎこちなさ，イライラした気持ちと動揺しやすさ，また何が問題になりそうかに関連した思考を伴います。不安があると，状況そのものや状況を思い出させるものを避けたいと感じがちになります。

就職面接の前，初めてのデートのとき，新しい何かをしようとしているときなどには，何かがうまくいかないかもしれないと予想して思考がめまぐるしくなって身体が緊張しているのに気がつくかもしれません。こうした反応があると，面接に備えるのを先延ばししたり，デートをキャンセルすることを考えたりするかもしれません。

> 恐怖，不安，ストレス，心配のそれぞれの性質を理解しておくことは，勇気を出して願いどおりの人生を生き始めるときの大切な土台です。

ストレス——何かをしなければいけない状況や何らかのストレス要因があるときに湧いてくる思考，気持ち，身体感覚の反応。あらゆるものごとがストレス要因になります。人生の嬉しい出来事（新しい人間関係，昇進など）の場合もありますし，とても心地悪い出来事（パート

24　第Ⅰ部　感情反応の連鎖を理解する

ナーの死，誰かが攻撃されるのを目撃したなど）の場合もあります。過
去の出来事（病気になった経験など）の場合も，未来に起きるかもしれ
ない出来事（解雇されるかもしれないなど）の場合もあります。突発的
な出来事（試験，論争など）も，ずっと続く経験（長時間の通勤，差別
を受けるなど）もあります。ストレスに関連した反応があると，身体は
ホルモンや神経伝達物質を遊離して対処を助けようとします。ところが
ストレスが慢性化すると，そうした身体反応が健康を損なう原因になり
かねません。恐ろしい出来事や心配ごとは，どちらもストレス反応を引
き出します。ストレスはときに慢性化し，常に一定レベルのストレスを
感じている状態になります。そうなると，私たち自身も気づかないうち
にストレスが感情や行動に悪影響を与え，衝動的に行動したり，気持ち
が苛立ってそれがどんどん強くなりやすくなったりします。

　　子どもが生まれると時間，エネルギー，経済面などで対応しなければ
　いけない問題がたくさん発生します。赤ちゃんへの愛情や喜びと同時
　に，新しいプレッシャーもたくさん感じるでしょう。

　心配——不安に関連した反応の中の認知的な部分であり，大抵は脅威
が実際に起きるかもしれない時期よりもずっと早くから感じます。心配
しているときには，「もしも……だったら」の形の問いかけをしがちで
す。それは問題を解決しようとしているように見えるかもしれません
が，着実に解決していくのではなく，考えられる一つの問題から考えら
れる別な問題へと思考が移るだけで，かえって目の前の課題に注意を集
中しにくくなります。

　　本書の執筆について考えながら，私（L.R.）は自分に問いかけます。
　「もしもこうした概念を十分わかりやすく伝えられていなかったらどう
　しよう」「もしももっと簡単に不安を和らげられるよい方法が別にあっ

たらどうしよう」。

あなたが車で職場へ向かっているときに，ふと気がつくと考えています。「母は週末に長距離ドライブを企画していたけど，もし何か起きたらどうしよう」。

> 心配は第2章でさらに詳しく見ます。

ベッドに入って眠ろうとしながらあなたは考えるのを止められません。「もしも目覚ましの音を聞き逃して寝過ごしたらどうしよう。もしも明日の朝，交通渋滞が激しくて，約束の時間に間に合わなかったらどうしよう」。

恐怖と不安は何からできているでしょう？

ためしてみよう

　少し時間をとって，あなたの心に不安または恐れの気持ちがあるのをどのようにして自分で知るかを考えてみましょう。実際に不安や恐れを感じた最近の出来事の例を具体的に考えるとわかりやすいでしょう。何に気がつきますか？　身体に何か感じるものがありますか？　心にどんな思考が浮かびますか，または自分に向かって何を語りかけますか？　その状況にいるときにどんな気持ちが湧いてきますか／きましたか？　何をしますか／しましたか？　少し考えてから，p.27〜29のリスト[注4]に心当たりのある反応があるかどうかをみてみましょう。

26　第Ⅰ部　感情反応の連鎖を理解する

　恐怖と不安を普段どのように経験するかは人それぞれです。

・身体の中にたくさんの感覚を感じるかもしれません。
・心が慌ただしくなって，マイナスの恐ろしい思考が次々と湧いてくるかもしれません。
・頭がまっ白になるのに気づくかもしれません。
・不安を感じていることを示すサインがはっきりとわかりやすく行動に表れるかもしれません（反芻する，不安を経験するかもしれない状況を避ける，大切に感じている活動もしようとしない，など）。
・不安を感じていることを示すサインが行動にはっきりとは表れずに，気づきにくいかもしれません（自分の決断に意識的に注意を向けて観察してみるまでは社会的機会をどれほどたくさん逃しているかを認識しない，など）。
・恐ろしいときには恐怖の感情しか感じないかもしれません。
・さまざまな感情が一気に湧いて，恐怖，怒り，嫌悪，絶望を全部同時に感じるかもしれません。
・何の感情を感じているのかがはっきりとわかっているかもしれません。
・気分がなんとなく「悪い」「苦しい」と感じるだけ，または「麻痺した」感じや「心を閉ざした」感じしか認識できない場合さえあるかもしれません。

身体の感覚

鼓動が速くなる	赤面する	頭痛がする
汗が噴き出す	口が渇く	落ちつかない
めまいの感じ，またはふわふわする感じ	胃が締めつけられる	疲れはてる
呼吸が浅く速くなる	首，肩，または他のどこかの筋肉が緊張したり痛くなったりする	イライラする
身体が震える，または気持ちが不安定		

思考／認知的症状

未来に起きるかもしれない何かが心配（「パーティーへ行っても誰とも会話できずに独りきりでいるかもしれない」「テストに落第するかもしれない」「両親が病気になるかもしれない」「子どもたちがよろこばないかもしれない」「独り取り残されるかもしれない」「スーパーマーケットでパニック発作に襲われるかもしれない」「洗面所のばい菌から病気になるかもしれない」「学校で誰も相手にしてくれないかもしれない」など）

過去の出来事を反芻する（「とんでもないことを言ってしまった」「上司は私の仕事の出来をひどいと思った」「パートナーにあんなきつい言い方をしなければよかった」「あのときの会話で何も言えなかったのは本当に屈辱的だった」など）

危険が迫っていると考える（「私には切り抜けられない」「心臓発作を起

28　第Ⅰ部　感情反応の連鎖を理解する

こしているに違いない」「正気を失いつつある」など）

注意の向く範囲が脅威と危険に集中して狭くなり，そのため安全だと示す証拠があっても気づかなくなる。

他の感情

悲しさ	嫌悪感	「耐えられない」
怒り	恥ずかしさ	「麻痺している」
驚き	絶望感	

行　動

くり返す行動や習慣（爪を噛む，皮膚をむしる，髪をいじる，足で床を鳴らすなど）

避けたり逃げたりする（招待状を受け取っても断る，昇進の話を断る，職場に病欠の連絡をする，社交的なつきあいを断るための言い訳をならべる，行事から早退する，他の人に頼んで代理で電話をかけてもらう，橋やトンネルを通らなくてすむルートを使う，不安をやり過ごすために儀式やお守りや幸運の品といったものを使う，など）

注意をそらす（過食する，タバコを吸う，テレビを見る，ワインやビールを何杯か飲む，眠る，買い物をする，仕事にエネルギーを注ぎすぎる，激しくまたは長時間運動して身体を「疲れはて」させようとする，心配ごとから注意をそらし続けるために予定を詰めこむ，など）

する「べき」ことをする（マイナスの評価や批判を避けるためにすべての責任をはたそうとする，など）

必要以上に確認したり準備をしたりする（大丈夫だと周りの人に言ってもらおうとする，自分のレポートを書く前に同僚のレポートのすべてに目を通す，事故を防ぐ方法を見つけるためにインターネットでいつまでも調べ続ける，など）

力をつけようとする，または自分を守ろうとする（周りの人に攻撃的な姿勢で接する，脅す類の言葉づかいをする，激しく怒りを表す，など）

たくさんある不安のサインのうち，どれに初めに気づくかは人それぞれですが，どれにしても，気づいたときに反応すると，部分がつながりあってできたシステムの一カ所に起きた反応が他の部分に連鎖します。これは誰にでも当てはまることで，一般に恐怖と不安の悪循環とよばれます。

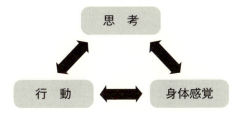

トニアは，発言を求められる参加型授業に出席するときに不安を感じます。参加型授業がある日は，目が覚めると，心臓がどきどきしてみぞおちのあたりが重く感じられます。また，「発言しようと思う内容を忘れそう」「みんなが私をまぬけだと思うだろう」などの思考も浮かびま

す。身体感覚は不安に関連する思考をどんどん生み出して，「大変，私がどれほど恐れているかがみんなにわかってしまう」「恐ろしくて，考えが本当にまとまらなくなってきた」などと考えます。また不安に関連する思考は不快な身体感覚をますます引き起こし，例えば手に汗が噴き出してきます。さらに，そうした思考や身体感覚は，特定の行動をしたい衝動も引き起こします。思考，気持ち，衝動と悪戦苦闘しているうちに，トニアは，爪をいじり始め，メモを何度も読み返していてバスに乗り遅れそうになります。すると今度はさらに別な考えがめぐります。「遅刻してみんなの注目を浴びてしまう。みんな，私が学校にまじめに通っていないと考えるかもしれない。勉強もこの教科も心から大切だと思っているのに。いっそのこと完全に欠席してしまったほうがいいかしら」。顔が赤くなるのを感じて，また考えます。「私がどれほど不安かがみんなにわかってしまう」。教室に着く頃には生理的な不安をあまりにたくさん感じて，思考が目まぐるしすぎて，トニアは，前の晩に何を読んだかを思い出せません。クラスでは，不安があまりにも強いのと結果が恐ろしいのとで，発言しません。クラスが終わると，せっかく大切な意見があったのに参加しなかったことに欲求不満を感じます。トニアは考えます，「状況は悪くなるばかりだわ」。

　マリオは，昇進がかかった大切な面接を明日に控えています。今日は，スケジュールをたくさん詰めこんだ忙しい一日にして，面接について考えないですまそうとします。朝からジムへ出かけて，日中は家族と科学博物館へ行き，夕方は友人たちとバスケットボールの試合を観戦する計画を立てました。ところが，計画どおりに活動しても，翌日の面接が気になって心が引きつけられます。マリオは考えます，「もしも質問のときに上司たちが期待する答えができなかったらどうしよう。リーダーとしての力があることを示せなかったらどうしよう。上司たちの意中にすでに別な候補者がいたらどうしよう。目覚ましが鳴らずに遅刻し

て印象を悪くしたらどうしよう」。思考が浮かぶたびに身体がどんどん緊張してくるのを感じます。気がつくと自分で想像した質問への答えを考えることに夢中で，博物館で面白い展示を見つけた子どもたちがマリオにそのことを伝えようとしても，何度も呼びかけなければいけない始末です。それが5回目にもなったときに，妻が不機嫌な表情をしたのに気がつきます。マリオは考え始めます，「せっかく家族とここへきているのに，どうして楽しめないのだ？　僕はどうしてしまったのだろう？　先のことばかり考えて，愛する人たちに注意を向けていない。妻がうんざりして僕から去って行ったらどうするんだ？」。一瞬，心に悲しみと恐怖があるのに気がつきますが，それを押しやって，頭をめぐる不安な思考を考え続けます。マリオの心がそうした心配ごとに気を取られ続けている間にも，妻は何回も名前を呼びかけて，お昼を食べる時間になったことをやっと伝えます。マリオは，気が散っているのが恥ずかしくて自分に怒りを感じ，もっとしっかりしようと心に誓います。それでも，気がつくとどうしても注意が翌日の面接に吸い寄せられて，どれほどそのポジションに就きたいか，選ばれないかもしれないのがどれほど心配かを考えています。身体中が緊張しきって，肩がこっています。

　スザンヌが自分の状態を説明するときには「ストレスを感じる」「耐えられそうもない」などと話しますが，本当は何を考えて何を感じているのかを自分でもなかなか正確には指し示せません。身体感覚は，「煽り立てられているよう」「苛立っている感じ」，または，時々とても緩慢になって何かをしようと思う気分にならない感じだと説明します。まるでどの瞬間もしなければいけない課題で一杯のようで，課題が絶えず頭の中をめぐっていると言います。ふと気がつくと部屋のまん中にいるものの，そもそもなぜその部屋へ来たのかわからない，という状況もよくあります。スザンヌは，周りの人たちがみんな自分よりも上手に人生を生きていると考えています。また，自分は極端に「感情的」で，何とか

して「手綱を握る」ようにならなければいけないとも考えています。でも，そう考えれば考えるほど耐えがたい感じが強くなって，その日に予定していたゴールを達成するのがますます難しくなります。人生をどう感じているかを振り返って考えることはほとんどありませんが，たまに内省すると，全般に満足できていないのを感じます。もっと深い人間関係を築いたりもっと有意義な仕事についたりしようとするのを意識的に避けてきたわけではありません。ただ，あまりに耐えがたい感じが常にあって，新しいことに挑戦できないままこれまで過ごしてきてしまいました。身動きが取れなくて絶望的な感じがします。

トニア，マリオ，スザンヌが経験した身体感覚と思考と行動のパターンは，三者でとても違っていてそれぞれに固有です（この三者に限らず私たちはみんな固有のパターンをもっています）。それにもかかわらずどのケースにも共通して，感覚からは思考が引き出され，逆に思考からも感覚が引き出されているのがわかります。また，思考と感覚の両方が行動に影響し，行動が再び思考と感覚の両方へフィードバックされてさらに影響を及ぼしているのもわかります。反応（心配，自己批判的思考，回避，気持ちを閉ざすなど）が習慣になっていると，どんどん悪循環におちいり，苦しさがますます強くなって自分らしく生きるのを妨げ始めます。そうした循環が起きるのは人間として自然ですが，私たちはそれを変える方向へ踏み出せます。大切な第一歩は，悪循環が起きているときにそれに気づき始めることで

第3章では，恐怖と不安に関連した反応が習慣化して苦しさを強めて長引かせている状態に，できるだけ早く気づく方法を詳しく探ります。また，第Ⅱ部では，それまでの習慣とは違う新しい反応を身につけて人生を歩み始める方法をご説明します。

す。悪循環に気づけると，ここに割り込んで，新しい反応パターンを身につけられます。

ためしてみよう

次の問いを考えてみましょう――トニアはクラスで発言することに不安を感じて黙ったままでした。発言しないと選んで，どんなメリットがあったと思いますか？　またその選択で逆に何を失ったと思いますか？　不安を感じた瞬間に，トニアは，発言しないでいることのメリットがそれで失うものよりも大きいと考えたかのように振る舞いました。もしもその瞬間の怖れと不安から踏み出せていたら，トニアは別な結論を出すと思いますか？

心に不安があることを示すサインに早い段階で気づけると，苦しさをそれほど長引かせず強めないですむ反応の方法を選びやすくなります。

◆一日を通じて経験を「観察」するには，または経験にもっと気づくようになるには

あなたが不安を感じているときに起こる反応を認識し始めるには，生活の中で不安に関連した思考，感覚，感情が湧いた瞬間にそれを「観察」する，またはそれに気づけるようになる方法があります。本書を通じて，経験が起きているときにタイムリーに注意を向けて今までとは違った眺め方をする習慣を強めていきます。そのために利用できるフォームをいくつかご紹介します。これらは，あなたが願う人生を勇気

34　第Ⅰ部　感情反応の連鎖を理解する

を出して実際に生き始めるための大切なステップを踏んでいくときに役立つでしょう。フォームは，本書に掲載したものを使っていただいてもかまいませんし，www.guilford.com/orsillo2-forms［訳注：英語です］からダウンロードして予備を増やしていただいてもかまいません。また，ご自分でフォームを工夫して作ってもかまいませんし，観察したことをノートに書き出す，スマートフォンに記録しておくなども含め，あなたが取り組みやすい方法でしたら何でもかまいません。

　経験に注意を向けるために立ち止まるのを思い出すのにどんな戦略が役立つかは，人それぞれです。

・時間を決めて立ち止まる。例えば朝起きたとき，昼食のとき，夕食のとき，寝る前などがあるでしょう。
・日中に一つの作業から別な作業へと移るときに立ち止まって経験に注意を向ける。
・苦しさを感じたときに立ち止まって経験に注意を向ける（この方法は少し難しいかもしれませんので，試すときは自分に優しく接しましょう）。

ためしてみよう

　不安があるときに身体と心と行動に表れるさまざまなサインをご紹介しましたので，そうしたサインがあなたの生活の中で実際に表れている瞬間に気づけるかどうかを試して記録しましょう。p.36の「恐怖と不安を観察する」フォーム[注5]を利用して記入していただいてもかまいませんし，www.guilford.com/orsillo2-formsから観察フォームをダウンロードしてもかまいません。

　身体，心，行動に表れたサインを何でもかまいませんので記録しましょう。恐怖，不安，ストレスを感じているときに，あなたの中で同

第1章　恐怖と不安を理解する　35

時に何が起きているかに注意を向けて，ただ観察します。自分の反応によく耳を澄ますと，何かを決めつける調子の思考が湧くのに気づくかもしれません。そういった思考が湧いても，それと苦闘したり押し返そうとしたりしなくて大丈夫です。決めつける思考をあるがままにしておけるかどうかを試して，それからただ観察する作業に注意をできるだけ連れ戻します。不安に関連した反応を観察して書き出すのはそうしたものをこれまでとは違った視点から眺められるようになる方法の一つですので，実践して何に気づくかをみましょう。経験の中に新しい要素があるのに気づいたら，それも書き出しましょう。忘れないでください，このエクササイズの目的は不安があるときのあなたに固有の反応を微妙な部分まで細やかに気づけるようになることです。ですので，反応が実際にどんどん起きている瞬間に観察して記録することが大切です。

恐怖反応を理解する

恐怖と不安の感情に悪戦苦闘する人は，大抵そうした気持ちがきれいさっぱり消えてくれればいいのにと願います。確かに，そうした苦しい気持ちを感じるのは自分のどこかに問題があるからだと思えるかもしれません。また悪戦苦闘しているのは自分独りきりだとも感じやすいものです。友人，隣人，同僚が不安に苦しんでいるかどうかは，その人たち

気づきを身につけて観察できるようになる方法は，第6章で詳しくご説明します。気づきに関連したエクササイズが特に難しいようでしたら，第6章を先に読んでアイデアをいくらかつかんでいただくのもおすすめです。

36 第Ⅰ部 感情反応の連鎖を理解する

恐怖と不安を観察する

日付／時間	現在の状況	身体感覚	思　考	行　動

このフォームの出典：Mindfulness- and acceptance-based behavioral therapies in practice by Lizabeth Roemer and Susan Orsillo. Copyright © 2009 The Guilford Press より改訂して Worry Less, Live More by Susan M. Orsillo and Lizabeth Roemer. Copyright © 2016 The Guilford Press に掲載。本書を購入された方はこのフォームをコピーまたはダウンロードできます（p.iii の囲みを参照）。

が話してくれない限りなかなかわか
りません。なぜなら，思考が目まぐ
るしいのも，みぞおちの辺りが重く
感じられるのも，筋肉が緊張してい
るのも，他の人のそれは私たちには
見えないためです。そこで，私たち
は自分の「内面」を周りの人の「外

> この節では主に恐怖の
> 感情に注目します。第
> 2章では心配を詳しく
> みていきます。

見」と比べて判断して[注6]，よい人生を生きるには苦しい感情を取り除
かなければいけないと結論しがちになります。不安と恐怖がなくなって
ほしいと願う気持ちは，特にそうした感情との悪戦苦闘にあまりにも時
間を取られて，疲れはてている場合であればあるほどとてもよく理解で
きます。でも，私たちがこれほど簡単に素早く恐怖を経験できるのは，
実はとてもラッキーなことなのです。恐怖は，私たちが生きるうえでと
ても重要な機能をはたします。

> 自分の「内面」を周りの人の「外見」と比べて判断すると，恐怖と
> 不安に悪戦苦闘しているのは自分独りだと感じるようになります。

◆恐怖と闘争－逃避反応

人間は，生物として，脅威の可能性があればどれほど小さくてもそれ
を鋭く感じ取って恐怖で反応する（血液が四肢へ流れ込み，危険を知覚
し，闘うか逃げるかの衝動を感じる）ようにできています。この素早い
反応のおかげで私たちは生き延びてきました。

こんな犬を見たと想像しましょう：

38　第Ⅰ部　感情反応の連鎖を理解する

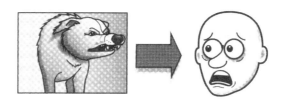

　その状況で考えられる最善な物事の流れとして，あなたの中で恐怖が急に高まり，恐怖と関連した衝動に促されてあなたは犬から急いで遠ざかり，噛まれる可能性を減らします。この本能的な反応のおかげで私たちの祖先は生き延びることができたのです。彼らは，反応する理由を問わず，感情と関連した気持ちに従って行動しました。

　恐怖と結びついた衝動が促す行動はとても具体的です——私たちが恐怖を経験すると，その状況から逃げ出さなければいけない，またはその状況はそもそも完全に避けなければいけないものだと感じます。また，危険の原因と思しきものと闘うか，それを攻撃しなければいけないとも感じるかもしれません。これを闘争–逃避反応とよびます。恐怖や不安を感じても逃げることも闘うこともできそうもない状況では，代わりに凍りつきたい衝動に駆られる場合があります。車道に出てきたシカが車のヘッドライトの前で立ったまま動けなくなる状態と同じです。こうした行動傾向はいずれも大変強い衝動として経験されるので，私たちは大抵，感情が促すとおりに行動します。でも，感情が促すとおりに必ず行動しなければいけないわけではありません。

　こんな機会を想像しましょう：

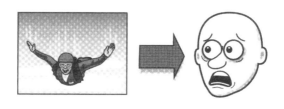

スカイダイビングにケガの危険が伴うのは間違いないでしょう。ですから，心に恐怖が湧くのに気づいてこの活動を避けようと選ぶのはまったく理にかなった反応の一つといえます。しかし，もう一方で，「危険を伴う」活動だからこそスカイダイビングやスキー，あるいはジェットコースターに乗ることにとても価値を感じる人もいます。人間が「楽しい」と感じる活動の中には，恐怖を感じていることに自分で気づき，避けるか逃げるかしたいという衝動にも気づいたうえで，その活動をあえて選択するところにこそ醍醐味があると言えるものもあります。

社会的手がかりでも似た学習が起きる場合があります。こんな怒った人を見たら恐怖を感じるように学習するのはよくわかります：

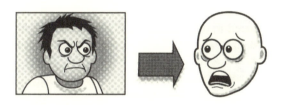

怒った人は，物理的に攻撃するかもしれませんし，不快，または罪の意識を感じさせる何かを言うかもしれません。ですので最も安全な反応は，その人を避けるか，見かけたら逃げることでしょう。でも，その人との人間関係が大切で（その人は上司やパートナーかもしれません），「脅威」が心地悪いのは確か（報告書に間違いがあった，配慮が足りなかったなどと言われるに違いありません）でも，危険でなければ，むしろ怒っている人に自分から近づきたいと感じるかもしれません。その場合も，私たちは本能に従って反応するのではなく，心に恐怖があるのにまず気づいて，自分にとって何が大切かを考えなければいけないでしょう。そのうえで，どう反応するかを選びます。**人生に生きがいを添えて豊かで満ち足りたものにしてくれる活動には，大抵恐怖もいくらか伴い**

ます。リスクを負って何かに挑戦しようと選べば，そうした気持ちは避けられません。本書でご紹介する気づきのスキルを使うと，強い感情が湧いたときに立ち止まれるようになり，その瞬間に何が最も大切かをふまえて，どのように反応するかを選べるようになります。

ためしてみよう

　人生に生きがいを添えて豊かで満ち足りたものにする活動には，大抵恐怖がいくらか伴います。自由時間にちょっと思い切った活動をする，学校や仕事で難しい課題を引き受ける，誰かをデートに誘うなどはどれもそうです。あなたがしようと考えた行動，または挑戦してみようと思った活動の中に，この二つの要素を兼ね備えたものはありますか？　人生と生活を豊かにしてくれるけれどもおそらく恐怖もいくらか伴うものは思いつきますか？

◆恐怖と般化

　私たちが恐怖とこれほど悪戦苦闘する原因には[注7]，学習された恐怖が一つの状況から他の状況へと「般化」されることもあります。つまり，ある手がかりに対してとても強い恐怖を感じるように学習すると，初めの学習が成立したとき同時にあった別な手がかり，またはそのときの状況と関連する手がかりにも恐怖を感じて反応するようになります。

　学習を般化できるこの力は，環境に適応して生きていくうえでとても役立ちます。例えば，イトグモの一種に噛まれたときの恐怖があらゆるクモに般化されると，クロゴケグモにも恐怖を感じて避けるようになり，その結果，危険な毒グモに噛まれる可能性が低くなります。

第 1 章　恐怖と不安を理解する　41

> 般化は，学習する力を通してもっと大きな実際の危険から私たちを守ってくれますが，不安とそれに関連する悪循環のきっかけを増やすともいえます。

　ただ，般化は，全く危険ではない対象や状況を避けるように導く場合もあります。例えば，先ほど登場した怒った犬に恐怖を感じて避けるのは役立つかもしれませんが，学習を般化させる傾向があるために，危険な様子の全くないこんな犬を見たときにも同じ恐怖と回避で反応するようになるかもしれません。

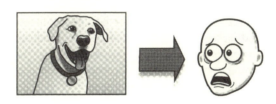

　この犬でしたら，これまでに攻撃的な犬を見たことのない人は恐ろしいとはそれほど思わないでしょう。でも，攻撃的な犬に出会った経験のある人は，この犬と以前遭遇した恐ろしい犬とに共通する特徴（鋭い歯や爪など）に注意が集中して，この犬も脅威だと考えるかもしれません。学習が般化された結果として，私たちは考えてみることなく本能的に行動し，穏やかな犬にも近づかないので，この犬は危険ではないと学ぶ機会を失います。
　顔の表情も同じで，脅す表情に対して恐怖を感じるのは適応的ですが，学習が般化されると，こんな表情の人にもいつのまにか同じように反応しているかもしれません：

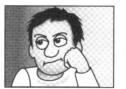

　退屈した表情または関心のない表情は，それがあなたにとって大切な人なら心が痛むかもしれませんが，必ずしも脅威ではなく，怒った表情の人に対してとるべき類の反応が必要だとは限りません。こんな表情を恐ろしく感じさせる般化を起こしている手がかりは何でしょう？　一方では，二つの表情の物理的類似が般化を引き起こしているかもしれません。例えば，わずかなしかめ面は，人によってはだんだん怒りだしているのを示す場合もありますが，何かを考えるのに集中しているのを示す場合もあります。また，怒っている表情でも退屈している表情でも，片方の眉だけが目の上の低い位置にあるかもしれません（うれしい気分のときには両方の眉が目の上の高い位置で弧を描いていがちです）。もう一方で，人間は，対象や状況の概念的類似に基づいて恐怖を般化させる場合もあります。対象や状況は，私たちがさまざまな学習をしてくる中で概念的類似をもつようになります。例えば，ミルクとコーヒーとレモネードを考えてみましょう。どれも液体で，物理的な特徴からいえば，ミルクとコーヒーのほうがレモネードとコーヒーよりも似ているとはいえません。でも，私たちは，学習してくる中でミルクとコーヒーを強く関連づけて考えるようになっています。こうして，私たちはそれぞれの人生経験に基づき，たとえ物理的な類似点がなくても，一つの対象または状況への恐怖を他のものへと，概念的類似から般化させる可能性があります。

　恐怖の般化は，極度に苦しいトラウマ的な経験をしていると特に強く起きることがあります。そうした学習（危険や屈辱に曝される経験）をすると，内面と周りの環境のあらゆる手がかりがきっかけになって簡単

第1章　恐怖と不安を理解する　43

に恐怖を引き出しかねません。そうなると，恐怖の感情がまるで理にかなっていない，または「めちゃくちゃ」などと感じるかもしれません。しかし，そうした恐怖の学習にも今なおしっかりとした進化的な意味があります。環境そのものがとても危険な時期には対象があまり絞られず，広くさまざまなものに対して強く恐怖を感じるという学習は理にかなっており，できるだけ守りを固めて安全を高めようとする行動を促してくれます。ただ，とても強い恐怖反応が般化されてしまうと，あまりに広範な対象を恐れて避けるようになり，人生が大きく制限されてしまいます。トラウマを負うほどの経験をするとなぜそれほど多くの状況にそんなに強い感情反応が起きるのか，そのメカニズムまで理解すると，実際に恐怖反応が起きたときに今までと違う方法で応じて，自分らしく生き始める方向へのステップを踏み出すことができます。

◆恐怖を「学習解除」する

　最近，研究者たちが新しい発見をしています[注8]。恐怖がどのようにして学習されるか，また以前は恐れて避けていたものにどうしたら向き合えるようになるかについて，いくらかわかってきました。意外にも，私たちがひとたび何かを恐れるように学習してしまうと，実際にはその連想を決して「学習解除」することができません。ですので，友人のブリーが教室で飼育していたハムスターのハリーに噛まれるところをアンが見てしまうと，アンの脳にはハムスターが危険と結びつけられた連想がいつでも存在するようになります。

　ただ，よろこばしいことに，私たちは新しい連想を学習できます。例えば，アンが中学生時代にペットショップでアルバイトをし，日頃からハムスターを世話している間に一度も噛まれなければ，アンの脳にハムスターと無害さの結びつきもいくらかできます。

　つまり，恐ろしいと感じる物事や人や活動に対してそれほど心地悪さを感じないようになるには，感情が伝えてくるのとは全く逆に行動しな

44　第Ⅰ部　感情反応の連鎖を理解する

> 恐怖と向き合うと聞くと簡単そうでも，実際にはとても難しいでしょう。恐怖を感じる人や状況や活動を一生避け続ける人さえいるくらいです。本書を通じてご紹介するスキルと戦略が，あなたの勇気を引き出して，苦しい感情との悪戦苦闘を和らげて，納得のいくあなたらしい人生を生きるお役に立ちましたら幸いです。

ければいけないということです。学習解除がない以上，大切と感じる何かを恐れないようになるただ一つの方法は，それが恐ろしくないと教えてくれる新しい経験を積むことです。本当に，願うとおりの自分らしい人生を生きるには，勇気を出さなければいけません――恐ろしいと感じるものへの反応を変えるには，そうしたものに近づく勇気を身につけるのが最善な方法です。また，恐ろしいと感じるものと向き合うときには，心をひらいて「今，この瞬間」にいなければいけません。恐ろしくて注意を向け続けられずにそらすと，新しい学習は起きません。

> 恐怖の対象に向き合うのは，勇気のいる行動ですが，そうしたものへの反応を変えるにはそれが最善な方法です。

◆クモとヘビ

　興味深いのは，遠い祖先の時代に生きぬいていくうえで脅威だったものは，それが昔ほど危険ではなくなった今でも恐れるように学習されやすい点です[注9]。例えば，私たちが一般に運転することを怖いと感じるよりもクモを怖いと感じる可能性のほうが7倍も高いことが知られてい

ます。しかし，アメリカでは年間に約 37,000 人が交通事故で亡くなるのに対して，毒グモに嚙まれて亡くなるのはたった 8 人ほどです。私たちは祖先の時代に危険だったものを本能として恐れるように生物学的に生まれついていて，そうしたものがもはやほとんど脅威ではなくなった時代に生きていても影響が強く残っています。危険ではないと理屈でわかっていてもどうしても恐怖の気持ちを言葉で追い払えないのは，そうした背景から説明できるかもしれません。

　恐怖と不安は適応してくるうえで有利だった自然な反応で，私たちの人生でも重要な機能をはたします。それなのに恐怖と悪戦苦闘するようになるのは，一つには，恐怖に人生を支配されてしまうと考える点があるでしょう。恐怖が湧くと思わず闘うか逃げるか凍りつくかで行動したくなります。衝動がとても強いので，あたかも最も大切と感じるものを妨げる方向へ感情が私たちを行動させているように感じられるかもしれません。本書を通じて身につけていくスキルを使うと，そうした衝動が湧いたときにまずそれに気づいて，それから衝動の通りに行動するかそれとも別な方法で行動するかを選びやすくなります。これは勇気を出してあなたらしい人生を生き始めるときの大切な一歩です。なぜなら，本当に大切と感じるものは，恐ろしいと感じる何かから遠ざかるよりも，それに向かう行動と関わる場合がほとんどだからです。例えば，だれかと親密になりたいと思えば，拒否されたり傷ついたりするかもしれないと考えて自然に不安が湧きますが，それでも心をひらいて弱い部分も見せなければいけません。

ためしてみよう

　恐怖と不安は誰にとってもとても強い習慣です。心に恐怖と不安が湧くと自分でも何をしているかにほとんど気づかないうちに自動的に反応しています。人生で何かを有意義に変えていこうとするときは，

46 第Ⅰ部 感情反応の連鎖を理解する

「今，この瞬間」に何が起きているかに気づき始めるのが出発点になります。それに気づけるようになると，立ち止まって，それから新しい反応の方法を考えられます。実践にはいくつも方法がありますが，日頃から意識せずにやっているごく簡単な行動に注意を向けて気づく方法も一つです。「マインドフルに歩く」実践をして何に気づくかをみてみましょう。

　毎日5分，時間をつくって，注意を向けながら歩いてみましょう。息を吸いながら片足を上げて，吐きながら地面に降ろします。反対側の足も息を吸いながら上げて，吐きながら降ろします。足を上げるのがどんな感じかに注意を向けて，降ろすときにどんな感じがするかにも注意を向けます。今の姿勢と呼吸の感じにも注意を向けます。心がさまよっていったら，足の動きに連れ戻します。心には優しく接しましょう——さまよっていくのは自然で，ときには気がつくと歩くスピードが上がっていたり，全く違うことを始めていたりするかもしれません。心が徘徊しているのに気づいたら，そのたびに歩く感じに注意をただ連れ戻します。中には円を描いて歩く人たちがいますが，十分な広さがあるのでしたらあなたも試すとよいでしょう。お天気がよければ外で歩くのもおすすめで，歩きながら他にも音や香りに気づくかもしれません。自宅内の狭い空間でもできますし，廊下や部屋の中をただ行ったり来たりするだけでもできます。実践のやり方に正しいも間違いもありません。歩いている間に注意を意識的に向ける時間をとればよいだけで，日頃から習慣

第Ⅱ部で気づきを高めるエクササイズを詳しく見ていき，第8章ではマインドフルネスをご説明します。でも，説明を読む前にも実践できますので，ひとまず何に気づくかを試してみましょう。

的にしているこの行動にあらためて注意を向けるとどんな感じがするかをみてみましょう。観察して気づいたことをノートに書き出しておくと，本書の後のほうで「気づきの筋トレ」をしていくときに立ち戻って参考にできるのでおすすめです。

恐怖は学習される

・恐怖は実際の物理的危険を避けるうえで役立つ
 − 恐怖に関連した反応があるのは人間として自然で，そうした反応は私たちが危険を避けるのを助けてくれます。
・恐怖は簡単に学習される
 − 私たちの神経系は，危険を簡単に感じ取って学習することで私たちの安全を高めるように進化してきました。
・恐怖と不安を感じる対象の範囲は簡単に広がる
 − 脅威とみなす対象や状況に似ているまたは関連づけられるものにも脅威を感じるように簡単に学習します。
・恐怖は学習解除できない
 − 怖いと感じる対象や活動を恐れなくなるには，そうした対象や活動が安全だと教えてくれる経験をたくさん重ねるしかありません。
・生物学的に組み込まれた恐怖がある
 − 祖先の生存を脅かしていたものは，私たちも恐れがちです。私たちはヘビやクモに恐怖を感じて避けることを素早く学習するように「生まれついている」といえます。

ここまでで質問はありますか？

Q：私は周りの人たちよりも不安が強いようです——これは私の性格
　で絶対に変えられませんか？

A：周りの人よりも不安を強く経験する人たち，または状況に不安で
　反応するのが速い人たちが確かにいます。そうなるのにはいくつ
　か理由が考えられます。遺伝的に不安を感じやすい人がいます。
　またそれまでの人生経験によって，例えばトラウマを負う経験，
　ストレスの強い出来事，複雑な家族関係，社会的支援がほとんど
　ない，差別，経済的制限などから，さまざまな状況で不安をより
　感じやすくなっている人もいます。さらに，「私は不安が強い人
　間だ」と自分に語りかけていると，不安に関連する反応を維持し
　やすいだけでなく，人生でできる活動の範囲も狭くなって，そう
　したことすべてが不安の悪循環をますます強めます。でも，そう
　した要素があっても，どれも不安に関連した反応を変えられない
　ことを意味するわけではありません。すっかり身についてしまっ
　た反応パターンを変えるにはいくらか多く実践して粘り強く取り
　組まなければいけないでしょう。また，反応が完全には消えにく
　い人もいるかもしれません。でも，不安を感じたときの反応の方
　法は誰でも大きく変えられます。必要なのは，不安とそれに関連
　する反応をもっとよく理解し，これまでとは違う方法で反応でき
　るようになって，人生に意味を添える行動を選ぶことです。一つ
　ひとつの小さな変化は，どれも不安の悪循環の強さと長さを変え
　て，苦しさを和らげてくれます。

Q：とても辛い，トラウマを負うほどの経験をしてきました。その類
　の経験からくる不安と取り組む方法はありますか？

第1章　恐怖と不安を理解する　　49

A：脅威，危険，屈辱，裏切り，暴力などを経験すれば世界が安全ではないと感じるようになるのは自然です。残念ながら，そうした経験を実際にされる方が大勢いらっしゃいます。心に傷を負うほどの経験から回復するには，大抵何らかの方法で経験と直接向き合う作業が必要になりますので，セラピー，支援ネットワーク，自助グループなどの活動に参加するのがおすすめです。その作業にすでに取り組んでいて，それでも自然な

> 第3章で，不安と苦しさへの当然とも言える反応とそれを変えるための戦略を詳しくみます。第12章では，戦略をもっと大きな視点から考えます。

> 理解と思いやりを育むのは大変です——第7章と第12章でじっくりと取り組みます。

不安を感じ，ちょっとしたきっかけで強く不安が引き出されるのでしたら，本書でご紹介する戦略がお役に立つでしょう。トラウマ的経験や他の有害な経験に起因する，不安に関連した反応との関係を変えようとするときには，それほどの経験をしたなら不安を感じるのは人間としてまったく自然なことだとしっかり理解しておくことが大切です。自分自身とそうした不安に関連した反応に思いやりの眼差しを向けられるようになると，それにどのように反応するかを選べるようになります。すると，人生がまた広がりだして，たとえ大きなストレスの元が過去あるいは今もあったとしても，人生を豊かにしてくれる新しい経験を重ねることができきます。

Q：不安のプロセスにもっとよく気づかなければいけないと何度も書

50 第Ⅰ部 感情反応の連鎖を理解する

かれています。でも，私は不安にはもう痛いほどよく気づいています。このアプローチは私向きではないかもしれません。

A：それが，不安のパラドックスです。一方で，不安を感じていると不安に関連した思考にも感覚にも気づきすぎるほどよく気づくようになります。そのため，そうした感覚にあまり注意を向けずに心から締め出すのが解決策だと考えるのも無理はありません。ところが，本書の後のほうでもご説明しますが，不安に関連した感覚を完全に避けることはできません。そうなると，別な選択肢は，気づきの範囲を逆に広げる方法になります。気づきの範囲を広げると，状況全体をもっと大きな視点から眺められるようになります。すると，恐怖を強めている習慣があることに気づいて，別な方法で反応する機会が見えてくるかもしれません。気づきの範囲を広げて不安のプロセスを眺める姿勢に変えると，不安がむしろ弱まって，人生がもっと豊かになるでしょう。

Q：不安は決して追い払えないから耐えなければいけないとおっしゃっているのですか？

A：恐怖と不安は人生の自然な一部だとお伝えしていますが，「苦笑を浮かべて耐えなさい」と提案しているのではありません。私たちはクライエントたちと取り組んでくる中で，不安を理解し，不安が強くなるときに関連しているさまざまな要素に気づき，不安とのつき合い方を変えて（自分を批判するのではなく，どうなっているのだろうと思う好奇心と思いやりの眼差しで眺めます），何が本当に大切なのかをはっきりさせると，人生を大きく変えられるのがわかりました。たと

> 第4章では，辛い感情を完全に避けようとすることに関連する複雑な問題と，避けることで何を失うかを探ります。

第1章　恐怖と不安を理解する　51

え不安の経験があっても，そ
れほど強くなく，長引かない
だけでなく，同時に喜びと納
得できる感じも高まります。

Q：経験しているのが不安なのか
　　どうかがよくわかりません。
　　心臓が速く打つわけでもな
　　く，それほど頻繁に怖いと感

第7章と第12章で
は，辛い感情をアクセ
プト（受容）すること
とそれに耐えることと
の間の，目立たないけ
れどもとても重要な違
いを調べます。

じるわけでもありません。心がめまぐるしくて慌ただしい感じが
するだけです。いつも次にしなければいけない何かや起きるかも
しれない問題に備えていて，なかなか他のことに注意を向けられ
ません。これは不安ですか？

A：あなたがおっしゃるのは「心配」です。不安の中でも認知的な部
　　分で，とてもありふれた症状です。次の第2章で心配を詳しくご
　　説明します。

第 2 章
なぜ心配の悪循環に
引き込まれるのか

　第1章でご紹介したマリオのケースは，「心配」をよく表していま
す。心配は，未来に問題となりそうで懸念されるさまざまな事柄を頭の
中で考える（ときには他の人との対話の中で表現する）傾向です。恐怖
の感情は，恐ろしい対象（クモ，プレゼンテーションをしなければいけ
ない状況など）に直面したときに最も強くなって，時間とともにどんど
ん弱まります（逃げるか避けるかして対象から離れると弱まりますし，
状況の中にそのまま長く留まり続けても弱まります）。それに対して，
心配は，それほど強くなくてもいつまでも続くことがあります。ですの
で，心配には，過剰に敏感に気づいている場合（夜にベッドに入って明
日しなければいけない厄介な対話について考えているときなど）もあり
ますし，なんとなく背後で気分を重くしている程度の場合もあります。
いずれにしても，心配の悪循環に引き込まれると，あなたが人生でどれ
ほど納得して豊かな気持ちになれるかを大きく左右することでしょう。
心に心配が湧いたときに自分で気づいて，どこに注意を向けるかを選べ
るようになると，最も大切と感じるものに沿った活動に打ち込む時間を
増やせます。

54   第Ⅰ部　感情反応の連鎖を理解する

> ## この章では……
> 1. 心配の性質をご説明します。
> 2. 私たちがなぜ心配するかについて，よくある理由を考えます。
> 3. 不確実さに耐えることとコントロールできる限界を理解する
>   ことの重要さをご説明します。
> 4. 心配している状態と問題を解決している状態を区別します。

心配の性質

　第1章でご説明したように，心配は不安に関連した反応の中の認知的
な部分です。私たちにとってとても大切な意味をもつ大きな出来事は，
大抵心配の対象になります：

　・「もしも子どもの身に何か大変なことが起きたらどうしよう」
　・「もしも解雇されたらどうしよう」
　・「もしも病気になったときに世話をしてくれる人が誰もいなかった
　　らどうしよう」
　・「もしもパートナーが私の元を去っていったらどうしよう」
　・「もしも家族を経済的に支えられなかったらどうしよう」

　また，それほど大きな意味があるわけではなく，些細とも言える問題
でも，心配の対象になります。

　・「もしも医者の予約時間に間に合わなかったらどうしよう」
　・「もしもメモに誤字脱字があったらどうしよう」
　・「もしもうちの犬の鳴き声に近所の人たちが怒ったらどうしよう」

第2章　なぜ心配の悪循環に引き込まれるのか　55

・「もしも鶏肉に火を通しすぎてパサパサになってしまったらどうしよう」

　心配が心に浮かぶと，大抵そのときにしていた（またはできていたはずの）何かから注意がそれて，心配の内容に強く集中します。また，心配ごとが一つだけ浮かぶのはまれです。大抵芋づる式にたくさん湧いてきて，考えられるどの脅威も，考えられる他の脅威を強めています。起きるかもしれない問題を想像しておいてその心配に「巻き込まれる」。こうした習慣は，自らにフィードバックをかけてどんどん強くなりますので，一度心配し始めると止めるのがとても難しくなります。

> 問題が起きるのを想像してその心配に「巻き込まれる」パターンは習慣化しやすく，一度習慣化すると破りにくくなります。

ためしてみよう

　恐怖については，それがどのように回避に結びつくかを第1章で考えました。状況や活動を恐れて避けると生活の質に影響するのは比較的わかりやすいでしょう。では心配はどうでしょう？　心配が影響を及ぼしてあなたの願う人生が妨げられるさまざまな流れや様子に気がつくのはなかなか難しいかもしれません。勿論，危険な何かが起きるかもしれないと心配することによって行動しにくくなる点はあるでしょう。では，心配が影響して人生を思いきり生きている感じがしなくなったり活動していても心が満たされなくなったりする流れが，他に考えられますか？　よくわからなくても大丈夫です。心配すると何

を失うかは本章の後のほうでもいくらかみますし，心配に注意を奪われると失うものについては第5章でさらに広く深くみていきます。

　恐怖が元を正せば生物としての生存率を高めてくれる自然な感情反応に由来するのと同じで，心配も，人間にとってかなりメリットのある心のプロセスからきます。私たち人間が他の哺乳類と違うのは，将来に何が起きるかのシナリオを想像して複数の行動パターンの結果がそれぞれどうなるかを考えられる複雑で高度な能力をもつ点です。人間が今日社会としてつくり上げているもののほとんどがその素晴らしい能力のおかげだといえます。新製品を解発し，考え抜かれた概念を生み出して，難しい問題を解決できるようにしてくれます。

　そうしたメリットのある能力から派生するとはいっても，仕事の締め切りを心配したまま何時間も眠れずにベッドに横になっていた人や，最新の検査結果を伝える医師からの連絡を電話の横で待ち続けた人でしたら，心配の悪循環から抜け出せなくなるとどれほど苦しいかをよくご存じでしょう。心配にまつわる問題は：

- 起きるかもしれない脅威の可能性がいくらでも想像できてしまう点——心は決して閉館しない映画館のようです！
- 最も恐れる脅威が実際に起きるのを完全に防ぐ方法が大抵はない点

　子どもを守ろうとどれほど努力しても，不治の病にかかるかもしれませんし，悲劇的な事故に巻き込まれるかもしれません。

　仕事を失うのを心配して，そうならないように精一杯有能に働いて，それでも解雇されるかもしれません。

第2章　なぜ心配の悪循環に引き込まれるのか　57

　心配が厄介だと言えるもう一つの特徴は，それが問題であると同時に解決策でもある点です。心配が問題になることは，注意を奪いすぎる，緊張させて苛立たせる，集中するのを難しくする，睡眠を妨げるなどの点からはっきりわかるでしょう。でも，どうやら心配には機能的な働きもありそうです。私たちが心配し続けるのは，それが役立っていると考える部分もあるためです。

私たちはなぜ心配するのでしょう？

　心配に関連した習慣的なパターンを変え始めるときの大切なステップは，そもそも私たちがなぜ心配するのかをよりよく理解することです。

　私たちが心配する理由について，次のような研究があります[注10]。「心配が問題になる人」（心配が極端に強くなって人生を妨げていると感じる人たち）と「心配が問題にならない人」（心配するけれども人生を妨げているとか苦しみの原因になるとは感じていない人たち）の両方に理由を尋ねたものです。どちらのグループでもよくあげられた理由がいくつもありました。

・**備える**──考えられる問題をあらかじめ心配しておくと，好ましくない結果に対して心の準備がしやすくなる，と話す人が大勢います。

心配：リーが今度の旅行について心配するのは，旅行中に起きそうなあらゆることを想定して，対策を先に考えておこうと思うためです。

現実：心配は，備えていると言える側面がいくらかはあるかもしれませんが，そうとはいえない部分も多くて，むしろ効果的に備えるのを妨げる場合さえあります（この点は後から詳しくご説明します）。また，未来に起きる可能性のあるあらゆることに十分備えるのは不可能です。

58　第Ⅰ部　感情反応の連鎖を理解する

・**動機づける**──心配すると，自分にある行動をしようと思わせてくれる，と話す人も大勢います。

　心配：サラが有機化学の試験を心配するのは，そうしていると，友人たちが外で集合して楽しむために出かけるときにも，自分は家で勉強しようと思わせてくれるからだと言います。

　現実：適度な心配でしたら行動しようと思わせてくれるかもしれませんが，心配は簡単にフィードバックがかかってあっという間に強くなります。心配と不安が強くなり過ぎると，この戦略は逆効果になります。慢性の強い心配があると，生産性を妨げるか，動機づけようとしていたまさにその行動を避けるように導きかねません。

・**おまじない**──論理的ではないとわかっていても，破滅的な結果の可能性を心配しているとそれが実際に起きるのを防げそうに思えるという感じはありがちでよく理解できます。

　心配：ジュアンはパートナーが飛行機事故に遭うのではないかと心配しながら，自分が心配している限り事故が実際に起きる可能性を減らせると感じます。

　現実：心配するときには大抵まず起きそうもない破滅を考えているため，実際にはそれが起きなかったという経験をたくさん積むことになります。そして，心配しては恐れていた結果が起きなかったという経験をくり返すと，心配する習慣が強化されます。やがて，その事態が現実になるのを防ぐために破滅をさらにたくさん予想するようになり，当然心配が増えて，人生の「今，この瞬間」をますます妨げるようになります。

・**回避**──同様に，どんなことでも心地悪い結果をともかく避ける方法として心配する場合もあります。

　心配：サンジャは，約束の時間に遅刻するのを心配して，万一遅れ

第 2 章　なぜ心配の悪循環に引き込まれるのか　59

て恥ずかしい思いをしてはいけないと，約束があるたびに仕事を 1 時間早く切り上げて職場を出ます。

現実：何かで失敗する可能性は，簡単に避けられることばかりではありませんし，避けようとすると別な何かを失います。好ましくない結果を一つ残らず予想しようとするのを止められなくなると，避けるのに忙しくて，人生で本当に大切と感じることができなくなります。

・**問題解決**——心配するのが問題解決に役立っていると感じる人が大勢います。

心配：マーガレットは，彼女が世話をできなくなったときに認知症のある夫はどうなるのだろうかと心配します。

現実：これは心配の特に紛らわしい側面です。問題を解決するための第一歩が，問題をしっかりと見定めることなのは間違いありません。ただ，心配するとこの第一歩から先に進めなくなりがちです。また，心配の焦点も実際には解決できない側面になりがちです（例えばマーガレットは夫の認知症が重くなるのではないかと心配しています）。心配が起きるプロセスをよく理解すると，そうしたときに気づきやすくなって，問題の中でも解決できる側面に焦点を移して取り組み始められます。また，そもそも解決策のない問題に取り組んでいるときにもそうと気づきやすくなります。

「心配が問題になる人」と「心配が問題にならない人」がどちらも頻繁にあげる理由がこれだけたくさんありましたが，興味深いことに，「問題になる人」のグループで明らかにより多くあげられる心配の理由

> 本章の後のほうで，心配と問題解決（または準備）の複雑な違いをみます。

が一つありました：

・感情に関連した問題から注意をそらすため——「心配が問題になる
人」のほうが，もっと苦しい何かから注意をそらすために心配する
場合があると答えがちでした。

　心配：リコは約束の時間に遅れるのをひっきりなしに心配していま
すが，実際には友人と喧嘩して気持ちが動揺しています。ジェリン
ダが請求書の支払いやケアホームで母に出される食品の選択肢が少
ないといった些細な問題を心配するのは，母の死が迫っている大き
な問題から注意をそらすためです。

　現実：注意をそらすために心配するのは，短い期間だけをみると理
にかなっているかもしれません。些細な心配に注意を向けている
と，とても苦しい問題から注意をそらしてくれて，そのときは安心
するでしょう。でも，長い目で見ると，苦しい問題に効果的に取り
組めなくして，心配する習慣を強め，それがさらに人生を妨げるよ
うになります。

> 日常の些細なことを心配していると大きな痛みをそれほど感じな
> いですむ場合もありますが，そうしていて失うものは大きいかも
> しれません。

不確実さとコントロールできない状況も受け容れる

　人間が状況を予想してコントロールしたがることは[注11]，多くの研究
からわかっています。つまり，私たちは確実さが好きです。次に起きる

第2章　なぜ心配の悪循環に引き込まれるのか　61

ことを知り，自分の行動次第でそれに影響を及ぼせると信じていると，不安とストレスが少なくなります。それはそうでしょう——何が起きるかを予測できるなら，備えやすくなってより上手に反応できそうです。また起きることをコントロールできれば，自分に力があって効果的に対処できる感じがして，望みの結果も達成できそうです。ですので，私たちが予測とコントロールができる状況（確実さ）を好み，不確実な状況では苦しさを感じるのは，とてもよく理解できるもっともな人間らしい反応です。

　ただ，次または未来に何が起きるかをいつでも予測できるとは限りません。それに，本当の意味でコントロールできない場合のほうが多く，とても大切に感じる何かに関わることでもそれは同じです。多くの人々がこのうえなく大切だと感じるけれども完全にはコントロールできない事柄をいくつかあげますので，考えてみましょう：

・愛する人たちの健康と幸せ
・他の人が自分をどうみるか（賢い，魅力的，面白いなど）
・他の人の自分に対する気持ち（愛おしいと感じてくれる，尊敬してくれるなど）
・他の人の振る舞い（私たちへの接し方，さまざまな状況への姿勢など）
・個人的に大きな意味のある何かに選ばれるかどうか（就職または昇進，大学入試，チームメンバーになるための選抜など）

　勿論，望ましい結果が起きる見込みをいくらか高めるためにできる努力はあるかもしれません。昇進のために一生懸命働く，魅力的と思われるために身仕度を念入りにする，周りの人たちが安全なように，例えば車に乗ったときに子どものシートベルト装着を確認する，などがあるでしょう。でも，それを全部こなしたとしても，結果を完全にコントロー

ルできるわけではありません。

　コントロールできるものの限界を受け容れられないと，コントロールできるはずのないものをコントロールする方法を探し続けて身動きが取れなくなります。姿勢を変えずに注意を集中し続けるのは，難しい数学の問題を解くときには素晴らしい方法です。でも，ひょっとすると解決法がないかもしれない問題（誰かがあなたと恋に落ちるようにするなど）を解決しようとしているときには，あまり役に立ちません。また，姿勢を変えずに答えのない問題への答えを探し続けると，そこで時間とエネルギーを奪われ，コントロールできて人生を広げてくれるかもしれない類の変化に振り向けられなくなります。

　不確実さは人間として生きるうえで自然に伴う避けられない部分[注12]ですが，その事実を受け容れられずに悪戦苦闘する人たちがたくさんいます。受け容れようとするととても不安になります。そのため，何とか不安を和らげてコントロールや予測できる感じを強めようと，さまざまに試みます。心配もその一環です。心配すると備えやすくなる，不快な結果を避けやすくなる，問題を効果的に解決しやすくなるなどと信じていると，まるで本当に予測してコントロールできているかのような錯覚が生まれます。錯覚でもそれで心穏やかに生きられるのなら，心配していてもよさそうでしょうか？

　心配が私たちの人生に与える本当の影響に気づくのは難しいかもしれません。なぜなら，不確実に感じているときには選択肢の一つひとつを慎重に吟味しない場合が多いからです。うまくいきそうな感じがする行動を自動的にしてしまいます。そして，心配は役立ちそうに感じられま

> 第5章では，心配（または姿勢を変えずにコントロールできないものをコントロールしようとし続けること，答えのない問いに答えようとし続けること）が自分らしい人生を生きるのを妨げる様子をさらに詳しくみます。

第 2 章　なぜ心配の悪循環に引き込まれるのか　63

すし，他に選択肢もないかもしれませんので，心配して「実際にうまく
いっている」かどうかまでは大抵観察しません。ところが：

・心配してもほとんどの場合，結果は予測と結びつきません（例えば
　飛行機事故のように，まず起きないほど極端に悪い結果をたくさん
　予測しているためです）。
・現実には，心配すると出来事をますますコントロールしにくくなり
　ます。将来何が問題になりそうかにあまりにも注意が集中すると，
　効果的に問題を解決したりもっと大切な何かをしようと選んだりす
　るチャンスを逃しやすくなります。
・心配しすぎると，人間関係の質にも影響を及ぼして妨げやすくなり
　ます。私たちの頭が心配で一杯になっていると，友人や大切に思う
　人たちが，しっかり話を聞いてもらっていない，あなたは心ここに
　在らずだと感じるかもしれないためです。

> 不確実さとコントロールできないものはできない事実とを受け容
> れることこそ，勇気を出して願いどおりの人生を生きることその
> ものかもしれません。

　習慣はどれもそうですが，心配する習慣も，しっかり身についてしま
うとなかなか止められなくなります。心配が役立っていないと気づくだ
けでそれを止められるほど簡単ではありません。気づくだけですっかり
身についてしまった習慣を変えられるのなら，禁煙，健康な食事，定期
的な運動を助けるための巨大産業など生まれているはずがありません。
ほとんどの人が，そうした分野で何が健康な選択かを知っていても健康

64　第Ⅰ部　感情反応の連鎖を理解する

な習慣を身につけるのにとても苦労しています。それと同じで，心配が役立っていないと理解していても，心配する習慣を変えるには努力と実践が必要になります。

　習慣を変えるときの重要なステップは，習慣が実際に表れている瞬間に自分でそれに気づくことです。自分の反応パターンに早い段階から気づけるようになると，今までとは違う方法を選んで別な反応を試し始める機会をつくれます。そこから新しい習慣を身につけて，くり返し実践しながら習慣を強めていけます。心配する習慣を変えようとする場合に気づけるとよいのは：

・心配し始めた瞬間
・問題に備えている／問題を解決しているのか，それとも心配しているのか
・心配の内容がある問題から別な問題に切り替わった瞬間
・心配し始めるきっかけは何か（強い感情，思わず避けたくなる不確実な感じ，など）

　こうした点に気づけると，心配し始めるきっかけがあったときに今までの習慣とは違う新しい方法で反応しやすくなります。

心配 vs 準備または問題解決

心配に反応するときの新しい方法は第Ⅱ部でもみます。

　心配が特に難しいのは，それがまるで何かに備えているか問題を解決している気分にするという特徴がある点です。紛らわしいので，何かの方法で人生をよくしようとして実際

第 2 章　なぜ心配の悪循環に引き込まれるのか　65

に備えたり問題を解決したりし始めていたはずなのに，いつのまにか自分でも気づかないうちに，起きそうもないことを心配している場合があります。二つの状態の間を行き来する場合さえあって，心配し始める瞬間がとてもわかりにくくなります。例えば，職場で同僚たちの人間関係をよりよくする目的でイベントを計画しているとしましょう。次の考えは役立ちそうです，「イベントには何人くらい出席してくれるだろう？椅子の数が足りているのを確認するにはどうしたらよいだろう？」。ところが，そこから私たちの思考は，コントロールしようのない問題が発生するあらゆる状況へと簡単に移ります。「もしも講演者が体調不良になったらどうしよう。イベントの評判が最悪で，そのせいで解雇されたらどうしよう」。ひとたびこのような心配の悪循環に引き込まれると，計画しているイベントがなぜ大切だったかを見失いやすくなって，問題が起きるかもしれないあらゆる状況を考えるのに注意が集中するようになります。問題解決と心配とを見分けるには，いくつか自分に問いかけるとよいでしょう：

・**実際に起きそうか？**　より起きそうな出来事に注意を集中して心のエネルギーを振り向けるほうが効果的です。勿論，起きそうもない結果についての思考が湧くのは自然です。でも実践を積むと，起きそうもない何かに注意が集中しているときに自分で気づいて，心を振り向けるメリットのある，より起きそうな物事に注意を優しく戻せるようになります。

・**行動して備えたり避けたりできることか？**　起きるかもしれない問題には，理屈からして私たちにはコントロールしようのないことがたくさんあります。それでも，中には具体的な行動を通じていくらかは取り組める問題もあるかもしれません。例えば，雪が降るのはどうしようもありませんが，家を出る前に天気予報を確認して十分

66　第Ⅰ部　感情反応の連鎖を理解する

暖かい服装で出掛けるようにはできます。

・時間をかけて考え続けるといずれ問題を解決できるか？　子どもが
熱を出して，発疹もあり，鼻水がとまらない，といった状況では医
師の診察を受けると役立つでしょう。インターネットで症状につい
て調べるのも参考になるかもしれません。でも，考えられる病気に
ついて10時間読み続けても，5時間読み続けた場合の2倍分参考
になるとは限りません。

・問題を解決しようとしているか？　それとも不確かさを避けようと
しているだけか？　私たちは，自分の世界をなんとか確実なものに
したいと思ってたくさん心配します。でも，実際には何もかもを確
実にするのは不可能です。不確実なものの中に確実さを探そうとす
ればするほど，起こるかもしれないマイナスの結果を考え続けてま
すます苦しくなります。このパターンが起きているときに自分で気
づければ，不確実さをアクセプト（受容）して，コントロールでき
るものの領域（つまり行動の選択肢とその中から実際にどの行動を
選ぶか）に注意を移し始められます。

・思考や心配に注意を向けると，大切と感じるもののほうへいくらか
でも進みやすくなっているか？　それとも進む妨げになっている
か？　心配は気持ちを動機づけるのに役立ったり，大切と感じる活
動に深く関わるための心構えを
整えてくれたりすると思ってい
ても，実際には大抵そちらの方
向へ進むのを妨げます。

> 第7章でアクセプタ
> ンスを深くみていきま
> す。

ジャスパーが学校で難しい課題

第2章　なぜ心配の悪循環に引き込まれるのか　67

に取り組みながら学ぶことに価値を感じているなら，今度の試験の結果を心配する気持ちによく耳を傾けることは勉強しようとする気持ちを引き出してくれて役に立つ，と考えるかもしれません。でも，注意が意味と目的の感じからそれてむしろ試験に失敗するかもしれないあらゆる可能性に向き始めると，心配があまりにも強く苦しくなり，かえってビデオゲームやネットサーフィンに打ち込んで「逃げる」ように動機づけかねません。

エレナは，よく気遣う愛情深い親でいることに価値を感じて，子どもたちと強くつながり合いたいと思っています。子どもたちの安全に関わる心配が心に湧くと，注意を子どもたちに集中します。愛情深い親ならそうするべきだと考えるためです。最近，子どもたちが自分の問題をエレナにあまり話さなくなりました。エレナが心配するたびに親子関係が緊張して対立するためです。困ったことに，エレナが子どもたちとの距離を縮めようとして振る舞っている行動が，実際には子どもたちとの距離を広げてしまっています。

・**行動すると人生がもっと意味深くなるだろうか？**　心配が湧いてそれに対して行動しても，ときには願っている人生からむしろ遠ざかってしまう場合があります。例えば，拒絶されるのを心配して，その可能性を避けるために初デートをキャンセルするかもしれません。心配な気持ちにそのパターンで反応していると，心をひらいてつながり合うのが人生を広げて豊かにしてくれる方法だとたとえ信じていても，ロマンチックな関係にはなれませ

第11章と第12章では，恐怖と心配を避ける行動から人生に意味を添える行動へと注意の焦点を移す方法を考えます。

68　第Ⅰ部　感情反応の連鎖を理解する

ん。拒絶される心配は，新しい人間関係を築こうとするときには大抵誰でも考えます。本来自然なその心配が問題になるのは，価値に沿って行動する妨げになる場合だけです。それを理解しておくと，自然な心配が心に湧いたときに注意を価値に沿った行動へ戻しやすくなるでしょう。

心配は問題解決のように装っていがちです。

心配と問題解決を区別するための問い

・実際に起きそうか？（→ p.65）

・行動して備えたり避けたりできることか？（→ p.65）

・時間をかけて考え続けるといずれ問題を解決できるか？（→ p.66）

・問題を解決しようとしているか？　それとも不確かさを避けようとしているだけか？（→ p.66）

・思考や心配に注意を向けると前に進みやすくなっているか？　それとも進む妨げになっているか？（→ p.66）

・行動すると人生がもっと意味深くなるだろうか？（→ p.67）

心配しているのに気づく

　心配している状態に自分で気づくには時間がかかりますし，心配がどのような影響を及ぼしているかを認識するのにも時間がかかります。で

第2章　なぜ心配の悪循環に引き込まれるのか　69

も，私たちはスキルを身につけられます。スキルを使うと，心配しているときに自分で気づきやすくなり，心配の内容や心配していることそのものが，自分がどんな人間かを表しているとはそれほど感じなくなり，心配の悪循環に巻き込まれにくくなり，「今，この瞬間」に戻ってきやすくなります。はじめに（p.13）でご紹介した呼吸の実践と，第1章（p.45）でご紹介した歩く実践は，習慣に気づいて観察するスキルを身につけていくときの初めのステップです。それを土台に，本書を通じてさらにスキルを身につけていきましょう。エクササイズに取り組んで力がついてくると，何が起きているのだろうと好奇心に満ちた注意を向けられるようになります。心がさまよっていったときにもわかるようになります。また，そのときに取り組んでいた課題に何度でも戻ってこられるようにもなります。

ためしてみよう

　何かを食べるプロセスには日頃なかなかじっくりと注意を向けないものです。これまでに何度も食べてきた食品でしたら特にそうでしょう。例えば，毎朝ニュースを読みながらバニラヨーグルトを食べているのでしたら，ヨーグルトの味にはおそらくほとんど注意を向けないでしょう。それでも，実践を続けると，例えばヨーグルトを食べる（あるいは心配する）といったすっかりなじみの習慣をくり返しているだけのときにも経験を深く味わう力を身につけられます。ペースを落として行動をよく意識する実践を重ねると，そのときの経験がどうなっているのだろうとじっくりと観察できます。何が次に起きるかに思考を飛ばさず，また何が起きているかなんてわかりきっているとも考えません。この姿勢を「初心」とよびます。初心では，何かをあたかも全く初めてのように経験します。そうすると，予測や期待に注意を奪われずにその瞬間に起きていることを完全に経験できます。この

70　第Ⅰ部　感情反応の連鎖を理解する

スキルを身につけようとするときには，まずとても具体的な経験で例えば食べることなどを使って実践し始めて，それから思考や心配などのもっと難しい経験へと広げていくとよいようです。「マインドフルに食べる」実践をしてみましょう。

　日常的なメニューの食事やスナックを選んで，ゆっくりと，意識しながら食べてみましょう。食べ物の見た目，香り，触れたときに立てる音に注意を向けます。食べ物を舌に乗せてからしばらくそのままでいて，どんな感じがするかに注意を向けます。噛みたい，飲み込みたいという衝動にも注意を向けて，そうする前にちょっと待ちます。それから実際に噛んで飲み込むときの感じに注意を向けます。心がさまよっていくのに気づくかもしれません。経験について何かを考えたり決めつけたりする思考が湧いているのに気づくかもしれません——「こんなのくだらない」「不味い」「美味しい」「前に食べたときと感じが違う」。未来を考えているのに気づくかもしれません（「さっさと食べ終わって仕事を始めなければ／子どもたちを迎えにいかなければ／バスに乗らなければ」）。そうしたことに気づいたら，そのたびに意識を優しく連れ戻して，「今，この瞬間」にこの食品を食べている経験をありのままに感じます。この作業がいかに難しいか，心がいかにすぐに先に飛んでいきたがるかに気づいてください。あなたが選んだ食品を食べている「今，この瞬間」の経験に，心を一瞬でも連れ戻せるでしょうか？

ためしてみよう

　また別なステップとして，もしも心配するのがすっかり習慣になってしまっているのでしたら，心配の内容に注意を向け始めるのもよいでしょう。p.72の「心配を観察する」フォームを使うか，www.

guilford.com/orsillo2-forms からフォームをダウンロードしていただいてもかまいません。いつ心配しているのかと何を心配しているかに気づいて，将来に注意を向け続けるのが本当に役立つ行動（準備や問題解決）に結びついていくか，それともコントロールできない何かをコントロールしようとしているだけ（不確実さがどうしても伴うところに確実さを求めているなど）かを考えてみましょう。よくわからないときは，前節でご紹介した問いを見返すと，心配を見分けられるようになるために役立つことがあるかもしれません。この実践をしていると，心配に気づく習慣が身につき始めて，自分の場合は心配がどのようなプロセスをたどるのかということももっとよくわかるようになるでしょう。

ここまでで質問はありますか？

Q：自己認識はかなりできていると思います。注意を向けながら歩いたり食事をしたりするのは本当に意味があるでしょうか？　すぐに恐怖や心配を観察し始めるのではいけませんか？

A：何かに注意を向けるのは，とても直接的な行動ですが，実は驚くほど難しい部分もあります。私たちは日頃から何かに注意を向けているようで，実際にはうまく向けられずに絶えず悪戦苦闘しています。不安との悪戦苦闘を止めるのが特に難しい理由は，大抵は自動的に起きていてしかも深く根づいたプロセスに注意を向け，少しずつ変えなければいけないからです。そうしたプロセスに働きかけるには，心配と恐怖以外のプロセスにも注意を向けて，生活の中で何が起きているかに気づく習慣をゆっくりと意識的に身につけるととても役立つのを，大勢のクライエントたちと

72　第Ⅰ部　感情反応の連鎖を理解する

心配を観察する

日付／時間	心配の内容	A(行動), C(コントロール), N(不明)*	観察したこと

*A：具体的な行動に結びついていく，C：コントロールできないものをコントロールしようとしている，N：どちらなのかがよくわからない。
このフォームの出典：Mindfulness- and acceptance-based behavioral therapies in practice by Lizabeth Roemer and Susan Orsillo. Copyright © 2009 The Guilford Press より改訂してて Worry Less, Live More by Susan M. Orsillo and Lizabeth Roemer. Copyright © 2016 The Guilford Press に掲載。本書を購入された方はこのフォームをコピーまたはダウンロードできます（p.ⅲの囲みを参照）。

第2章　なぜ心配の悪循環に引き込まれるのか　73

何年も取り組んでくる中で見てきました。歩いたり食べたりといった自動的で深く根づいた日常的なプロセスに上手に注意を向けて気づく習慣が身につくと，そのスキルを使ってもっと難しい思考や感情なども少しずつ変えられるようになります。

Q：これまでずっと心配性でした——変えられるものでしょうか？
A：同じ行動を長年続けてくると，それがまるで自分のパーソナリティの一部で決して変えられるものではない気がしてきます。ある意味ではそうとも言えるでしょう——時間をかけて学習してきた心配する習慣は逆もどりできません。すっかり身についてしまっているのでしたら，心配しやすい傾向はたぶんずっとあるでしょう。でも，私たちはいつでも新しい習慣を身につけて，新しい方法で反応できます。特に，くり返して実践すると新しい反応を必ず身につけられます。ですので，心配が湧いたときに早く気がついて別な方法で反応できる（思考が注意を奪って特定の反応をするよう強いているとは見ずに，ただの習慣として眺められる）ようになると，心配があっても以前ほど身動きが取れなくはならずに，他のことも同時にできるようになります。私たち著者が一緒に取り組んできたクライエントたちの中にも，物心ついたときからずっと心配性だったという方が大勢います。そうしたクライエントたちでも，気づきの筋トレをして，自分に思いやりの眼差しを向けて，思考にただ反応するのではなく行動を選べるようになると，心配の頻度と強さを減らせました。粘りが必要かもしれませんし，一日で変われるものでもありません。でも，必ず変われます。ひとたび変わり始めると，フィードバックを得られるのでどんどん容易になります。

Q：私にはどの心配も必要な感じがしてしまいます——問題解決につ

74　第Ⅰ部　感情反応の連鎖を理解する

ながっていないときを，どうしたら見分けられますか？

　A：あなたはすでに大切な一歩を踏み出しています──必要な感じ
　　がすると気づいているのは，必要だと固く思い込んでいるのとは
　　違います。ただし，二つの状態を区別するのはとても難しいで
　　しょう。また勿論，心配が問題解決につながっているかどうかを
　　心配して身動きが取れなくなる状態はなんとしても避けなければ
　　いけません！　心配が問題解決につながっているかどうかを見分
　　ける第一歩は，まさしく，自分にその点を問いかけるのがとても
　　大切だと認識し始めることです。心配が問題解決につながってい
　　るかを問いかけると，巻き込まれやすい心配のプロセスから一歩
　　離れられます。注意を向けながら食べるときに，食べ物を目の前
　　に持ってきてよく眺めるのと同じで，心配を目の前に持ってきて
　　じっくりと眺める姿勢は，すでにそれまでの反応とは別な新しい
　　習慣を身につけ始めています。一歩離れて眺めると，行動する方
　　法がないのがはっきりわかる場合があるでしょう。でも，ときに
　　は，実際は行動しようのない状況でも行動できると考え続けた
　　り，コントロールできないものをコントロールしようとしている
　　のに気づかなかったりする場合もあるかもしれません。それは人
　　間らしさの一部です。私たちにできるのは，これまでよりもずっ
　　と注意を集中して，心配そのものと，しなければいけないと思う
　　行動と，行動した結果どんな影響があったかを観察することで
　　す。そうしていると，心配が役立っているか，どんなときに実は
　　役立っていないかがわかってきます。実践しているうちにもっと
　　はっきりしてくる事柄もありますし，問題解決につながっている
　　場合とそうではない場合も見分けやすくなります。心に心配があ
　　るときにそれに気づき一歩離れる方向への踏むステップは，どれ
　　ほど小さくても新しい習慣を身につけることに結びついて，もっ
　　と自分らしく充実した人生を生きやすくしてくれるでしょう。

第2章　なぜ心配の悪循環に引き込まれるのか　75

Q：心配している状態になかなか気づけません。または，心の中で何が起きているのかが全くわからないと言ったほうが近いかもしれません。耐えられそうもない感じだけがして，ストレスで疲れはてます。何かを書き出そうとしても自己嫌悪に陥るだけで，絶対によくなれそうもありません。

A：それも，よく理解できる人間らしい反応です。苦しさを避けよう，注意を向けないでおこうとする習慣がとても強くなるのは，感情について伝えられてきたメッセージが原因かもしれませんし，他の人が感情に反応する様子を見たからかもしれませんし，全く違った状況でその方法が実際に役立った経験によるものかもしれません。経験と向き合ってそのときに心で起きている何かにいくらかでも気づくのは，これまでほとんどそうしてこなかったのでしたら難しいでしょう。次の章では，何を経験しているのかに注意を向けやすくしてくれる要素と，逆に注意を向けにくくする要素とをご説明します。ひとまず今は，エクササイズをしていて苦しいと感じたときに自分に優しく接して気遣えるかどうかを実践してみてください。苦しさを感じるのは人間らしさの一部で自然だと理解するのは，自分を批判して苦しくしている声の奥にある経験の本当の広がりを感じ始める方向へのステップです。他にも，呼吸や歩行や食事に注意を向けるエクササイズも実践し続けましょう。

第 3 章
なぜ感情が強くなって長引くのか

　恐怖，不安，心配が心にあるときそれらに気づけるようになって，それらの感情に関連した経験がなぜ，どのようにしてそう展開するのかを理解し始めました。ここからは範囲を広げて，感情全般に注意を向けましょう。感情は不思議なものであるとも言えます。第1章で恐怖についてご説明したように，機能的に役立つ情報を伝えてくれるときもあれば，そうでないときもあるからです。これはただそのように思えるのではなく，確かなことです。なぜなら，感情に関連した反応には種類があるからです。私たちの感情には，きれいなもの[注13]と，濁ったものとがあります。この二つは，かなり違います。

この章では……

1. きれいな感情と濁った感情の違いを探ります。
2. 感情が濁るパターンをいくつかご説明します。
3. 感情を濁らせて強めかねない個人的習慣を見つけて，あなたらしく生き始める方向への道筋をつけます。

78　第Ⅰ部　感情反応の連鎖を理解する

きれいな感情と濁った感情

まず用語をいくつかはっきりさせましょう。

・**きれいな感情**は，生まれたときから私たちに生物学的に組み込まれているとも言える感情の状態で，「今，この瞬間」に起きている特定の出来事に直接反応しています。時間がたつにつれて自然に弱くなります。
・**濁った感情**は，複雑な強い感情の状態で，きっかけが必ずしもはっきりしているとはかぎらず，長期間続きがちです。

きれいな感情と濁った感情の主な違いをいくつかあげて**表 3-1** にまとめました。

◆きれいな感情
きれいな感情には主な機能が二つあります：

1. 自分自身にも周りの人にも大切な情報を伝えます。
2. その感情を感じる状況で私たちがしたいと思うかもしれない行動を促します。

きれいな感情が伝えるメッセージを**表 3-2** にまとめました。

・**きれいな感情**は，経験を理解して意味づけるのを助けてくれます。きれいな感情が湧くと，感情が促すように行動したいと本能的に強く感じます。でも，第 1 章でみたように，私たちはこの衝動を押しやることができて，本当に大切と感じる何かにもっと沿った行動が

第3章　なぜ感情が強くなって長引くのか　79

表3-1　きれいな感情と濁った感情

きれいな感情	濁った感情
原因がはっきりしているように見える ・例：今度の試験が心配だ	「どこからともなく表れた」ように見える場合がある ・例：心配だけれども，なぜかがわからない
はっきりとしたメッセージを伝えているように見える ・例：恐怖が湧いて，今からしようとしていることにはリスクが伴うと伝えている	これといった役立つ情報を伝えてはいない ・例：一日中緊張して不機嫌なのが自分でもわかるけれども，なぜなのかはわからない
誰にでも起きそうな反応にみえる ・例：劇の役をもらうためのオーディション前なら，大抵誰でもいくらか怖いと感じるだろう	自分のパーソナリティの一部のように感じられる ・例：自分は心配性だと感じる
出来事に見合っているようだ ・例：プレゼンテーションをするのが心配だ ・例：バスの運転手が目の前で扉を閉めて走り去ったらいくらか苛立ちを感じる ・例：誰かに中傷されたら怒りと悲しみを感じる	出来事に不釣り合いなほど強く思える ・例：プレゼンテーションが恐ろしくてしかたがない ・例：バスの運転手が目の前で扉を閉めて走り去ったら激怒する ・例：誰かに中傷されたら自己嫌悪を感じる
来ては去っていくように思える ・例：ミーティングに遅刻して入って行った後の数分間は恥ずかしさを感じる	いつまでも続くように思える ・例：ミーティングに遅刻して入って行った後は，終日恥ずかしさを感じている

あればそちらを選べます。そのときに，きれいな感情が何かを伝えているのをまず認めて，それを理解してから選択すると大抵は最善な結果に結びつきます。

・**きれいな感情**は，周りの人とコミュニケーションするときにメッセージを率直に伝えやすくします。
　言葉を使う場合も身振りにしても，わかりやすいきれいな感情を伝

80 第Ⅰ部 感情反応の連鎖を理解する

表3-2 きれいな感情が伝えるメッセージ

感　情	メッセージ	感情が促す行動
恐　怖	リスクを冒そうとしている，難しい問題に直面している，脅威や危険があるかもしれない	逃げるか，避けるか，自分を守ったほうがよいかもしれない
怒　り	私または大切な誰かが不当に扱われた	自分や大切な人を守るために声を上げるか，反撃するか，主張するのがよいかもしれない
悲しみ	大切に感じている誰かまたは何かを失った	一時的に独りになって気持ちを整理して落ちつけるか，または他の人に気遣ってもらいたいかもしれない
罪の意識	何か誤った行動をしてしまった	償いたいかもしれない
嫌　悪	何かが病気を引き起こすかもしれない（腐敗した食品など），または何かを受け容れられないかもしれない（道徳に反する行動など）	何かまたは誰かを避けるか，それから逃げるかしたい

えると，メッセージに注意を向けてよく記憶してもらえる見込みがずっと高くなります。企業は，宣伝などのコミュニケーションに感情の要素を組み込む大切さをよく知っています。コマーシャルでは手をつくして，私たちを驚かせ，笑わせ，涙を誘いさえします。感情が強い瞬間にメッセージを伝えると，注意を向けて覚えてもらいやすくなります。

・**きれいな感情**は，文脈に関わる大切な情報をメッセージに添えてくれます。

携帯やパソコンのメールがときに誤解されるのは，きれいな感情が伝える文脈の情報がないためです。上司が部下に送ったメールが仕事に間違いがあったので直さなければいけないと伝える内容だったとしたら，部下にとっては，上司が怒っているのか，がっかりして

いるのか，前向きなアドバイスとして修正点を教えてくれているのかがなかなかわかりません。メールではなく実際に会って話をすると，上司が伝えようとしているメッセージがおそらくもっとはっきりするでしょう。上司の顔の表情や姿勢から，思いやりと理解，または苛立ちと失望が伝わってくるはずです。

私（S.M.O.）の息子のサムは，たくさんスポーツをしながら成長する中で，これまでに大勢のコーチと接してきました。まだ小さかった頃，サムには，恥ずかしいと感じたりがっかりしたりしたときに笑う癖がありました。ゴールを許す，シュートをはずす，三振でアウトになる，などのたびに本能的にコーチたちに向かって笑いました。当然，コーチたちはサムが自分のミスを気にしていないと思います。サムとしては，本当はかなり心を痛めていたのですが。もしサムがそこできれいな感情を見せていたら，おそらくコーチたちは，サムを安心させて，次はどうしたらよいかについて必要なアドバイスをしてくれていたでしょう。でもそうした事情で，サムは時々ひどく叱られました。

きれいな感情を表すのを抑えたいとほとんど本能的に感じるのは，サムだけではないはずです。誰でも思い出せるのではないでしょうか。辛い状況について話すときに涙があふれてくるのを必死に抑えていたかもしれません。友人かパートナーに対して怒っているのを隠そうとしたかもしれません。本当は怖いのに恐ろしくないふりをしていた経験も，大抵誰でもすぐに思い出せます。ところが，そうした**きれいな感情**を表さないで抑え込むと，周りの人と心からつながりあう機会を失いやすくなります。それだけではありません。メッセージから感情をはぎ取ると，私たちがどれほど悲しいか，怒っているか，恐れているかが相手に伝わらなくなって，大抵は願っている反応をしてもらえなくなります。私たちが**きれいな感情**を隠そうとするのは，そうするほうが効果的だと考え

82　第Ⅰ部　感情反応の連鎖を理解する

るためであることが多いのですが，実際は逆の結果となります。

> きれいな感情は，大切な機能をもち，豊かで充実した人生には欠かせない要素です。

　きれいな感情を表せば伝えられるものがたくさんあるにもかかわらず，コメントしないで感情を表さずにおこうとあえて選んで抑える場合があります。例えば，誰かに対して怒りを感じているけれどもその人が特定の状況では自分よりも力のある立場にいたら，怒りの気持ちを伝えないでおこうと選ぶかもしれません。

　きれいな感情をマイナスに評価して恐れる人は多いのですが，実際は，日頃からさまざまなきれいな感情をたくさん経験しているのは豊かで充実した人生を生きているサインです。

◆濁った感情

　濁った感情は，きれいな感情とは違います。私たちはそれを感じるように生まれついてはいません。また，役立つ機能があるようにもみえません。ただし，濁った感情も人間らしさの一部です。濁った感情は言語を使う人間に固有といえて，感情がどんどん強くなる場合は，大抵，きれいな感情に私たちが言語的に反応するパターンが原因になって濁った感情が煽り立てられています。興味深いのは，私たちが十分成長して感情に関連した経験についてあれこれ

> 第14章では，思考や気持ちを他の人に伝えるかどうか選ぶときの複雑な問題を考えます。

第3章　なぜ感情が強くなって長引くのか　83

考える（そして決めつける）ようになって初めて**濁った感情**も表れるようにみえる点です。濁った感情がどんどん強くなるプロセスは，また後のほうでご説明します。

・濁った感情は，「今，この瞬間」について特に役立つ情報を伝えていません。実際にはむしろ混乱を招きがちです。
・濁った感情は，どう行動するのがよいかを考えるときにあまり参考になりません。行動したくないと思わせがちですので，身動きが取れなくなったと感じるようになります。または衝動に従って行動するように促す場合もあって，実際に行動すると，後悔して感情のせいにする状態になります。
・濁った感情はあまりに強く長く続くので，本当に大切だったことから注意がそれやすくなります。
・感情が濁ると，大抵は緊張して，満足できず，疲れ，皮肉っぽくなり，ときには打ちのめされた気分にさえなります。

それだけでなく，**濁った感情**は他の人に気持ちをありのままに伝える力を妨げる場合があります。思い出しましょう，**濁った感情**は大抵とても強い気持ちです。状況にそぐわないほど強い感情を表すと，聞いていた相手が混乱したり怒りを感じたりするかもしれません。例えば，アールがこの四半期の報告書の中に間違いがあったと同僚からフィードバックされた状況を考えましょう。アールは恥ずかしさを感じるかもしれません。これはきれいな感情の反応です。きれいな恥ずかしさの機能は，間違いの原因を考えて将来に同じ間違いをしないようにしようと思わせることです。また，恥ずかしさがきれいな感情の場合には，それを表現する社会的なメリットが明らかにあります。心理学者のマシュー・ファインバーグは，会合などの参加者たちが，恥ずかしさを率直に表した人のほうが仲間になりたいと感じて信頼できると話すことを発見してい

84　第 I 部　感情反応の連鎖を理解する

す。一方，もし同僚が間違いをフィードバックしたときにアールの感情
が濁っていると，アールは好ましくない皮肉な反応で状況に不釣り合い
なほど激しく非難するかもしれません。そうなると，人間関係を傷つけ
て，アールが職場で学んで力を発揮するのが妨げられます。モニカが恋
人のダナを愛している状況も考えてみましょう。二人の記念日がある週
末に，ダナが用事で別な街に出かけていていないと知ると，モニカは悲
しさを感じるかもしれません。きれいな悲しさは，大切に感じる何かを
失う経験をしている，とモニカに伝えてきます。モニカがきれいな悲し
さや失望をダナに伝えると，ダナは，モニカに共感して別な日に特別な
デートを企画するかもしれません。でも，ダナと話し合っているときに
モニカが濁った感情と悪戦苦闘して，泣き出して慰めようがなくなる
と，ダナは怒りや苛立ちを感じたり自分の正当性を主張したくなったり
するかもしれません。きれいな感情はコミュニケーションを助けてくれ
るのにしばしば私たちが人間関係の中で感情を抑えようとする理由の一
つには，濁った感情と悪戦苦闘していることもあげられます。

> きれいな感情は前に進むのを助けてくれますが，濁った感情は
> 大抵身動きをとれなくします。

ためしてみよう

　きれいな感情と濁った感情を整理して見分けるのは込み入っている
ので，本書を通じてコツをいくつかご紹介します。感情が湧くのを感
じたら，その中にきれいな感情があるのを見分けられるかどうか観察
してみましょう。一日に何回も試してください。初めのステップとし

第3章　なぜ感情が強くなって長引くのか　85

て，次ページの「濁った感情を観察する」フォームを使うとよいで
しょう。感情が湧いたときに質問に答えてみましょう［www.guilford.
com/orsillo2-forms からフォームをダウンロードして印刷できます］。

◆ きれいな感情はどのようにして濁るのでしょう

　この章では，きれいな感情が濁るパターンを4つご紹介します。ほ
かにもう1つあるのですが，それは第5章でみます。感情が濁るパター
ンは，どれも人間として自然な反応で，生物学的に生まれついた性質
とその後の学習とが複雑に組み合わさる中から生まれてきます。時々，
濁った感情について知るとそうした感情を「悪い」と決めつけて，それ
が湧いてきたときに自分を批判し始める人がいます。よくある理解でき
る反応ですが，後からみていくように，それも感情をますます濁らせる
原因になります。本書を通じて，感情が濁ったときに使うと役立つ戦
略をいくつもご紹介します。まずは，感情を濁らせる要因に気づいて，
感情とそれに続く一連の反応（濁ったものさえ含めてすべて）に優しさ
と気遣いと理解の眼差しを向けるところから出発します。

◆ きれいな感情と過去や未来からの感情とが混ざり合う

　人間は，実際には起きていない出来事にも反応して感情が湧きます。
これは人間に固有の力です。私たちは，未来の試験について考え，誰か
をデートに誘う場面を想像し，起きるかもしれない交通事故を心配し
て，そうした出来事が実際に起きているときに感じるであろう思考や感
情や身体感覚を経験します。過去についても同じで，何かで間違った
ときや誰かと交わした苦しい受け答えをあまりにも鮮やかに思い出せ
るので，その当時に感じていた感情反応がありありとよみがえります。
人間に固有のそうした力が，現実に苦しい受け答えをしているときや向
かってくる車とぶつかりそうな瞬間に感じるならばきれいな感情とな

86 第Ⅰ部 感情反応の連鎖を理解する

濁った感情を観察する

気がついた感情を一つひとつ書きだして，強さを 0 から 100 までの尺
度で表してそれぞれ評価します。
経験している感情のすべてを観察しましょう。

あなたの現在の状況への直接的な反応だとわかるものはありますか？
☐ はい
☐ いいえ
説明：

_____

_____

それぞれの感情の強さは状況に見合っていますか？
☐ はい
☐ いいえ
説明：

_____

_____

経験している感情の中に，何を伝えているのかのメッセージがはっき
りとわかるものはありますか？
☐ はい
☐ いいえ
メッセージがわかるものがありましたら，それぞれの感情が伝える
はっきりしたメッセージはなんですか？

_____

_____

このフォームの出典：Worry Less, Live More by Susan M. Orsillo and Lizabeth Roemer.
Copyright © 2016 The Guilford Press に改訂して掲載。本書を購入された方はこのフォー
ムをコピーまたはダウンロードできます（p.iii の囲みを参照）。

るものを，そうでないときにも引き出してきて，それを濁った感情として私たちに経験させます。

　ですから，どの瞬間にも身体は一つの状況にしかないのに，感情反応はより複雑で，「皮膚の外側」で起きていることと「心の中」で起きていることが組み合わさってその両方に反応しているかもしれないのです。道理で，出来事に対して感情反応のつじつまが合わない，強さが見合わないとよく感じるわけです。

　ときには心に記憶やイメージが湧いて流れ去っていくのを意識しています——失言して後悔したときをありありと思い出している，大切な人に悲劇的な何かが起きるのを想像する，など。でも，ときには出来事の記憶やイメージがあまりに速く心を通っていって，自分でも気がつかないことがあります。心が完全に静かになってその瞬間にしている活動にすっかり没頭できるなんてことはめったにありません。ですので，私たちは，ある場所である作業をしていながら心は過去から未来まで旅している状態に「慣れきって」います。それは人間に固有で自然な状態ですが，そうした忙しい心の副作用とも言えるものの一つが，濁った感情が湧いてくることです。

　引っ越してきたばかりのジルを，同じアパートに住む隣人がパーティーに招待してくれます。パーティー会場に着くと，ジルは，きれいな感情をいくらか感じます。パーティーの雰囲気にわくわくし，社会的なリスクを冒しているので不安も少し感じます。でも，わくわくした気持ちを曇らせるようにして，心の記憶や想像の中から湧いてきた恥ずかしさ，不安，悲しさ，怒りの強い感情を感じます。

現在の状況：
　　・ジルがパーティー会場に着くと，知り合いがほとんどいません。
きれいな感情：

88   第Ⅰ部　感情反応の連鎖を理解する

・０から100までの数値で，０を全く緊張していない，100を緊張
　しきっているものとして評価すると，ジルはきれいな感情を２つ
　感じています：わくわくする感じ（20），恐怖（20）
ジルが考えていることと，それに伴って湧く感情：
・大学時代にパーティーに出席して誰とも会話しなかったことを思い
　出します：恥ずかしさ（60）
・知人があまりいない結婚式に出席したときに不器用な会話をしたの
　を思い出します：恥ずかしさ（75）
・今夜のパーティーでずっと独りでいる状況を想像します：不安
　（75），悲しさ（50）
・ジルがいかに社交下手かを周りの人たちが話題にしている状況を想
　像します：恥ずかしさ（90），怒り（40），悲しさ（50）

　何かを思い出したり想像したりして感情が濁ると，自分でも驚く行動
で反応する場合もあります。

　約束したのにドライクリーニングに出してあった衣類を受け取るのを
忘れたことをパートナーに指摘されると，コナーは，感情を抑えられな
くなり，彼女に向かって怒鳴ってからものすごい勢いで部屋を飛び出し
ました。怒りが引いてみると，ささいにも思える問題であれほど簡単に
激しく爆発したことに自分でも戸惑い（と恥ずかしさ）を強く感じまし
た。思考や記憶が心をめまぐるしく通っていくのがあまりに自動的でそ
のプロセスに気づいてさえいませんでしたが，コナーは，そうしたたく
さんの思考や記憶がまじりあった強い感情を経験しました。

現在の状況：
・パートナーが，いくらか苛立ってがっかりした様子をみせながら，
　約束をしたのにドライクリーニングに出してあった衣類をコナーが

第 3 章　なぜ感情が強くなって長引くのか　89

受け取ってこなかったことを指摘します。

きれいな感情：

　・恥ずかしさ（20）

コナーが考えていることと，それに伴って湧く感情：

　・物忘れをして母親に怒鳴られたときを思い出します：恥ずかしさ
　　（50），悲しさ（50），恐怖（20）

　・仕事で問題をフォローアップするのを忘れたときを思い出します：
　　恥ずかしさ（60）

　・あまりにも忘れやすいので何か認知的な問題でもあるのだろうかと
　　心配します：恐怖（75）

　・パートナーが自分から去っていく状況を想像します：恐怖（60），
　　悲しさ（50）

　この 2 つのケースでは，濁った感情が現在の状況と直接結びついています。でも，いつもそうとは限りません。

　大学生のルシアは，ある金曜日の夜に特に何をするわけでもなく学生寮の自分の部屋にいました。ベッドの上で布団をかけて座っていると，気持ちが緊張して張りつめているのに気づきましたが，理由は思い当たりませんでした。パソコンを取り出してテレビ番組を見始めたところ，すぐに喉の辺りにつっかえる感じがして，涙があふれてきました。「私はどうしてしまったのかしら？」と考えまし

　不安や本書で考えるその他の経験もそうですが，そうした感情と悪戦苦闘している場合は，セラピストかカウンセラーと一緒に取り組むと大抵メリットがあって効果的です。セラピストを探すときに参考になる情報を巻末にまとめました。［英語圏の情報です］

90 第Ⅰ部 感情反応の連鎖を理解する

た。ルシアは，思考や気持ちをしっかり感じられていなかったため，セラピストと一緒に状況をよく考えてみるまでは，心を漂う一つひとつの思考や気持ちとそれが自分の反応を濁らせている様子に気づいていませんでした。

現在の状況：

　　・ルシアはベッドの中に座ってパソコンでテレビ番組を見ています。

きれいな感情：

　　・たいくつ（20）

ルシアが考えていることと，それに伴って湧く感情：

　　・微積分の試験で問題を解けなかったことを思い出します：苛立ち（50），恐怖（40）

　　・今学期の成績が全部ＢかＣだったら両親がどれほどがっかりするかを想像します：恥ずかしさ（50），悲しさ（50），怒り（30），失望（50）

　　・他の学生たちがパーティーに出かけて楽しんでいる状況を想像します：さびしさ（70）

　　・パートナーが別れ話を切り出して自分のもとから去っていった晩を思い出します：悲しさ（80）

　濁った感情の経験はきれいな感情と全く同じように本物で，理解できる自然なもので，実際に辛い経験だと認識しておくことは大切です。ですから，感情が濁っているのを意識するときに，苦しさが本物ではないとお伝えしているのではありません。濁っているのを意識しておくのは，ある状況で何が私たちの感情に関連した反応を引き出しているかに気づいて理解しやすくする方法にすぎません。心に濁った感情があるのを意識していると，そうした感情と関わるときの姿勢を変えやすくなって，自分が実際にはどう行動するかを選ぶ参考になるでしょう。

第3章 なぜ感情が強くなって長引くのか　91

　ロドは，子ども時代に継父から物理的にも言葉でも虐待されました。
パートナーや友人と話しているときに相手が大声をあげると，感情に関
連した強い反応を経験します。経験の一部はその瞬間に起きている意見
の食い違いに対するきれいな感情の反応ですが，他にも過去の辛い生い
立ちが元になっている濁った反応（怒り，恐怖，恥ずかしさ）の部分も
あります。そうした複雑な反応は，どの側面も自然で理解できるもので
す。それでも，ロドが自分の感情に関連した反応の一部が過去の経験に
根差していると認識できると，現在の人間関係をもっと上手に築けるよ
うになるでしょう。

◆きれいな感情への私たちの反応が感情をますます強くする

　人間はきれいな感情を幅広く経験する力を生まれたときからもってい
ます注14)。しかも，どのきれいな感情にも生物学的に同じだけの重みが
あります。つまり，私たちが生きていく上で，恐怖や怒りなどの「マイ
ナス」の感情を経験する力は，愛や喜びなどの「プラス」の感情を経験
する力と全く同じだけ大切です。

　そうしたきれいな感情を広くすべて経験して外向きに表す力は，私た
ちが幼い頃には生きるために不可欠です。自分の世話をできず，何が必
要かを言葉で表せない新生児は，悲しさ，怒り，痛みを泣いて表現しま
す。生後6カ月すると，赤ちゃんは微笑む力と笑う力を身につけて，そ
こから養育者との間にやり取りが生まれて社会性が身につき始めます。

　年齢があがってくると，文化の中で期待されるものの変化に合わせて
感情の表し方を調節する力がついてきます。例えば，赤ちゃんが何かを
食べたいと感じたときに泣くのはまったく適切であると受け止められて
も，よちよちと歩く頃になると，何かがほしかったら言葉で表すように
期待されます。また6歳児が母親と遊びたいと思っても，母親が別な何
かで忙しくしているときにはそれを理解して，他の方法で気持ちを満た
してがっかりした気持ちを慰めるように期待されます。

92　第Ⅰ部　感情反応の連鎖を理解する

　感情に関連する経験を調節したり変えたりする力を学ぶのは，適切な感情表現を通じて社会性を身につけていくときには非常に大切です。ただ，感情の経験に反応するために私たちが身につけるパターンの中には，濁った感情を生むものがあります。例えば，赤ちゃんの頃には感情を「よい／望ましい」か「悪い／望ましくない」に分類しませんが，成長してくるプロセスのどこかでその区別をするようになります。また，感情そのものとそれを表現することが家族や文化やもっと大きな社会の中でどう見なされるかによって，私たちは恐怖，悲しさ，怒りなどの感情にとても強く批判的に反応し，決めつけをするようになる場合があります。

　カーラは，一緒にランチを食べに行かないかと同僚に誘われました。社会的な状況になれば拒絶されるリスクは必ずいくらかつきものですので，恐怖が微かに高まるのをカーラが感じたのは自然です。ところがカーラは，リスクを冒すときに恐怖を感じるのは普通の反応だと認めるのではなく，怖れの気持ちを伝えるたびに両親に必ず「臆病者」とよばれたことを思い出して，そうした感情を感じる自分に怒りを感じてうんざりしました。いったんこの悪循環に入ってしまうと，微かな恐怖があっという間に強い苦しさになりました。

現在の状況：
　・同僚がカーラをランチに誘います。
きれいな感情：
　・恐怖（20）
きれいな感情に反応して湧く思考：
　・こんなふうに感じるべきではない。
　・私はどこかがおかしいのかしら？
　・普通の人はランチに誘われたらためらわずに参加する。

第3章　なぜ感情が強くなって長引くのか　93

そうした思考に反応して湧く感情：

　・怒り（50）

　・嫌悪（50）

　赤ちゃんは，父親がベビーベッドの中に自分を降ろして歩き去ったときに悲しさや怒りを表しても罪の意識を感じません。新しい状況を怖いと感じても，恐怖を経験したからといって自分を弱いとは考えません。私たちは，ある気持ちが浮かんだことで自分について何かを決めつけるようには生まれついていません。それは成長の中で身につけた行動なのです。幸い，それはつまり，同じ感情に対しても新しい反応の方法を学べるということです。

ためしてみよう

　心は，何を知覚しても，大抵は私たち自身が気づきもしないうちに素早く判断して決めつけます。その働きは，ある意味ではとても役立って，生き残る可能性を高めてくれるといえます。例えば，向かってくる車がクラクションを鳴らせば，私たちはただ単に音を聞くのではなくて，クラクションだと素早くラベルを貼ります。ときにはうっとうしいと決めつけることもあるかもしれませんが。心はいつでもさまざまな刺激に注意を向けて，ラベルを貼り，決めつけて，おすすめの行動を促します。そのほとんどが無意識のうちに起きます。それが心の働く仕組みだともっとよく理解するために，またその心の仕組みからしばし一歩離れて眺めるのがよいときにはそうと気づけるようになるために，いくつか実践をするとよいでしょう。この「音のマインドフルネス」エクササイズは，音に日頃からどのように反応しているかに自分で気づいて，普段とはまた別な方法で注意を向けてみます。実践するのに数分かかります。本書のこの部分を読んでから本を置いて自

94　第Ⅰ部　感情反応の連鎖を理解する

分で試してもよいですし，www.guilford.com/orsillo2-materials にある
「音のマインドフルネス」を聞きながら実践するのもおすすめです。

　姿勢をまっすぐにして座ります注15)。まるで頭の上から紐で引っ張ら
れているように。その状態で，座っている今の姿勢と呼吸に注意を向
けます。しっかりと「今，この瞬間」にいる感じがしたら，気づきを
広げて，周りから聞こえてくる音に注意を向けます。音が聞こえるま
まに，ただ注目しましょう。なるべく音そのものに注意を向けて，ラ
ベルを貼ったり決めつけたりしません。「あの音は不快で大きい」「あ
の音は心地よい」などと決めつけてラベルを貼っているのに気づいた
ら，なるべく音をありのままに音程，音質，音量，長さをただ聞いて，
評価や決めつけをしない状態に戻りましょう。心がさまよっていくた
びに優しく連れ戻して，聞こえてくるままの音に注意を向け続けます。
実践を終えたら，何に気がついたかを考えましょう。心は簡単にラベ
ルを貼ったり決めつけたりしましたか？　音をただの音として眺めら
れた瞬間はありましたか？　それはどんな感じがしましたか？

◆思考や気持ちが「わたし」を表していると感じるときに濁った感情が生まれる

基本的に，今は心にどんな思考が浮かんでいるか，とはあまり考えま
せん。私たちは，思考については考えずに，ただ思考しています。でも，思考は心の中を通っていく出来事ですので，いくらか実践をすると，一歩下がったところから眺められるようになります。

> 注意を向けるスキルには引き続き取り組みます。第6章，第7章，第8章でさらに詳しくみます。

第3章　なぜ感情が強くなって長引くのか　95

ためしてみよう

　少し立ち止まって，思考を観察できるかどうかを1，2分試してみましょう。目を閉じて注意を向けると，思考が一つまた一つと浮かぶのに気づくでしょうか？　思考の言葉をパソコン画面やベルトコンベアの上に視覚的に思い描くと観察しやすくなる場合もあります。一歩離れたところから思考に注意を向けるのは，気づきの中でも最も難しい類です。ひとまずその感じを一瞬でも経験できるかどうか試してみましょう。次の瞬間にはもう普段どおりに思考している（もう思考を観察していない）でしょうが，それでかまいません。思考を観察している状態から思考している状態への切り替えが起きた瞬間に気がつけるかどうかにも注意を向けて，切り替わったのに気づいたら，なるべく思考を観察している状態に戻りましょう。

　たった数秒でも実際に「思考を眺め」られると，何かを思考しているときのいつもの経験とは違うと気づかれたのではないでしょうか？　思考しているときには，私たちは思考の「中」にいて，「考えている」行動から「自己」を区別していません。他方で，思考を観察しているときには，それを心の中を通って行く「出来事」として眺められます。その二つの他に，私たちは思考と「フュージョン」（混同，融合）した状態になる場合があります。フュージョンすると，思考に完全に巻き込まれて身動きが取れなくなり，思考の内容が「わたし」そのもので，「わたし」がどんな人間かを表しているような気持ちになります。

> 思考や感情は私たちがどんな人間かを表しません。

96　第Ⅰ部　感情反応の連鎖を理解する

　心に浮かぶ思考の源には，さまざまなルートがあります。自分が生き
ている世界を直接経験して生まれた思考があります。例えば「雪は湿っ
た感じがする」の思考は素手で雪をすくった経験からきているかもしれ
ません。本を読んだりテレビ番組を見たりして取り込んだ思考もありま
す。他の人が話した内容から取り込むものもあります。もしカルロスが
息子のルイスを一度でも「できそこない」とよべば，その思考はルイス
の中に取り込まれていつまでも消えなくなります。一度学習された思考
は学習解除できません。

　私たちは心に無数の思考を蓄えており，その中からある瞬間にどれを
引っ張り出してきて思考するかは大抵何かの出来事か感情がきっかけに
なって決まります。ほとんどの人が，満たされて，誇らしく思えて，気
持ちが安定している瞬間に「私は好ましい人間だ」という思考を一度は
経験しているものです。同様に，気持ちが落ち込み，がっかりして，罪
の意識を感じているときなどに「私は好ましくない人間だ」という思考
も経験しています。一方がより頻繁に表れる，またはどちらかをより強
く信じているなどの違いはあるかも
しれませんが，だいたい私たちみな
の心にどちらの思考も表れます。

　もし「私は好ましくない人間だ」
の思考をそれだけのものとして，つ
まり単に時々心を通っていく思考の
一つとして気づいていられるなら，
思考は私たちの気分にそれほど大き
な影響を及ぼしません。でも，「私
は好ましくない人間だ」という思考
とフュージョンする——絡まって動
けなくなる，「巻き込まれる」，思考
が「わたし」を表していると感じる

> このエクササイズで悪
戦苦闘しても大丈夫で
す。思考を観察するス
キルは，第Ⅱ部でさら
に学びますし，本書で
は他のエクササイズを
通じて身につける機会
がたくさんあります。
また，第11章ではこ
のエクササイズに立ち
戻ってもう少し詳しく
触れます。

——と，かなり苦しくなるでしょう。

感情も同じ仕組みで機能します。きれいな感情は，生活や心の中の出来事がきっかけとなって湧く直接的な反応で，それほど長くは続きません。恐怖の感情を，湧いてはいずれ

> 新しい関連づけを学習する方法は第1章でご説明しました。

消えていく自然な反応だと理解していれば，それほど悪戦苦闘しないですむでしょう。でも，恐怖や悲しさの中で身動きがとれなくなったように感じて，それが「わたし」を表すように思えると，そうした感情に対する私たちの反応が濁ります。

思考が湧いたときによくある3つの反応

1. 観察する　　2. 思考する　　3. フュージョンして巻き込まれる

きれいな感情が濁るパターン

・現在の状況の中で湧いた感情が……
　　−過去の出来事に関連して湧いたまま残っていた感情と混ざる。
　　−未来の出来事に関連する感情と混ざる。
・感情がよいか悪いかを決めつける，または感情を感じている自分を批判する，あるいはその両方。
・思考や感情とフュージョンしたり巻き込まれたりして，そうしたものを一時的な反応として眺めるのではなく自分のパーソナリティの一部と思い込む。
・自分を大切にしていない。

98 第Ⅰ部 感情反応の連鎖を理解する

◆基本的な生活の中で自分を大切にしていないと濁った感情が湧く

　生きるうえでの基本的なニーズが満たされていないと，感情が濁りやすくなります。睡眠が足りない，食事を抜く，不健康な食生活になるなどは苦しい感情を強めて，幸せや気持ちが安定する感じやわくわくする感じを味わいにくくします。逆に十分に身体を休め，健康な食事を定期的にして，運動もすると，困難な課題に向き合わなければいけなくなったときにも感情が反応しにくくなります。また，楽しい活動をしていると，気持ちがしなやかになり，大抵プラスの感情も引き出されて，辛い感情を全体の文脈の中で受け止めやすくなります。

自分らしく生き始めるための道を開く

　勇気を出して願いどおりの人生を生きるためには，きれいな感情を認めてあるがままにしておけるようになり，濁った感情の頻度と強さと影響を減らすための新しい戦略を意識的に実践し続けます。このプロセスで大切なステップは：

1. きれいな感情と濁った感情のそれぞれに気づく実践を続ける。
2. 感情を濁らせる習慣に注意を向ける実践を続ける。

　自分の傾向に気づき始めると，新しい反応を身につけて実践するのも簡単になってきます。

ためしてみよう

　強くていつまでも消えない感情があるのに気づいて，濁っているかもしれないと感じたら，p.102の「感情をはっきりさせるための考察」の質問に答えながら影響していそうな要因を探りましょう。本書

第3章　なぜ感情が強くなって長引くのか　99

のフォームを使ってもかまいませんし，www.guilford.com/orsillo2-forms からダウンロードしていただいてもかまいません。

ここまでで質問はありますか？

Q：日頃から感情に気づいていないとしたらどうなりますか？　または，感情がきれいなのか濁っているのかが見分けられないとしたらどうなりますか？

A：感情に気づくこと，また，感情がきれいか濁っているかを見分けることが難しい理由は二つあります。一つは，感情に関連した反応が心地悪いとつい注意をそらしたくなるためです。注意をそらせば感情を理解するのも当然難しくなります。二つ目は，私たちの心で起きる出来事の多くが素早く自動的に起きるためです。よく注意を向けていないと，この章で見てきたパターンに気づくのは難しいでしょう。幸いにも，意識的に取り組み続けると，感情に関連した反応に向き合って注目する習慣を身につけることができ，感情に関連した反応がどのようにして次々と起きるのか，そのパターンに気づいていられるようになります。注意を向ける習慣がひとたび身につけば，濁った感情の強さを和らげる戦略（第Ⅱ部でさらにご紹介します）を使えるようになります。

Q：感情に注意を向けるとますます辛くならないでしょうか？

A：第4章でご説明するように，辛い感情からうまく注意をそらしていくらか楽になったように感じる場合もあります。でもそうした安堵感は大抵あまり長く続きません。また，注意をそらしても意味深い充実した人生にはまずほとんど結びつきません。感情に注

100 第Ⅰ部 感情反応の連鎖を理解する

意を向けると確かに初めは恐怖や不安が強くなったように感じる
かもしれませんが，苦しさが高まるのはどれも大抵一時的です。
むしろ，感情に向き合い始めたときの一時的な苦しさは，意味深
く変わってあなたらしく生き始めるのを助けてくれるでしょう。

Q：毎日のように差別を感じて，それに反応してとても強い気持ちが
　　湧きます。これも濁った感情でしょうか？

A：社会的な不誠実さや傷つく経験は，マイノリティとして虐げら
　　れがちな人たち（人種，民族，性的指向，社会的または経済的階
　　級，障害，性同一性，移民滞在資格といったものによる差別や軽
　　視を経験する人たち）にとってはとても現実的な問題で，当然強
　　烈なきれいな感情と痛みを引き出します。そうした経験は残念な
　　がら珍しくなく，また長く続く性質のものですので，それに関連
　　した気持ちも自然に強く長引くものになるでしょう。ところが，
　　メディアや社会や仲間たちは，そんなふうに感じてはいけない，
　　または社会にそんな不誠実さは存在しない，と伝えがちです。そ
　　うすると，不誠実さに傷ついたときに，自分の中に湧いた感情反
　　応を決めつけたり批判したりするようになるかもしれません（「こ
　　んなことで取り乱すなんて信じられない——もうとっくにもっと
　　上手に対処できるようになっていなければいけないのに」など）。
　　また，ときには気持ちをありのままに感じないようにしようと
　　するかもしれません（次の章で詳しくみます）。そうした反応が
　　感情を濁らせてさらに強い感情を生みます。差別を経験すると，
　　経験を内面に取り込んでしまう（フュージョンしたり信じ始めた
　　りする）ことで不平等や不誠実さからくる強い痛みをなんとかコ
　　ントロールしようとする場合もあります。例えば，マキシンが，
　　彼女のような容姿の人は大学で勉強して成功できるほど賢くも強
　　くもないと先生や仲間やマスメディアから直接的にも間接的にも

第 3 章　なぜ感情が強くなって長引くのか　101

くり返し伝えられているとしましょう。そうしているうちに，マキシン自身がそれを信じ込み，そういうものだと感じ始めるかもしれません。これも感情を濁らせます。感情への反応としてここであげたものはどれも自然でよく理解できます。そして，そのどれに対しても，不必要な苦しさを減らすのに効果的な方法があります。大きな不誠実さへの自然な反応が心に湧いているのを自分自身でよく意識できるようになると，痛みがどこから来ているかを知って（他の人の行動や思慮のなさからかもしれません），必要な苦しさをいくらか減らせます。痛みの出どころがはっきりすると，本当に大切と感じる何かに沿った選択ができるようになって，濁った感情に無意識のうちに振りまわされている状態を減らせます。また，気づきを広げられると，そうした文脈に置かれれば誰でも自然にする反応をしているにすぎない自分に優しい眼差しを向けやすくもなります。

102　第Ⅰ部　感情反応の連鎖を理解する

感情をはっきりさせるための考察

あなたの現在の状況は？

_____

_____

_____

どんな感情を経験していますか？　また，感情の強さを0から100までで
評価するとそれぞれいくつになりますか？

　　感情：_____　　　強さ：_____

　　感情：_____　　　強さ：_____

　　感情：_____　　　強さ：_____

　　感情：_____　　　強さ：_____

　　感情：_____　　　強さ：_____

　　感情：_____　　　強さ：_____

気がついた感情のそれぞれについて，現在の状況へのきれいな反応のよう
ですか？　きれいな反応だと思いましたら，説明してください。

_____

_____

_____

気がついた感情のそれぞれについて，何かはっきりとしたメッセージを伝
えていそうですか？　伝えていそうでしたら，説明してください。

_____

_____

_____

第3章　なぜ感情が強くなって長引くのか　103

以下の質問に答えながら，あなたの感情を濁らせている要因がありそうか
どうかを考えましょう。
今感じている感情の中に，最近または遠い過去の何かと結びついたものは
ありますか？　ありましたら説明してください。

今感じている感情の中に，未来に起きるかもしれないと心配な何かと結び
ついたものはありますか？　ありましたら説明してください。

それが心にあるのを「悪い」と感じる感情はありますか？　そうした感情
を感じている自分に対して，何かを決めつけていますか？　または自己批
判で反応していますか？　当てはまるものがありましたら，説明してくだ
さい。

感情のどれかに巻き込まれた感じがしますか？　「わたし」がどんな人間
かを表していると感じる感情はありますか？　ありましたら説明してくだ
さい。

104 第 I 部 感情反応の連鎖を理解する

生活面で自分を大切にしていますか？ しっかり眠り，食事を定期的に食べ，運動もし，何かを楽しむ時間も設けていますか？ 自分をあまり大切にしていなかったと思う領域がありましたら，どういう点でそうだったかを説明してください。

このフォームの出典：Worry Less, Live More by Susan M. Orsillo and Lizabeth Roemer. Copyright © 2016 The Guilford Press に改訂して掲載。本書を購入された方はこのフォームをコピーまたはダウンロードできます（p.iii の囲みを参照）。

第 4 章
コントロールしようとすると
感情が濁るからくり

　こう生きたいと願う人生をめざすこれまでのプロセスで，不安と恐怖を和らげようとしてそれなりの時間とエネルギーを使ってきたのではないでしょうか？　だいたい誰でも，ある瞬間にどう感じるかをコントロールしようとする戦略をいくつも使っているものです。また第3章でご説明したように，気持ちをマイナスと決めつけているか，気持ちに混乱しているか，気持ちに巻き込まれたと感じているときには特に感情を遠くへ押しやろうと思いやすくなります。感情をコントロールしようとするのは，辛い感情への反応としてはよくみられて理解もできる行動ですが，実際には強い濁った感情を生む原因になります。その点を本章で探ります。

106 第Ⅰ部 感情反応の連鎖を理解する

この章では……

1. 私たちがなぜこれほどさまざまな戦略を使って感情をコントロールしようとするのかを探ります。
2. 感情に関連した反応をコントロールして変えようとすると逆効果になって濁った感情を生むからくりを考えます。
3. 人間ならではの経験の中から恐怖と不安以外にも私たちがコントロールしようとして悪戦苦闘しがちな側面を考えます。
4. 感情をコントロールしようとしていることに自分で気づく方法と，そうした努力があなたの人生に及ぼす影響を正確に測る方法とをお伝えします。

痛みを避けようとする自然な傾向

　問題が起きたときに本能に従った反応をとるのが最善な状況はたくさんあります。

・交差点を車が猛スピードで曲がってきたら，私たちは考えずに縁石のほうへ飛び戻ります。その防衛的な反応には明らかにメリットがあります。
・赤ちゃんは自然な甘さの食品は喜びますが，苦味のある食品を口に入れると吐き出します。なぜでしょう？　私たちにとって有毒な植物には苦いものが多いので，私たちは苦い感じを本能的に避けるように生まれついています。

　ただ，状況によっては，本能に従った反応が必ずしも最も役立つ方法ではない場合もあります。

第4章　コントロールしようとすると感情が濁るからくり　107

　車が横滑りをし始めると反対方向へハンドルを切ろうとするのが自然
な傾向ですが，専門家たちは，横滑りを始めた車を止めるには滑って行
く方向へハンドルを切るのが最善だと言います。

　液状化の一種である流砂に踏み込んでしまったら，手足をバタバタさ
せてなんとか抜け出そうとするのが本能かもしれませんが，落ち着いた
ままゆっくりと慎重に動いて身体を浮かせるほうが明らかにメリットが
あります。

　辛い感情または思考が心に浮かぶと，私たちは本能的にそれを遠くへ
押しやったり変えたりしようとします。恐怖を克服しよう，怒りを飲み
こもう，悲しさを遠くへ押しやろうとしてかなりの時間とエネルギーを
使う人も大勢います。本能的な衝動に促され，文化が伝えるメッセージ
にも背中を押されて，私たちは，ボビー・マクファーリンが1988年に
歌って人気が出たフレーズ[注16]「ドント・ウォーリー・ビー・ハッピー
（心配しないで，楽しもう）」に共感します。他に「落ち着いて，今し
ていることを続けよう」[注17]も，元は第二次世界大戦中に生まれたスロー
ガンでしたが，今も人気があってTシャツからチョコレートの包み紙に
まで印刷されているのを見かけます。
　私たちが何らかの気持ちを感じているときに，友人や家族がよかれと
思ってかけてくれるアドバイスの言葉をいくつか考えてみましょう。

・**新しい状況で怖がってはいけない**
　　・「怖がるものなんて何もない」
　　・「子どもっぽく振る舞ってはいけない」
　　・「勇気をもって」
・**何かを失う経験をしても悲しんではいけない**
　　・「起きてしまったことはどうしようもない」

- 「悲しまないで。彼にはあなたが悲しむほどの価値なんてちっともないわ」
- 「少なくともとても長生きしたのだから──もっと若くして亡くなる人もたくさんいる」
- 不誠実に扱われても怒りを感じてはいけない
  - 「黙ってもう一方の頬も向けなさい」
  - 「落ち着いて」
  - 「わからずやになってはいけない」

　すでに感じ始めている気持ちを感じてはいけないと伝えられた経験はありますか？　そうしたアドバイスは理にかなっていそうです。怖い，悲しい，頭にくる，などと感じたくなければ，そう感じるのをただ止めればよいだけのはずです。いかにも簡単に聞こえます。ところが，実際にそうしようとすると，ある瞬間の気持ちを変えるのはとても難しいとわかります。わかっていても，私たちは周りの人と同じアドバイスを自分にし続けます。気持ちをコントロールしようとするときによく使われる戦略を以下に示します。これまでにあなたが使ってみたものはありますか？　また，リストにはなくても使ってみた戦略が他にありますか？

> 「そんなふうに感じてはいけない」のアドバイスに従うと，人生が狭くなりかねません。

感情をコントロールしようとしてよく使われる戦略
- 感情を抑える

　　恐ろしさを感じると，シーラは思考や感情を心から押し出してし

第4章　コントロールしようとすると感情が濁るからくり　109

まおうとします。

・感情から注意をそらす

　　心配すると，エステバンは心配をしばらく忘れるためにテレビ番
　　組を見ます。

・自分に語りかける

　　フェリシアが寂しいときは，「気持ちを切り替えるのよ」と自分
　　に言い聞かせます。

　　ラビが神経質になると，「何ごとも大丈夫」と自分に語りかけま
　　す。

・物質を使う

　　ペニーがパーティーに参加するときは，不安をそれほど感じない
　　ですむようにお酒を何杯か飲んでから行きます。

　　マルクスは，心配を忘れようとして抗不安薬を飲んで寝ます。

ためしてみよう

　　感情をコントロールするための戦略は誰でも時々使います。意識し
て使っている場合も，自動的に反応している場合もあります。どちら
にしても，自分の反応に気づけるようになるのは，自分らしい人生
を生き始める方向への大きなステップです。恐怖，不安，悲しみ，怒
り，罪の意識などの辛い感情が湧いたときに，感情をコントロールし
ようとする強い衝動を感じるか，注意を背けているか，気持ちを抑え
ているかにそれぞれ注意を向けてみましょう。p.110 の「コントロー
ルしようとしているのを観察する」フォームに記入してもかまいませ
んし，www.guilford.com/orsillo2-forms からフォームをダウンロード
して使ってもかまいません。あなたの反応を書き出しましょう。

110　第Ⅰ部　感情反応の連鎖を理解する

コントロールしようとしているのを観察する

状況	感情	今の感情とは別な気持ちになりたいと思う衝動はありますか？ はい／いいえ	衝動の強さを0から100で表すと？	気持ちから注意をそらそうとしていますか？ はい／いいえ	気持ちを遠くへ押しやろうとしていますか？ はい／いいえ

このフォームの出典：Worry Less, Live More by Susan M. Orsillo and Lizabeth Roemer. Copyright © 2016 The Guilford Press。本書を購入された方はこのフォームをコピーまたはダウンロードできます（p.iii の囲みを参照）。

感情をコントロールしようとするときの複雑さと それで失うもの

　こうした反応はとてもよくある行動ですが，思考や気持ちを遠くへ押しやろうとすればするほど[注18]，より頻繁に経験するようになり，より強く感じるようにもなることが多くの科学的研究から示唆されています。コントロールしようとする努力が逆効果になる例をいくつか考えてみましょう。

・**状況**：午前１時，ビーンは重要な会議を朝に控えています。眠れずに時計ばかりを見て心配していますが，時間が刻々と過ぎていきます。ビーンは自分に言い聞かせます，「眠らなければ！」。
　結果：ビーンが眠ろうと「頑張る」ほど，どんどん目が冴えてきます。

・**状況**：モーリスが同乗していた車が大きな事故に遭って，運転手が亡くなりました。モーリスは，家族のためにも事故の経験を乗り越えて「先に進む」のと「強く振る舞い続ける」のが大切だと考えて，経験について考えたり話したりするのを避けようとします。
　結果：そうした思考やイメージは，仕事をしているときには心から押し出せる場合もありますが，仕事をしていないときに戻ってきて眠りを妨げ，息子と一緒にすごしている時間にもモーリスの注意をそらします。

・**状況**：ジェークは，深呼吸を５回してから試験勉強用の冊子を開きます。「不安だと試験に合格できなくなる」と考えます。
　結果：不安にならないようにと自分に言い聞かせるほど，不安がど

112　第Ⅰ部　感情反応の連鎖を理解する

んどん強くなるようです。

・状況：マルティナは，学校へ帽子をかぶっていきたくないと言い張
る息子とバス停で争っています。ついにマルティナが折れて，バス
に乗りこむ息子から帽子を受け取ります。それを見ていた他の親が
話しかけてきます，「子どもが小さいうちに敬意と言いつけを聞く
ことを教えておかないと，中学生になったときに大変になるかもし
れないわよ」。マルティナは怒りを感じますが，気持ちを抑えて，
ただ微笑んでうなずいてみせます。
結果：その日は一日中何度もその場面を頭の中で再現しながら他に
どう反応できたかを想像しつつ，怒りがどんどん強くなるのを感じ
ます。

・状況：「精神力で乗り越えなければ」。1月にダイエットのため食事
制限を始めてから5日目です。ライアンは，好きな食べ物について
の思考を心から押し出そうとします。
結果：普段なら仕事で表計算に集中するのは簡単です。ところが，
今日は，頭が食べ物と食事についての思考で一杯です。

感情や思考がわかりにくくて恐ろしいと感じる理由には，それらを遠
くへ押しやろうとするたびにますます強くなりがちになるということも
あるでしょう。ただ，もともと感情は何かを伝える機能があった点を思
い出しましょう。例えば，あなたが，とても大切な誰かに非常に重要な
メッセージを伝えなければいけないと想像してください。もしかしたら
健康上の深刻な問題を示すサインに気がついて病院へ行ってほしいかも
しれません。あるいはリスクがとても大きい投資をしないように，また
は危害を加えそうな人と深く関わらないようにと，警告してあげたいか
もしれません。その大切な人が，あなたのメッセージをことごとく無視

第4章　コントロールしようとすると感情が濁るからくり　113

しようとするとどうでしょう？　あなたはどうしますか？　おそらく
もっと大がかりでよい方法を工夫してなんとかメッセージを伝えようと
するでしょう。日に何度も電話をかけたりメールを送ったりするかもし
れません。立ち止まって耳を貸してくれるまで声を大きくして説得しよ
うと試みるかもしれません。私たちの感情も，耳を貸さない大切な誰か
に重要なメッセージを伝えようとしているときの私たちの振る舞いとと
てもよく似た仕方で機能します。感情とそれが伝えようとしているメッ
セージに私たちがしっかりと向き合ってそれを認めるまでは，感情が表
れる頻度も強さも高まり続けます。

　「感情をコントロールできる瞬間なんてあるのだろうか？」と思われ
るかもしれません。その問いに答えるのは，簡単ではありません。

> 感情をコントロールしようとすると，大抵私たちのほうがコント
> ロールされてしまいます。

・状況を変えるために積極的に行動すると気持ちが変わるかもしれま
　せん。
　　リーザが家で座っていると悲しさと寂しさを感じました。そこで友
　人と一緒に湖の周りを散歩すると，いくらか気持ちが安定して幸せ
　になります。

・気づきの範囲を広げて，「脅威」と感じるものだけでなくその瞬間
　に同時に起きている他の事柄にも注意を向けると，感情に関連した
　反応の幅も広がるかもしれません。
　　プレゼンテーションをしながら，イワンは，前から３列目に座って

114 第Ⅰ部 感情反応の連鎖を理解する

顔をしかめている聴衆の一人に注意が釘づけになっているので不安を感じます。意識的に注意の範囲を広げると，教官が教室の後ろに座って励ますようにうなずいているのに気がつきます。また，聴衆の中に自分のメッセージを真剣に吟味してくれているように見える人も目に入ります。イワンは，不安と同時に感謝と誇らしさの気持ちも感じるようになりました。

・注意の方向を変えたり，何をするかを選んだりすると苦しさが和らぐ場合があります。

ロラは，大学でスペイン語を話したことを他の生徒から批判されました。通っている学校で部外者のような気持ちになる発言をされて，不安を感じて動揺しました。ニュースでは反移民運動が報道されていて，それが不安を強め，気持ちがひどく動揺して勉強に集中できていないと気がつきました。そこで，ニュースを消して傷つくメッセージに触れる機会を減らしてから30分だけ好きな活動に打ち込むと選びました。活動を終えると，気持ちが落ち着いて，次の日までに終わらなければいけない宿題にもっと集中できました。

思考や気持ちを変えられるかもしれない行動が逆効果になるのは……

・思考と気持ちを変えることだけが目的の場合。

・結果にとても期待してこだわっているとき（「深呼吸で不安が和らがないと，この面接で失敗するだろう」）。

・その瞬間に心にあるきれいな感情の機能を立ち止まって考えてみていない場合。

第4章 コントロールしようとすると感情が濁るからくり　115

　リーザ，イワン，ロラの三人は，自分の中に湧いてきた感情に気づいて，苦しさを強めている要因を認識しました。また，感情を他にも引き出して今の苦しさが続く時間を短くしてくれそうな行動を上手に見つけられました。このように，感情に関連した反応があるのに気づいて，なぜそれを感じているかを理解し，次にどう行動するかを考えて選ぶと，それほど混乱しないで苦しさを和らげやすくなるのは明らかです。また選ぶ行動は，特に私たちが大切と感じる活動に関わるもので，例えば友人と一緒に時間をすごす，趣味の活動をするなどなら，新しい思考や感情を引き出してくれるでしょう。そのとき，もともと感じていた辛い感情はそのままあるかもしれませんし，もう消えているかもしれません。

　ここで注目していただきたいのは，辛い気持ちにうまく対処できたこの３人が思考や気持ちを変えることだけを目的に行動した，とはお伝えしていない点です。研究からは，気持ちや思考を変えるためだけに行動すると，また気持ちが変わる結果にとても期待していると，行動が逆効果になって[注19]さらに苦しくなりがちだと示す結果がいくらかあります。コントロールしようとする努力が理解しにくいのにはそうした理由もあるでしょう。大切と感じるものに沿っていてひょっとしたら気持ちも変えてくれるかもしれない行動を選ぶ（感情に向き合う）のと，必ず気持ちが変わるようにと願ってそれだけを目的にした戦略に打ち込む（向き合わない）のとは，違いがとても微妙です。次ページの表にあげる例をみてみましょう。

私たちはなぜコントロールしようとし続けるのでしょう？

　感情の状態を変えようとする努力を手放すのは難しいかもしれません。なぜなら，私たちに組み込まれた本能的な反応が痛みを避けるかそれから逃げるようにと促すためです。また，辛いときには感情を無視

気持ちを変えようとしてする努力	よくある結果
それまでとは違った何かを始めてみる。 ・ダヤは，知らない街のホテルの部屋に座って悲しさと寂しさを感じています。そこで，友人に電話しておしゃべりを始めます。 ・ジェレミーは，今度のデートのことで緊張しています。注意をそらして不安を「燃やしつくす」ためにランニングに出かけなければいけないと感じます。	状況が変われば気持ちも変わるかもしれません。でも必ずそうなるとはかぎらず，気持ちが変わらない場合もあります。 ・ダヤはあいかわらず寂しさをいくらか感じていますが，友人と気持ちがつながり合っている感じもします。 ・ジェレミーの心は今度のデートを怖いと感じる気持ちにどうしても戻ってしまいます。
注意の焦点を変える。 ・イザベルは，休日に食事会を開く準備でたくさんの作業をこなさなければいけないので苛立っています。そこで，ちょっと立ち止まって，何に感謝しているのかを考えてみます。 ・シャンカーは，ある映画を観に行こうと友人たちに提案しました。仲間の一人のクリスがその映画の評判は悪いと応じたときに，シャンカーは恥ずかしさを感じました。シャンカーはその気持ちを感じている状態には耐えられないと信じて，クリスの反応は無視して他の友人たちに注意を向けようとします。	注意の範囲を広げると，感じる気持ちの種類も広がるかもしれません。 ・イザベルの心に喜びの気持ちが湧いて，苦しさもまだ少しあります。 ・注意をそらそうとすると，感情が濁りがちです。 ・シャンカーは恥ずかしさと屈辱の気持ちを追い払えません。
辛い感情を引き出すかもしれない状況を避ける。 ・ピーターは，社交的な場面で神経質になるのにほとほといやになっています。遊びに出かける誘いを断ろうと決めます。 ・ミラは，ストレスに耐えられないと感じて昇進の話を断ります。	別な辛い感情を経験するでしょう。 ・ピーターは，不安はそれほど感じなくなりますが，寂しさと悲しさを感じます。 ・ミラは，ストレスはそれほど感じませんが，退屈で満たされない気持ちになります。
何かをして感情を「和らげよう」とする。 ・ジョナスは，食事に出かけることに不安に感じますが，それがナディアにとっては大切だと知っています。ジョナスはナディアを大切に思っているので，お酒を数杯飲んでから迎えに行きます。	不安を減らすかもしれませんが，他の問題を生みかねません。 ・ナディアは，食事中のジョナスの態度を恥ずかしく思って，お酒を飲み過ぎたことをとても怒ります。

第4章　コントロールしようとすると感情が濁るからくり　117

し，抑え，コントロールするのが最善の対処法だと重要な人たちから教えられ続けてきたのでしたら，本能的な反応はさらに強くなるでしょう。そこへ輪をかけて厄介なことに，私たちの大勢が，実際にはうまくいっていないにもかかわらずコントロールする努力は機能するはずだと強く信じ込んでいます。信じる理由はたくさんあります：

- コントロールするのが実際にとてもよい方法となる類の「問題」が他にたくさんあります。
  - 部屋が寒ければ，暖房を入れると暖かく感じるようになります。
  - お腹が空いていれば，何かを食べると満ち足りた気持ちになります。
  - 不安を感じているなら，何か（例えば深呼吸）をすると気持ちが落ちつきそうです。
- どう感じるかをコントロールできなければいけないと頻繁に教えられます。
  - コントロールや回避はうまくいくはずだ（例えば「ドント・ウォーリー・ビー・ハッピー」）とあまりに何度も伝えられているために，実際に機能していないことに気がつかなくなっています。私たちは大抵経験に注意を向けるよりも頭の中の言うことを聞きます。
  - 他の人が苦しんでいる不安は「目に見える」とは限りませんので，周りの誰もが感情をコントロールしていそうに見えます。
- コントロールが実際にうまくいく場合があります。
  - 恐怖の感情には限りがあります。恐ろしいと感じる何かとそのまま一緒にい続けると，恐怖が少なくともそのときは弱くなります。恐怖が自然に弱まっていく間に例えば紙袋の中に息を吹き込む，誰かの下着姿を想像するなどの何かを「している」と，その戦略が機能したと間違って思い込むかもしれません。

一度はとても効果があったようにみえた戦略が次回はうまく機能しないのはそのためです。

- 先にご説明したように，感情があるのを認め，行動を変えたり注意の範囲を広げたりして，結果に執着しすぎなければ，うまくいく場合も時々あります。

あなたが使っているコントロール戦略を　評価してみましょう

　このように，辛い感情への反応がどれほど役立っているかを評価して，使っている戦略に問題があるかどうかを判断するのは，とても複雑です。それが，気づきの筋トレをする大切さを強調してお伝えしてきた理由の一つでもあります。私たち著者の経験では，感情に関連した反応を感じて，その機能を理解し，どう行動するかをよく考えて選び，行動の結果がどうなるかを観察し続けることが，硬直した反応の習慣にはまり込み感情をコントロールしようと自動的に反応するようになってしまうのを避ける，最善の方法です。

ためしてみよう

　今日から数日間は，恐怖か不安が湧いたのに気づくたびに，p.120の「コントロール戦略の結果を観察する」フォームにある問いを考えてみましょう。感情に反応するときのあなたの行動とあなたが使っているコントロール戦略そのものに気づいて，関連する結果に注意を向けられるようになります。本書のフォームに記入していただいてもかまいませんし，www.guilford.com/orsillo2-forms からフォームをダウンロードしていただいてもかまいません。

思考と感情の他にもある思いどおりにコントロール
できないもの

　私たちがコントロールしようとして悪戦苦闘する対象は自分の思考と感情だけではありません。人間は，他の人の行動をコントロールしようとし，また第2章でみたように未来に起きることをコントロールしようとします。受け容れられないと感じる状況や不公平に思える状況を「アクセプト」するのは難しいでしょう。でも状況の現実をアクセプトできずに悪戦苦闘すると，濁った感情が生まれます。次の状況を考えてみましょう。

　パドマの上司は，全体がほとんどできあがってからでしかもクライエントに渡す締め切りのほんの数時間前になるまで仕事を見てくれません。それなのにいつもたくさん改善点を指摘して，おまけに冷たく批判的な話し方をしがちです。

　ニックの父親は，ニックがちっとも家の手伝いをしないと不満を言います。ニック自身は家を助けていることをいくらでも具体的に示して説明できますが，父親は納得しません。

　ソニアは，恋人のリンとつき合い始めて10カ月近くになります。とても気が合って，一緒にたくさんのことを楽しんできました。ところが，リンがソニアと別れたいと言い出します。

　ジョセフの娘が，この木曜日に大学の期末試験を丸一日こなしてから6時間かけて運転して戻ってくると言います。ジョセフは，娘には朝になってから運転してほしいと思います。

120　第Ⅰ部　感情反応の連鎖を理解する

コントロール戦略の結果を観察する

1. あなたの現在の状況は？

_____

_____

_____

2. どんな感情を経験していますか？　また，感情の強さを 0 から 100 ま
　　でで評価するとそれぞれいくつになりますか？

感情：_____　　　　強さ：_____

感情：_____　　　　強さ：_____

感情：_____　　　　強さ：_____

感情：_____　　　　強さ：_____

感情：_____　　　　強さ：_____

3. 感情に関連した反応を変えられるかもしれないと期待して行動してい
　　ますか？

　　□ はい

　　□ いいえ

　　a）期待して行動しているのでしたら，感情が期待通りに変わるのは
　　　　どれほど重要ですか（0 から 100 までで）？

　　　　_____

　　b）その行動はあなたにとって大切なものに沿っていますか？

　　　　□ はい

　　　　□ いいえ

4. 注意の焦点を意識的に移そう，または広げようとしていますか？

　　　　□ はい

　　　　□ いいえ

第4章　コントロールしようとすると感情が濁るからくり　121

もしそうしているのでしたら，感情が期待通りに変わるのはどれ
ほど重要ですか（0から100までで）？

_____

5. そうした努力をした後で，または行動しないと選んだ後で，感情の強
　さをもう一度評価しましょう。

感情：_____　　強さ：_____
感情：_____　　強さ：_____
感情：_____　　強さ：_____
感情：_____　　強さ：_____
感情：_____　　強さ：_____

_____

このフォームの出典：Worry Less, Live More by Susan M. Orsillo and Lizabeth Roemer.
Copyright © 2016 The Guilford Press。本書を購入された方はこのフォームをコピーまたは
ダウンロードできます（p.iii の囲みを参照）。

122 第Ⅰ部 感情反応の連鎖を理解する

　こうした状況は，それぞれにきれいな感情を引き出すでしょう。パドマとニックはおそらく苛立ちを感じて，ソニアは悲しく，ジョセフは心配です。こうした状況が厄介なのは，問題を解決しようとしても，解決策を完全にコントロールできるわけではない点です。

　パドマは，フィードバックする方法を変えてくれるように上司に頼めますが，強制はできません。

　ニックは，どれほど家を助けているかをさまざまな例をあげて説明できますが，父親の視点を変えられないかもしれません。

　ソニアは，二人の関係の強さを伝えられるかもしれませんが，彼がソニアに愛情を感じるようにはできません。

　ジョセフは，娘に朝まで待ってから運転するように提案できますし，安全運転のアドバイスをできますが，娘が運転するのを止めることも事故を防ぐこともできません。

パドマ，ニック，ソニア，ジョセフがそれぞれに自分の感情を認めてからコントロールできる限界も認めると，時間がたつにつれてきれいな感情は引いていくでしょう。でも，状況の現実をアクセプトするのに抵抗して，こんな状況は許されないとくり返し考えたり，完全にはコントロールできない状況をコントロールしようとしたりすると，感情が強くなって濁るでしょう。

第11章では，たとえ結果がコントロールできないときにも意味と目的の感じを見つける方法を深く探ります。

> コントロールできることの限界を認めると，きれいな感情が時間とともに和らぎやすくなります。

　状況の現実をなかなか受け容れられないときに浮かびがちな思考の例をいくつかあげます。苦しい状況でそうした思考が浮かぶのは自然ですが，それを信じたりそれに巻き込まれたりすると，感情に関連した反応を濁らせやすくなります。

・「こんなの，公平じゃない！」
・「何かできるはずだ！」
・「間違っているのは相手だ！」
・「どうして私の視点が理解してもらえないのだ？」
・「とてもひどい何かが起きたらどうしよう？」

　恐怖のようなきれいな感情の経験を避けやすくする薬，アドバイス，心理的戦略はありません。第１章でご説明したように，脅威になるかもしれない何かに直面すると，それが身体への物理的な危険にしても社会的に拒絶される恐れにしても，私たちは恐怖を感じます。また，学習を通じて他の何かが脅威と関連づけられると，それも恐怖を引き出します。第２章でご説明したように，心は未来へも過去へもさまよっていきます。また私たちはコントロールできないものをコントロールしたいと自然に願います。そうした反応はどれも人間らしさの一部です。

　幸いにも，恐怖が強く耐えられないほどになる仕組みを私たちはかなりよく理解しています。第３章と本章の初めのほうでご説明したように，きれいな感情を濁らせて苦しさを強める要因がいくつもわかっています。そして，感情が濁ったときには，生活の質を高めるために使える

124 第Ⅰ部　感情反応の連鎖を理解する

戦略もたくさんあります。こうしたことは第Ⅱ部（気づきとアクセプタンスとマインドフルネスを身につけていくことが焦点になります）でさらに詳しくみますが，重要な戦略をすでに二つお伝えしています。

- 気づき──「はじめに」から実践し続けてきました。
- アクセプタンス──変えようまたはコントロールしようとする姿勢に替わる試みと考えられがちで，初めはちょっとてこずるかもしれません。

　アクセプタンスは第7章で詳しくみますが，ひとまずここでアクセプタンスの考え方を少しつかんでいただくためのエクササイズをご紹介します。

ためしてみよう

　クライエントたちと取り組んできた私たちの経験では，日頃から気づきの実践を使って新しいスキルを少しずつ取り込んでいくとアクセプタンスの姿勢を身につけやすいようです。読者のみなさんとも，ここまでで日常の経験のある部分（呼吸する，歩く，食事する，音を聞く）を普段とは少し違った新しい視点から眺める実践をしてきました──どうなっているのだろうと好奇心に満ちた眼差しで経験に気づき，心がさまよっていったら注目し，毎日習慣にしていることでもまるで初めての出来事のように注意を向けて，何かを決めつける思考が浮かんだらすぐに気づくための実践をしてきました。では，その新しい気づきの視点から，感情に関連した経験を眺めてみましょう。これまでの実践よりもずっと大変ですので，特に難しいと感じるかもしれません。この類のエクササイズは本書を通じて何度ももっと詳しく取り組んでいきますので，役に立つとすぐに感じられなくても大丈夫で

す。でも，ここで試しておくと，自分自身や日頃の経験についてわかることが何かしらあるかもしれません。

　少し時間を取って，この数カ月に観た映画かテレビ番組，または読んだ本の中から，適度に辛い感情が湧いたものを思い出してください。何も思いつかないようでしたら，人生で適度な強さの感情を感じた出来事を選んでもかまいません。耐え切れないほどではない程度のものがよいでしょう。思い出しましたら，しばらくの間本を置いて，目を閉じます。数回呼吸をしてから，感情が引き出されるその状況を心に思い浮かべましょう。場面を想像しながら，身体の中にどんな感じがあるかに注意を向けます。感情が身体のどこに湧いても，表れるままにします。感情を感じる身体の部分に，ただ息を吸いこみましょう。身体のどこかが緊張している，みぞおちの辺りが重い，落ちつかない感じなどの感覚があるかもしれません。ただ注意を向けて，そこへも息を吸いこみましょう。感情に関連した思考や決めつけが湧いたら注意を向けて，どんな内容でもそのままにしておくだけのゆとりをつくります。それが身体のどこに感じられても，ほんの少しの間だけでもそのままにして，どうなっているのかをただ眺めましょう。さて，気づきを，呼吸と身体の中にある感じに移します。そうしていてもいいと自然に感じる限界を少しだけ超えて，もうしばらくそのままでいます。経験がどうなっているのだろうと好奇心を向けてみましょう。決めつけて気持ちを変えようとするのではなく，その気持ちが心にあるのはどんな感じかにただ注意を向けています。そんな気づきの状態をこのエクササイズで一瞬でも経験できるでしょうか？

126 第Ⅰ部 感情反応の連鎖を理解する

ここまでで質問はありますか？

Q：コントロールしようとしてうまくいくときもあります。状況から
　離れて少し呼吸を整えるだけでそれほど不安ではなくなる場合も
　あります。その方法がいけないのはなぜですか？

A：コントロールしようとする努力を止めたくないと感じる理由に
　は，それが実際に時々はうまく機能するように見えることもあり
　ます。そのために，「一度はこの方法でうまくいった。何回でも
　試しているうちに，必ずまたうまくいくはず」と考える罠にはま
　りやすくなり身動きがとれなくなりがちです。本書では，あなた
　が不安に対処するためにこれまで使ってきた方法はどんなものも
　ただ諦めてくださいとお伝えしているのではありません。そうで
　はなく，あなたが使っている戦略のメリットとそれで失うものを
　考え始め，他の反応の方法も試してどうなるかを観察することも
　考えてみましょう，とお伝えしています。私たちはあまりにも頻
　繁に何の疑問も感じず自動的に行動してしまっています。ですの
　で，感情とそれにどう反応しているかを新しい気づきの視点から
　意識的に眺め始めて，その新しい視点が生活の質をいくらかでも
　高めてくれるかどうかをみてみましょう。感情を変えたいと感じ
　る状況はこれからもたくさんあるでしょう。本書でご紹介する戦
　略は，感情を変えようとする反応があなたの人生をよくする点で
　実際に役立っているかどうかに気づけるようにして，役立ってい
　ないとわかったときには他の選択肢を使えるようにします。自動
　的に行動するのではなく，立ち止まって他の選択肢の可能性を考
　えてから反応を柔軟に意識的に選ぶと，大抵最もメリットが多く
　あります。

第4章 コントロールしようとすると感情が濁るからくり 127

Q：感情をアクセプトしてあるがままにしておくと，嫌な気分が長引きませんか？

A：いかにもそうなりそうに思えるかもしれませんし，気持ちをありのままに受け容れると嫌な気持ちが長引くと伝えるメッセージを受け取る人も大勢います。また，心にゆとりをつくって感情をあるがままにすることを初めたばかりの頃には，気持ちが一時的に以前よりも動揺して感情が高ぶるのを感じる場合があります。こうしたことから，受け容れると長引くという恐れを裏づけているようで，やはり今までとおりに気持ちを遠くへ追いやってしまいたいと感じるかもしれません。でも，経験によく注意を向けてしばらく観察していると，気持ちと闘うのを止めると人生がそれほど振り回されなくなり，感情が表れても過ぎ去りやすくなり，逆に気持ちを無理に取り除こうとするとかえって長くつきまとう，とわかってきます。初めは何の保証もないところへ思い切って飛び込むように感じるかもしれません。でも，あなたが本書を読んでいるのはおそらくこれまでの方法ではうまくいかなかったためでしょう。ですので，今までとは違う方法をしばらく実践して，願いどおりの人生に沿った方向へ生き始められるかどうかを試してみる価値はあるでしょう。

Q：他の誰かからひどい扱いを受けたときにただ諦めて悪い状況に甘んじるべきだとおっしゃっているのですか？

A：矛盾するようかもしれませんが，変わり始めるための第一歩はアクセプタンスです。問題に効果的に対処しようとすると，状況がどうなっているかという現実をまずしっかり眺めていなければいけません。先ほどご紹介したパドマが理不尽な上司に反応する方法はいくつかあります。例えば，上司に気がかりな点をはっきりと伝えて，フィードバックの仕方を変えてくれるように頼む方

128　第Ⅰ部　感情反応の連鎖を理解する

> アクセプタンスの考え方は，第7章を読んで，そこでご紹介する実践をいくらかこなすとわかりやすくなるでしょう。

法があります。新しい仕事を探す方法もあります。どの方法を選ぶにしても，初めのステップは，上司の姿勢が今の状態だという事実をアクセプト（受容）することです。状況をアクセプトしてから，何を自分でコントロールできて，何ができないかがはっきりわかると，状況がいかに受け容れられないかということに注意を向ける戦略（上司がどれほどひどいかを職場で周りの人に話す，上司の理不尽さを証明する例を次々と探すことに注意をほとんど向ける，など）に時間と労力をそれほど費やさず，もっとコントロールできる類の行動に振り向けることができます。アクセプタンスのプロセスでは思いやりが大切である点も忘れてはいけません。ゆえに，他人は変えられないのだからそれを変えようとする戦略は止めようと考えても，その他人をやはり変えたいと思いたくなる気持ちそのものは理解でき，認められます。パドマの場合なら，状況が不公平で上司の態度が違っていたらと願い続ける気持ちはよく理解できます。パドマは，気づきを高めることで，エネルギーをもっと効果のある問題解決に振り向けて，例えば上司にフィードバックの仕方を変えてくれるように頼んでみるか，他の仕事の機会を考えるかできるでしょう。そして，もしもパドマがそうした変化を起こせなかったら，第Ⅲ部と第Ⅳ部でご紹介する戦略を使って，今の仕事に意味を見いだす他の方法を見つけ，上司のフィードバックにそれほど注意を向けずにいられるようになるでしょう。

第 5 章
恐怖と不安と悪戦苦闘すると前に進めなくなるからくり

　刺激と反応の間には間があります[20]。その間にこそ，どう反応するかを選びとるための力があります。自らが選びとる反応にこそ，人間としての成長と自由があります。

——スティーブン・コヴィー（2004）
『思考の捕らわれ人——人生と仕事に意味を見いだす
ためのヴィクトール・フランクルの原理』より

　第3章と第4章では，マイナスで批判的な視点から思考や感情を眺めて遠くへ押しやろうとするとどのようにして濁った強い反応を生みがちになるかを考えました。また，そうした視点から感情を決めつけるのは私たちの生まれつきの性質ではない点もはっきりさせました。それは私たちがだんだん身につける習慣にすぎません。感情をマイナスに決めつけて恐れる習慣を身につけてしまう理由としては，自分らしい充実した人生を生きるのを感情が妨げていると思い込みやすいこともあります。

130 第Ⅰ部 感情反応の連鎖を理解する

この章では……

1. 恐怖と不安と悪戦苦闘すると日頃の生活がどのように妨げられるかを，回避している場合と注意をそらしている場合の重要な二通りについて考えます。
2. 恐怖と悪戦苦闘して回避すると人生で何を失うかを考えます。

恐怖と回避の関係

　恐怖が妨げとなって，それさえなければおそらく楽しんでいただろう活動をできずにいる人が大勢います。以下は「避けられがちな活動」のリストです：

- ・就職面接を受ける
- ・誰かをデートに誘う
- ・結婚式，パーティー，食事会などの社交的な場に参加する
- ・映画館や人気のレストランなどの混雑した場所へ出かける
- ・ミーティングのときに発言する
- ・昇進の希望を出す
- ・試験を受ける
- ・電話をかける
- ・よく知らない人と話す
- ・弱さを曝す──他の人に心を開く
- ・新しい活動をしてみる
- ・頼まれごとを断る
- ・賛成ではないことを伝える
- ・見知らない人に助けを求める／道を尋ねる

第5章　恐怖と不安と悪戦苦闘すると前に進めなくなるからくり　131

・人前で話す
・運転する
・傷つくことや心ないことを言われたときに自分の意見をしっかり言
　う

　恐怖と悪戦苦闘するとこうした活動や他の活動を避けるようになって
しまうとしたら，恐怖が敵だと思い込むのも無理はありません。でも，
恐怖と回避のつながりをもう少しよく調べてみましょう。

恐怖と不安は，人生のどの領域においてあなたの心からの願いを
妨げているのでしょうか？

　第1章でご説明したように，私たちは間違いなく，脅威を知覚した瞬
間に恐怖を経験するよう生まれついています。また，恐怖を感じたら，
恐れの元の脅威を避けよう，それから逃げようとするのもまた自然な傾
向で，私たちの生存本能のこの部分は「行動傾向」とよばれます。
　行動傾向は，ある感情を経験すると自動的に引き出される「用意を整
えた状態」で，第3章でご説明した「感情が促す行動」です。恐ろしい
と感じると，神経系が自動的に変化して，闘うか逃げるかするように身
体の用意を整えます。具体的には，血圧が上がって血液が腕や脚の大き
な筋肉に流れ込みます。また，肺が膨らんでどんどん酸素を取り込める
ようになり，消化器系はそれほど活発ではなくなって身体の他の部分に
エネルギーをもっと回せるようになります。そうした変化のおかげで，
私たちはいつでも闘うか逃げるかできる態勢になります（余談ですが，
そうした変化が起きるからこそ，恐怖を感じると大抵心臓が速く打ち，

132　第Ⅰ部　感情反応の連鎖を理解する

呼吸が激しくなり，お腹の調子が悪くなり，他にも身体にさまざまな感覚を覚えます）。

　ところが，面白いことに，感情は行動の原因ではありません。感情が私たちをそのように行動させるわけではありません。感情は，不快な気持ちを感じるとその感情に関連した反応を減らすほうへつながる活動を選びやすくするだけです。ですので，恐怖は，脅威を避けたりそれから逃げたりしやすくはしますが，その行動を強制するのではありません。私たちの心に恐怖の感じを生み出す生理的な変化は，自動的に意志とは関係なく起きます。でも，感じた恐怖に反応して次に私たちが起こす行動は，実は意志でコントロールできます。恐怖そのものは脅威を知覚した瞬間に感じます。でも，恐怖を感じたときからそれにどう反応するか，実際の行動を選ぶまでの間には，一瞬立ち止まる時間があります。

　なぜそんな時間があるのでしょう？　強い感情が湧いても必ずしも本能に従って反応しないほうがよい理由としては，何が考えられるでしょう？　時々，感情が「促す」行動が，私たちが本当に大切と感じている何かに沿っていない場合があります。以下の表に示した例を考えてみましょう。

状　況	感情	行動傾向	その状況で選べる行動
子どもの行儀が悪い	怒り	攻撃する，無理やり言うことを聞かせる	お手本になる振る舞いをモデルとして示して，適切な行動を教える
親友の彼氏がとても魅力的に思える	願望	接近する	デートできる人を他に探す
職場で新しい機会を与えられる	恐怖	避ける，逃げる	困難を引き受けて，成長して人生をより豊かにするチャンスをつかむ
知り合いが失礼な発言をする	嫌悪	避ける，逃げる	もっと近付きになって，あなたがそう行動する理由を説明して理解を深める

第5章　恐怖と不安と悪戦苦闘すると前に進めなくなるからくり　133

　不快な感情を引き出しかねない状況にも一瞬立ち止まってからやはり接近しようと選ぶかもしれない理由がもう一つ考えられます。愛情や喜びなどのプラスの感情を引き出してくれそうな活動や状況を求めると，厄介なことに，辛い感情を経験する可能性にも心を開かなければいけません。次の例を考えましょう：

・リスクを負ったり新しい何かを試したりするためには……
　　不確かさを感じることにもウィリング（自ら積極的になること）でなければいけません。つまり，自ら積極的になって失敗する可能性も受け容れなければいけません。
・誰かと強い愛情の絆で結ばれるためには……
　　喪失（親が亡くなる，子どもが遠くへ引っ越すなど），拒絶（デートに誘っても断られるなど），ひょっとしたら裏切りさえ（パートナーが浮気をするなど），といった可能性に心を開くことにもウィリングでなければいけません。
・誰かがとても信頼できると知るためには……
　　自分の弱さを曝すことにもウィリングでなければいけません。そうしてその人がどう反応するかを見ます。

ためしてみよう

　少し時間をとって，人生の意味を深めて大きな喜びをもたらしてくれるのでやりたいと思う活動を3つか4つあげましょう。そのステップを踏むには，どんな感情に心を開いていなければいけませんか？

　「でも」を使うのを止められなくなっているのに気づくことはありますか？[注21]　どういうことでしょう？　次の発言を考えてみましょう。

「でも」を止められない

・「彼を誘いたいわ。でも，彼は嫌だと言うかもしれない」
・「パーティーには参加したい。でも，不安が強すぎる」
・「動揺していることをパートナーに伝えたい。でも，そうすると彼女
　は怒るかもしれない」
・「授業のためのレポートを書きたい。でも，うまく書けないかもしれ
　ない」

　あなたにとってとても大切な何かをしたいのにそれをしない理由をあ
げるときに「でも」を使うと，それは大抵，辛い思考や感情が自分の行
動をコントロールしていることをほのめかしています。このパターンが
起きているのに気づきやすくする（そしていずれは新しい習慣を身につ
ける）には，発言の中の「でも」を「そして」に置き換えると気持ちを
より正確に伝えられるかどうかを考えてみる方法があります。

「そして」を使ってみましょう

・「彼女を誘いたい。そして，彼女は嫌だと言うかもしれない」
・「パーティーには参加したい。そして，不安が強すぎる」
・「動揺していることをパートナーに伝えたい。そして，そうすると
　彼は怒るかもしれない」
・「授業のためのレポートを書きたい。そして，うまく書けないかも
　しれない」

　あなた自身や周りの人が「でも」を使うたびにできるだけ気づくよう
になりましょう。気がついたら，そのたびに，「でも」を「そして」に
置き換えるとあなたや他の人の行動の選択肢が広がるかどうかを考えて
みましょう。

第5章　恐怖と不安と悪戦苦闘すると前に進めなくなるからくり　135

> 「でも」を使う代わりに「そして」を使ってみましょう。

不安と注意をそらすことの関係

　不安が私たちの人生に及ぼす影響は，また少し異なります。不安を感じているときには，私たちは絶えず脅威の可能性を探して，必要があったら反応できるように身構えています。不安なときに身体に起きている反応のほとんどが，「探している」状態の表れです。当然，絶えず警戒していては身体に悪影響が出ます。不安なときの身体を考えましょう。

・緊張してストレスに耐えられない感じがする
・身体のあちこちが痛む
・疲れ切った感じがする
・じっと座っていられない
・よく眠れない
・ストレスに関連した医学的な症状で，頭痛，消化器系の不調，筋肉痛，歯ぎしり，あごの痛みなどに悩まされる

　思い出しましょう，不安の大きな要素の一つは心配でした。心が心配で一杯になっていると，他のことに注意を向けるのがとても難しくなります。現在こなしている作業に注意を集中する力は，仕事でも学校でもとても重要なのは明らかです。また，現在の身の周りの環境よりも心配に注意を奪われていると，必ずしも気づいていないところで人間関係に関連して何かを失っているかもしれません。次の「心配に注意を奪われると失いがちなもの」のリストを考えてみましょう：

136　第Ⅰ部　感情反応の連鎖を理解する

・読んでいる資料や見ているテレビ番組に集中できない。
・現在している作業から簡単に注意がそれる。
・他の人たちと一緒にいても，なんとなく独りの感じや「現実世界から離れた」感じがする。
・身体だけを動かしている感じがする──人生で大切なことを全部しているはずなのに気持ちが満たされない。
・大切な人たちに大丈夫と言ってもらうために何度も確認してしまう。
・心配ごと（心疾患の症状，子どもの安全を守る方法など）への答えを探してインターネットを検索し，膨大な時間を過ごしてしまう。
・心配ごとについてしか会話できない。
・他の人が何を考えたり感じたりしているかを示しているかもしれない微妙な手がかりを見逃す。
・「自分の人生の傍観者」になった感じがする。

　心配と不安が原因になって感じる心地悪さは人それぞれで，たくさんあるのは間違いありません。しかし長い目で見たときに，そうした感情と悪戦苦闘して失うものの中で最も大きいのは，人間関係と生活の質でしょう。心配と不安に苦しんできた人に，そうした感情が人間関係をどのように妨げたか[注22)]を尋ねたところ，彼らの反応から「恐怖と不安と悪戦苦闘すると人間関係で失うもの」を表す中心的テーマが三つ浮かび上がりました。

・恐怖と不安と悪戦苦闘すると，社会的な活動や他の人と関わりながらする活動を避けるようになる。
　　─拒絶されるのが恐ろしいので他の人と一緒にすごさなくなり，寂しく孤立した気持ちになった，と話す人たちがいました。
　　─不安，自己批判，疑いなどと悪戦苦闘したりそれに巻き込まれたりすると，人間関係に自分から提供できるものが何もなく，

第5章　恐怖と不安と悪戦苦闘すると前に進めなくなるからくり　137

社会的な集まりや対話の場に貢献できるものも何もないと感じるようになった，と言う人もいました。

・恐怖と不安と悪戦苦闘すると，必要な何かをはっきりとお願いしたり，気がかりなことを率直に伝えたりするのが難しくなった。

　− 中には，恐怖があったために言いたいことを言えず，結果的に誤解されたり必要なことをしてもらえなかったりした，と話す人もいました。

・恐怖と不安と悪戦苦闘すると，他の人と心からつながりあうのが妨げられる。

　− 恐怖が妨げになって，他の人に対して心を開いて誠実に完全に自分らしく振る舞うことができないと話す人がいました。

　− 不安と心配が妨げになって，人間関係で本当は何を大切に感じているのかがよくわからなくなり，他の人と心からつながり合いにくくなっているのがわかった，と話す人もいました。

不安が本当に大切と感じるものを避けたり，それから目をそらしたりするように仕向けていると知るのは辛いかもしれませんが，それを知ったときには，あなたは本当に大切なもののほうへすでに動き出しています。

　感情に関連した経験が湧いたときに早く気づき，思考や気持ちを今までとは違う視点から眺められるようになり，何が大切かをはっきりさせて，不安とそれに関連した反応があっても本当に大切と感じるものに沿った行動を選び始めると，先にお伝えした難しさの一つひとつにしっかり向き合って取り組めるようになります。

138 第Ⅰ部 感情反応の連鎖を理解する

恐怖と回避に苦しむとあなたの場合は
　何を失うでしょう?

ためしてみよう

　本章のここまでにご紹介した「避けられがちな活動」「心配に注意を奪われると失いがちなもの」「恐怖と不安と悪戦苦闘すると人間関係で失うもの」のリストをそれぞれ読み返しましょう。それからあなた自身のリストをつくってみましょう。恐怖と不安との悪戦苦闘があなたをどのように妨げているかをうまくとらえるリストです。その次に，今から数日または数週間の間は，次ページの「回避または注意をそらす行動を観察する」フォームを使いながら，あなたの普段の生活で回避または注意をそらす行動が表れる瞬間に気づくかどうかを記録しましょう(フォームは www.guilford.com/orsillo2-forms からダウンロードすることもできます)。

　ローレンがつくったリストの例を以下にご紹介します。また，ローレンが記入した観察フォームを p.140 にご紹介します。

リスト:
・社交的な状況や自分が注目の的になる状況は完全に避ける。
・注意を集中しにくい。
・パートナーと会話をしていると話の焦点が自分の心配ごとや大丈夫だと言ってもらって安心することに向いてしまう。
・心配な気持ちを落ちつかせてくれる情報を探してインターネットを見続けて時間を無駄にしてしまう。

回避または注意をそらす行動を観察する[注23)]

日付／時間	状　況	恐怖／不安に関連する反応	結　果

このフォームの出典：Mindfulness- and Acceptance-Based Behavioral Therapies in Practice by Lizabeth Roemer and Susan M. Orsillo. Copyright © 2009 The Guilford Press から改訂して Worry Less, Live More by Susan M. Orsillo and Lizabeth Roemer. Copyright © 2016 The Guilford Press に再掲。本書を購入された方はこのフォームをコピーまたはダウンロードできます（p.iii の囲みを参照）。

140　第Ⅰ部　感情反応の連鎖を理解する

回避または注意をそらす行動を観察する

― ローレンの例 ―

日付／時間	状　況	恐怖／不安に関連する反応	結　果
月曜日，正午	同僚からランチを一緒に食べないかと誘われる	回避──忙しすぎると答えた。	ほっとしたけれども，彼女ともっと知り合う機会を逃して嫌な気持ちもあった。
火曜日，朝	月末報告書に取り組んでいた	親や自分の健康や仕事について心配した。集中できない，注意が簡単にそれる，頭痛がする。	月末報告書に3時間取り組んでいるけれども，まだ終わらない。
火曜日，夜	恋人とデート	会話がどうしても私の心配ごとに向いて，大丈夫だと言ってもらって安心しようとする。	心が通じ合っている感じがしない。恋人が苛立っているように見える。
水曜日，朝	報告書に取り組むために早起きする	インターネットで求人情報を探し始める。解雇されるのではないかと心配している。	気づかないうちに1時間以上インターネットを見ていた──報告書は仕上がらなかった。

　さて，第Ⅱ部へと進む前に，あなたが願いどおりの人生を生きるのを恐怖と不安との悪戦苦闘が妨げている様子を，ここでさらに深く具体的に考えてみましょう。私たち著者もこの「自由記述エクササイズ」に取り組んでいますので，ときにそれがとても辛いのをよく知っています。人生で失っているものについて考えていると悲しさなどのきれいな感情が湧くでしょう。また，変わろうと思えば恐怖を感じるのも自然です。自由に書いているときには，そうしたきれいな感情をできるだけ湧くままにして，気持ちが濁っていることを示すどんな反応にもなるべく気づいていましょう。エクササイズの質問は，勇気を出してあなたらしい人

第5章　恐怖と不安と悪戦苦闘すると前に進めなくなるからくり　141

生を生きる助けとなってくれるはずです。答えを探りながら心に湧く経験に思いやりの眼差しを向けましょう。思いやりの眼差しを向けられるようになるには，自由記述を始める前に毎回次のエクササイズをするのもよいでしょう。

ためしてみよう

　第Ⅰ部では，気づきを高めるさまざまな実践をしてきました。経験に注意を向けられるようになり，物事をありのままに経験できるようになり，決めつける思考が湧いたら自分で気づけるようになりました。心の経験とのつき合い方を変えていこうとするときにもう一つ大切なのは，自分に優しく接して思いやりの眼差しを向けられるようになる部分です。第7章でさらに深くご説明しますが，私たちは他の人に対してよりも自分に対してのほうが批判的になりがちです。

　少し時間をとって，自分自身を優しく気遣えるかどうか試してみましょう。初めに，座っている姿勢と呼吸に注意を向けます。「今，この瞬間」にいる感じになったら，そのまま身体の中にあるどんな感覚，緊張しているサインや心地悪さにも，ただ注意を向けましょう。心に目まぐるしい感じがないか，思考がたくさん湧いていないかに注意を向けましょう。息を吸って吐きながら，今のあなた自身の経験に，大切な誰かに接するときのように反応できるかどうか試してください。自分に対して温かく優しい気持ちを感じられますか？　直面している困難を理解して，すべてがうまくいきますようにと自分自身に願ってあげられますか？　どんな批判的な

> 自分への思いやりを身につけるのは誰にとってもとても難しいものです。第7章でその方法をさらに詳しくみます。

142　第Ⅰ部　感情反応の連鎖を理解する

思考が浮かんでも，それも経験の一部で自然で理解できるものだとわかり，気遣いと優しさで反応できますか？　では本を置いて，数分間かけて試してみましょう。

ためしてみよう

　本書の「はじめに」では，恐怖と不安があなたの日頃の生活をどのように妨げていそうかを考えました。このエクササイズでは，その考察をさらに深めましょう。それぞれ別な日に 20 分ずつ時間をとって，独りで落ちついて心地よく書ける環境で取り組みましょう。書くときには，ぜひ心を自由に放って，感情と思考を最も深い部分まで探りながら以下のテーマについて書いてください。

　書くときは，浮かんできた思考や気持ちをできるだけ丸ごと完全に体験しましょう。次に何を書いたらよいかがわからなくなったら，直前に書いた内容を何度でも書いて，新しい何かを思いつくまでくり返しましょう。20 分間書き続けることが大切です。誤字，句読点，文法などは気にしないで，心に浮かぶものをそのまま表現するので大丈夫です。

一日目

　不安と心配があなたの人間関係（家族，友人，パートナーなどとの関係）をどのように妨げていそうかを書いてください（p.144 の記入欄では足りないようでしたら別な紙を追加してください。またパソコンに入力してもかまいません）。

・不安を感じたときにすることで，あなたの人間関係に影響しているのは何ですか？

・不安と心配のために人間関係がどのように制限されていますか？

第5章　恐怖と不安と悪戦苦闘すると前に進めなくなるからくり　143

- 人生で周りの人たちから何をしてもらう必要がありますか？　周りの人たちに何をしてあげたいですか？　必要なことをお願いしたり，何かを是非してあげようとしたりするときに，妨げになるのは何ですか？
- 人間関係に関わる選択をするときに，何かを避けようとして選んでいますか？
- 他の人たちと一緒にいるときには，心もしっかりその場にいて，つながり合っている感じがしますか？

二日目

　不安と心配があなたの仕事，教育，トレーニング，または家庭運営をどのように妨げていそうかを書いてください（p.145 の記入欄では足りないようでしたら別な紙を追加してください。またパソコンに入力してもかまいません）。

- 不安を感じたときにすることで，あなたの仕事／学業／家庭運営に影響しているのは何ですか？
- 不安と心配のために仕事／学業／家庭運営がどのように制限されていますか？
- 人生のこの領域で変えたいと思うことはありますか？
- 仕事，勉強，家事に関わる選択をするときに，何かを避けようとして選んでいますか？
- 仕事，勉強，家事をしているときには，心もしっかりその場にいて，活動の手応えを感じますか？

三日目

　不安と心配が，自分を大切にする力，さまざまな活動を楽しむ力，地域活動に参加する力などをどのように妨げていそうかを書いてください（p.145 の記入欄では足りないようでしたら別な紙を追加してく

144　第Ⅰ部　感情反応の連鎖を理解する

ださい。またパソコンに入力してもかまいません)。

・この領域で，参加する時間がもっとほしいと思う活動や楽しみは
　何ですか？
・不安と心配のためにどのように制限されていますか？
・余暇活動や地域活動に関わる選択をするときに，何かを避けよう
　として選んでいますか？
・余暇活動や地域活動に参加しているときには，心もしっかりその
　場にいて，活動の手応えを感じますか？

自由記述エクササイズ[注24)

(人間関係)

自由記述エクササイズ^{注24)}

（家庭／仕事／学校）

自由記述エクササイズ^{注24)}

（自分を大切にする／楽しむ／地域活動）

ここまでで質問はありますか？

Ｑ：これといって避けているものはありません——それも私の問題の一部です。仕事でも，家族のためにも，地域のためにも，しなければいけないことをずっとしていて，それだけであまりのストレスに完全に疲れ切ってしまいます。この章は，私には当てはまらないでしょうか？

Ａ：恐怖と不安が回避につながる様子がとてもわかりやすい場合があります——例えば，社交不安に苦しむ人が人前で話す機会を避けたり，汚染恐怖に苦しむ人が握手を避けたりする場合です。ところが，回避がもっと目立たないケースもあります。例えば，しなければいけないことをストレスがあまりに強くて耐え切れそうもなくなるところまで完璧にこなそうとすることが，別な誰かを失望させたときに感じる痛みを避けているための場合があるでしょう。また，要求が理不尽でもそれを断った後に予想される心地悪い対立を避けるために言うとおりにする場合もあるかもしれません。私たち著者の経験では，気づきを高めるエクササイズを実践して，回避かもしれないあらゆる行動をよく吟味して，普段の経験を注意深く観察すると，恐怖と不安との悪戦苦闘が私たちを妨げている目立たないからくりが見えてきやすくなります。私たち著者も，不安に15年以上も取り組んできてなお，自分たちの行動に細かい目立たない回避行動が潜んでいるのをいまだに発見し続けています。

第Ⅰ部　まとめ

　第Ⅰ部の狙いは，恐怖と不安（またそれに関連した感情）の複雑で目立たない特徴についてあなたにもっとよく知っていただくことでした。人間がなぜ感情を感じるのか，感情がどう機能するのかをより深く理解するのは，心の経験（思考，感情，身体感覚）との「つき合い方を変える」方向への初めのステップになると信じています。そうした変化がどんな形で起きそうかを以下の表にまとめました。

古い関係	新しい関係
恐怖または不安が湧くと警戒する——何がとても悪いことが起きていると予想する。	恐怖や不安は人間として自然な反応で何か重要な情報を伝えているかもしれない，と認識する。
人生で困難な出来事があったときに，心配するのが主な対処法だと考える。	心配することをコントロールしていることだと錯覚しがちだとわかりながら，実際には人生の最も難しい問題を心配が解決してくれることはまずない，と理解する。
感情は意味深い人生を妨げる障害物だと考える。	きれいな感情の価値を認識する。
感情が強くてなかなか引かないときに怒りや恐れや絶望を感じる。	感情をどんどん濁らせているかもしれない要因を考える。
感情の状態をコントロールしようとするか変えようとする。	コントロールできる限界と，感情を抑えたときの結果を理解する。

148　第 I 部　感情反応の連鎖を理解する

　感情，思考，感覚をもっとよく理解すると，大抵，そうしたものと向き合ってそれをありのままに認めようと以前よりもいくらかウィリングになれます。また，苦しい心の状態が「わたし」そのものだと信じ込んでフュージョンしたり，その中で身動きが取れなくなったり，批判したりするよりも，そうした心の状態は自分らしく生きていれば必ず伴う自然な反応で，来ては去っていくものだともわかります。感情が，私たちが生き抜くうえで，また周りの人たちと心を通じ合わせるうえでかなり役立っていることがこの第 I 部でお伝えできていましたら幸いです。未来を想像する力と問題解決する力は私たちが授かった才能ですが，不安な思考や恐ろしい気持ちに反応するときの自然な傾向の中には，この才能からかえって生きづらさを引き出してしまうパターンがあります。

　第 I 部で一番感じていただきたかったのは，気づきを高める実践の効果です。強い濁った気分の状態を生み出す感情へのあなた自身の反応によりよく気づいていればいるほど，反応を変えられる見込みが高くなります。問題解決から心配へと移ったときに上手に気づければ気づけるほど，選択肢が増えます。第 II 部では，気づきの「筋肉」をトレーニングする方法をたくさんご紹介します。

　こうした取り組みは，どれも，勇気を出してあなたらしい人生を生きるためです。恐怖，不安，心配との悪戦苦闘は，おそらくあなたを妨げて，あなたの生活の質を下げているはずです。本書のゴールは，あなたが人生を取り戻して自由になり，豊かな人間関係を築いていくために役立つ方法を見つけるのをお手伝いすることです。第 III 部では，恐怖と不安が湧いたときにこれまでとは違う方法で反応するために必要なスキルを身につけた上で，日々の経験をより味わい深いものにする具体的なステップをいくつかお伝えします。

ここまでで質問はありますか？

Q：第Ⅰ部に書かれているポイントには理にかなっていると思うものがたくさんあります。でも，恐怖と不安をただ理解するだけで人生を意味深く変え始める助けになるのでしょうか？

A：恐怖，不安，心配について学んで理解すると，心の状態に混乱したりそれを恐れたりする状態が減るのは間違いありません。もちろん，理解は，たくさんあるステップの中の一つです。第Ⅱ部でご紹介するマインドフルネスを使った戦略は非常に重要です。マインドフルネスを実践すると，理解するだけでは至ることのできなかったレベルまで踏み込んで，アクセプタンスと思いやりの姿勢を身につけられます。

Q：マインドフルネスを実践した経験がすでにいくらかあります。第Ⅱ部をとばして第Ⅲ部（p.247「あなたらしい人生を見つけよう」）へ進むべきでしょうか？

A：私たち著者の経験では，マインドフルネス実践は簡単なようでややこしい部分もあります。マインドフルネスをどれほどよく知っていても，またこれまでにどれほど実践してきていても，私たち自身も，絶えずよりよい方法を学び続けています。私たちはマインドフルネスの経験が豊富な人たちとも取り組んできたと自信をもってお伝えできます。そうした人たちでも，私たちがマインドフルネスを使って不安に取り組む方法はそれまでに試してきた方法とは違うとおっしゃいます。ですので，ぜひ第Ⅱ部に取り組んでみて，あなたがどう考えるかをみてみましょう！

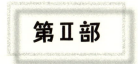

悪循環を断ち切る
気づき，アクセプタンス，マインドフルネスを
身につけよう

第 6 章
気づいて好奇心を向けられる
ようになろう

　第Ⅰ部では，恐怖，不安，心配，その他の感情がなぜどのようにして湧くのかをご説明し，特に不安と心配の感情は私たちが価値に沿って生きるのを妨げているかもしれない点もご説明しました。また，あなたは自分でもそうした感情に注意を向け始められるようになりました。第Ⅰ部の目標は，不安を追い払おうとする悪戦苦闘にエネルギーを消耗しないで，どんな人生を生きたいと感じているのかにもっと注意を向けられるようになることでした。人間として当然な反応への理解が深まりましたので，ここからは，気づきを身につける方法に焦点を移して取り組んでいきましょう。あなたらしく生き始める方向へ進む，重要なステップです。

> ### この章では……
> 1. 気づきがなぜ役立つのかを調べ，気づきの範囲を広くして経験が繰り広げられていくままに眺めていられるようになる方法を考えます。
> 2. 決めつけや批判的な反応は誰の心にも自然に起きますが，起きたときに巻き込まれないための方法の一つとして，その瞬間の経験に好奇心を向ける姿勢を身につけます。

なぜ気づきが役立つのでしょう

　苦しい思考や感情にはもう痛いほどよく気づいている，と考えがちです。でも実際には，不安を感じているときの私たちの気づきは，不安を感じていないときと比べてさまざまに変形しています：

・不安を感じていると，注意が向く範囲が狭くなって，考えられる脅威に集中します。人間として自然な反応ですが，結果的に経験の中でも最も悪くて恐ろしい部分にしか注意が向かなくなります。大丈夫だと示すサインが周りにあっても，すべて無視して，ちゃんと注意を向ければ状況がそれほど危険ではないとわかるはずの細かい部分を見落としがちになります。脅威に気づくのは生き抜くための優先事項ですので，これは確かにすばらしい戦略です。ただし，全体で何が起きているかを広く理解するにはあまりよい方法ではありません。
・不安を感じるときは，それがまるで一気に押し寄せてくるように思えます。ところが第 1 章でご説明したように，私たち自身が気づいていなくても，不安は私たちの中で時間をかけてだんだん高まって

第 6 章　気づいて好奇心を向けられるようになろう　155

きます。普通は，まずそれほど強くない思考，感覚，気持ち，記憶のどれかとして湧き，次にどの領域の反応も他の領域の反応を自然に引き出しながらどんどん強くなります。

・苦しさや不安を感じていると，大抵そうした感情を自然に習慣的に避けて目を背けています。ですので，感情が時間の中でどう変化していくかを観察する機会がありません。

・不安を感じているときは，心配や回避や自己批判などの反応が習慣化し，あまりにも自動的になり，心で反応が起きていても気づかない場合が珍しくありません。習慣的反応がそこまで定着してしまうと，それを変えることはとても難しくなります。

どの段階にあるにしても，反応の悪循環が起きていることにもっとよく気づくようになると：

・経験の広がりの中で，脅威かもしれないと伝える部分だけでなく，脅威ではないと示す細かい部分にも注意を向けやすくなります。

・不安の悪循環が起き始めたときに少しでも早い段階で気づき，新しい反応を試したり不安が強くなる前に割り込んだりするのが簡単なうちに対処しやすくなります。

・不安が，印象ほどには悪いものでも長続きするものでもないと学べます。

・もっとよく考えてから思考と感情に反応しやすくなります。

気づきの範囲を広げると，不安が思ったほど悪いものではないと認識しやすくなります。

あなたは，これまでとは違う方法で反応するたびに，どう生きたいかという価値により沿った方法で反応する新しい習慣を身につけてゆくといえます。気づきを身につけるのは，あなたらしく生き始める方向への最初の大切なステップです。

　マルシアは，自分が心配性だと話しました。朝から晩まで，何か問題が起きるのではないかと心配し，周りの人が自分のことをどう思っているかを心配し，何かを試すたびに失敗するのではないかと心配しました。心配が心から消える瞬間はありませんでした。パートナーや友人たちはそんなに心配しないようにと日頃から言ってくれましたし，マルシア自身も，心配から注意を背けよう，心配ごとは「バカげている」と自分に言い聞かせようとくり返してきました。そうしていると，心が休まる瞬間も時々はありました。でも，必ずまた心配し始めて，心配がちっとも止まない場合さえありました。身体感覚もたくさんあって，胸が締めつけられる感じと呼吸が速く苦しくなるのは特に頻繁で，大抵，自分の身体はどこかがおかしいのではないかと心配しました。胸が締めつけられる感じに気づいて心配し始めると，やがてその感覚が強い痛みに変わるのが常で，恐怖が高まりました。注意をそらそう，心配するのをやめようと考えれば考えるほど，不安はますます何もかもを呑みこんで手に負えなくなるようでした。社交的な場面で感じるあらゆる不安から「束の間解放される」ために，大勢の人が集まる行事はキャンセルしがちでした。でもそうすると，今度は自宅にいても，みんなが怒らないだろうかと心配し，一緒にいると不安を感じるけれどもやっぱりつながり合っていたい，自分の好きな人たちといられないのが寂しいと感じる気持ちも同時に湧きました。

　「不安にもっとよく気づこう」という考え方を初めて聞いたとき，ひどいアイデアに思えました。それでも，マルシアは，今の状況を変えてもっと自分らしく生き始めたいと切実に思っていましたので，ともか

第6章　気づいて好奇心を向けられるようになろう　157

く試そうと決めました。心配していることに自分で気づいたら，心配の
内容を書き出して，同時に気づいた身体の中にある感覚も書き出しまし
た。初めは，不安と心配に注意がますます集中している感じがして，不
安を強くしていると思いました。でも，そのうち，何が心配なのかを短
く文にまとめて書き出していると，経験を少し離れたところから眺めら
れると気がつきました。また，首と肩の辺りが緊張する感じから始まっ
て，それが胸に広がっていつもの締めつける感じになるのだとも気づき
ました。その観察ができるようになると，胸を締めつける感じと速くて
苦しい呼吸は，心配と不安に関連した緊張が原因で，心臓の問題ではな
いとわかりました。このパターンが起きているときに気づいたままでい
られると，不安がそれほど強くならない場合もありました。それだけで
なく，心にそれほど心配が湧かず，むしろ仕事の成果で気持ちが満たさ
れる瞬間さえあるのに気づきました。やがて，マルシアは，社交的な状
況を避けたい衝動（または行動傾向）に気づいていながら，それはある
がままにして，友人たちとつながり合うために参加すると選べるように
なりました。そうした状況では不安が心に浮かんでいるのに気づいてい
ましたが，同時に，それでも参加している自分を誇らしく感じる気持ち
と，大切な人たちと一緒にいられる幸せな気持ちもあるのに気づき始め
ました。

　経験をもっと全体的に観察すると，それまでは不安に関連した習慣が
妨げになって認識しにくかったものが，理解しやすくなります。不安，
恐怖，心配の反応は強烈に注意を引きつけますので，日頃私たちはそれ
が伝えるメッセージをそのまま習慣的に信じ込みやすく，メッセージの
内容が正確ではないかもしれないとは認識していません。そこで，不安
の経験全体をよく観察してみましょう。不安が「伝える」かもしれない
メッセージと，自分の習慣的な反応をもっとよく観察すると理解できる
かもしれない新しい情報の例をいくつか挙げます。

・**不安が伝えるのは**：不安は消えない。

　観察するとわかるかもしれないのは：不安は来ては去っていきます。私たちが自分の気持ちに気づくのは感情が強い瞬間ですので，気づけばいつも心に不安があるように感じるかもしれませんが，観察すると，来ては去っていくのがわかるでしょう。

・**不安が伝えるのは**：不安は「どこからともなく」突然強く湧いてくる。

　観察するとわかるかもしれないのは：不安の悪循環に陥り始めているのを伝える目立たない手がかりがいくつもあります。ただ，私たちは大抵それに気づかずにいて，不安がとても強くて気持ちの流れを変えようとしてもずっと難しい段階になってからやっと気づきます。

・**不安が伝えるのは**：不安は何をするのも大きく妨げるので，不安を感じているときは行動するよりも避けたほうがよい。

　観察するとわかるかもしれないのは：不安を感じているときに何かをするのは心地悪いかもしれませんし，理想通りにはいかない（どもる，声が小さくなる，うまく筋道立てて説明できないなど）かもしれません。それでも，周りの人たちは私たちが伝えようとしていることに反応できますし，そのときの私たちの行動にはとても大切な目的があるかもしれません。

　私（L. R.）は，不安がそれほど強くないときのほうが文章をより簡単に，速く，おまけに上手に書けると何度も気づいています。また，不安や耐えきれそうもない気持ちがあるときでも文章をいくらか書ける，とも何度でもくり返し気づいています。不安でも，文章を書きつつ，書いているうちにだんだん上手になってくるのがわかります。仮に上手にならなくても，こんなに不安では文章なんてとても書けないと感じている瞬間にも，それなりに使い物になる文章をいくらかは書いています。

第6章　気づいて好奇心を向けられるようになろう　159

> 観察すると，不安が伝えるメッセージがときにどれほど間違って
> いるものであるかがわかります。

・**不安が伝えるのは**：不安を感じているときは，苦しさの元を避ける
　以外は何もできない。
　観察するとわかるかもしれないのは：実際は，不安を感じていても
　できることがたくさんあります。不安だといろいろ避けてしまう人
　でさえ，特に重要なことは苦しくても大抵こなしています。たと
　えば，自分のためならやらなくても，子どもや親や大切な人のため
　だったら不安を感じながらでも行動するかもしれません。その点に
　気づくと，避けたいと感じる衝動と実際の回避行動との間のつなが
　りを断ち切りやすくなります。衝動があっても回避しないでいられ
　るようになると，もっと自由にしなやかに生きられます。
・**不安が伝えるのは**：不安に苦しんでいるのは自分だけで，他の人は
　違う。
　観察するとわかるかもしれないのは：周りの人たちが内面で感じて
　いることそのものは見えませんが，その人たちが時々早口になった
　り，声が小さくなったり，筋道立てて考えを伝えられなかったり
　する様子に気づくかもしれません。それでも，私たちはその人たち
　を，自分がそうなったときほど厳しく評価しないでしょう。
・**不安が伝えるのは**：不安や心配がいったん強くなると，ますます強
　くなることはあっても決して和らぐことはない。
　観察するとわかるかもしれないのは：不安や心配な気持ちを変えよ
　うとすると，特に強い感情の場合には，むしろ逆にますます強くな
　ります。不安や心配があるときにはひとまずそれに気づいておい

160 第Ⅱ部 悪循環を断ち切る

て，そのうえで本当にしたいと感じる行動を選ぶと，やがて苦しい
感情が和らぐでしょう。

・**不安が伝えるのは**：不安に耐えきれない。

観察するとわかるかもしれないのは：不安をこれまでとは違った視
点から観察すると，闘うのをやめれば実際に耐えられるとわかりま
す。

・**不安が伝えるのは**：振りまわされないためには，不安をコントロー
ルするしかない。

観察するとわかるかもしれないのは：不安をコントロールしようと
すると逆効果でますます苦しくなりやすいと気づくでしょう。コン
トロールする努力を手放すと，今までとは違う経験につながって，
人生が広がるかもしれません。

・**不安が伝えるのは**：不安は「わたし」がどんな人間かを表している。

観察するとわかるかもしれないのは：私たちには，不安を頻繁に感
じている部分もありますが，他にもたくさんの部分があります。よ
く注意を向けて観察していると，そうした他の部分（愛情，ユーモ
ア，創造性，地域参加など）も前面に引き出してきて，不安と一緒
にそこにあるようにできます。それができるようになると，「わた
し」は不安な気持ちの範囲に閉じ込められることなく，不安が「わ
たし」を表してもいないとわかるようになります。

どうしたらもっと気づいていられるでしょう

おそらく，この問いへの答えをすでにいくつか思いつかれているので
はないでしょうか？　一方で，それほどしっかり習慣になってしまった
プロセスに気づくのがとても難しいのは確かです。ただし，恐怖，不
安，心配，その他感情全般の性質をもっとよく理解するだけで，そうし
た経験が心で展開していく様子に気づいていられる力が身につきます。

ですので，第1章で少し時間をとってあなたの不安の経験と関連していがちなのがどの思考，気持ち，感覚，行動なのかを考えた後でしたら，心に不安があることを示す初期の手がかりに気づかれたかもしれません。解決できる問題があるだろうかと問いかける姿勢をとるようになってからは，心配が浮かんだときにそれまでとは違った見方で気づくようになったかもしれません。生活の中で感じている濁った感情を観察してからは，濁った感情が発生したときに気づきやすくなったでしょうか。また，濁った感情が，思考，気持ち，感覚をコントロールしようとする行動とどのように結びついていそうかもわかり始めたかもしれません。第5章を読んだら，快適になるためにしているはずの選択が，実際には逆に心が満たされない空しい気持ちにつながっているとき，そうと気づきやすくなったかもしれません。

ためしてみよう

　少し時間をとって，あなた自身の経験について，本書を読み始めてから何に気づいたか，または何を認識するようになったかを考えてみましょう。観察したことをいくつか書き出すと，ここまでに学んだ内容をしっかり身につけるうえで役立つでしょう。

　不安の治療で高い効果があると示されている認知行動療法では，経験が起きている瞬間に観察することがとても重要です。

経験していることをその瞬間に気づき，何かしらの方法でそれぞれ（思考と感覚と行動，濁った感情ときれいな感情，経験をコントロールしようとする努力，選ぶ行動など）を見分けてください。つまり本書は，経験が繰り広げられていくままに観察してくださいとご提案しているのです。観察は，認知行動療法――不安障害全般において効果が科学的に最もよく裏づけられたアプローチ[注25]を使って不安を治療する場合によく使われる方法です。観察する方法はたくさんありますので，あなたの生活に無理なく取り入れることができ，何週間でも続けられるものがよいでしょう。あなたにぴったりの方法が見つかれば，経験していることをそれがまさに起きている瞬間に観察し続ける力をしっかり身につけられます。第1章でもお伝えしましたが，本書と www.guilford.com/orsillo2-forms でご提供するフォームを使ってもかまいませんし，あなただけのフォームを作っていただいてもかまいません。また，さまざまな電子端末がありますので，それらのアプリを利用していただいてもかまいません。どれを選んでも，上手に観察して最大の効果を引き出すための共通とも言えるコツがいくつかあります：

・できるかぎり経験が起きているまさにその瞬間に注意を向けて，何らかの方法で記録しましょう。先にご説明したように，感情に関連した反応は，表面上単純そうに見える場合もありますが，実際はもっとずっと豊かで複雑です。状況を振り返って考えたのでは，経験の広がりの中で大切だけれども目立たない部分を見落としがちです。感情に関連した反応を本当に理解し，あなたらしく意味深く生き始めるには，経験が起

第8章では「初心」を詳しくご説明します。初心は，すっかりおなじみで知りつくしていると思う思考や気持ちに含まれる微妙なニュアンスに，改めて気づこうとするときに役立つスキルです。

第6章 気づいて好奇心を向けられるようになろう　163

きている最中でそれを観察して記録することがとても重要です。

・できるだけ経験のそれぞれの部分に注意を向けましょう。そうしていると，経験が思考や感覚や気持ちからできあがっているのがわかります。

・感情を経験している状況であなたが選ぶ行動を記録し始めましょう。自分でどの行動を選んでいるかに気づいていられると，別な選択をできる瞬間があったときに見分けやすくなります。

・観察を始めてしばらくして慣れてきたら，しだいに悪循環のより早い段階から心配と不安に気づけるかどうかを試しましょう。第1章のリスト（p.27 ～ 29）でご紹介した不安に関連する身体の感覚，思考／認知的症状，他の感情，行動を見返すと，あなた自身に当てはまるものを考え，そしてそれが起きているときに気づくかどうかを試せるでしょう。

・書き出しているのはあなたの経験であって，「あなた」がどんな人間であるかではないということに気づいてください。考えるときまたは書き出すときに「……という思考がある」[注26]「……の感覚があった」などのフレーズを使うと，思考や感覚が心に湧いてくる経験にすぎない点を強調でき，「あなた」を表しているのではないことがわかりやすくなるので効果的でしょう。

「……という思考がある」「……の感覚があった」のフレーズを使うと，そうしたものが真実や自己定義ではなく経験にすぎないと気づきやすくなります。

164　第Ⅱ部　悪循環を断ち切る

・感情に関連した反応を観察するときは自分に優しく接しましょう。

・自分の中に起きる反応を観察して自己批判するのはとても簡単ですし自然です。そんなにも批判的になっていることそのもので自分をさらに批判する場合さえあります！

・自分を批判する代わりに，よい友人か子どもが心を打ち明けてそうした反応について話してくれたときにその人に向かって反応するかもしれない仕方で自分自身にも反応してみましょう。心が意地悪になっていると気づいたときでさえ，なるべく優しくしましょう——そうした瞬間こそ，優しく接してもらう必要があります！

観察するときのコツ

・経験が起きている瞬間に観察しましょう。

・経験の中に部分があるのをそれぞれ観察しましょう。

　　－思考，感情，感覚，行動

・不安の悪循環のより早い段階から経験に気づけるようになりましょう。

・経験をありのままに気づきましょう——経験は「あなた」を表しているわけではありません。

・感情に関連してあなたの中に起きる反応を観察しながら，自分に優しくしましょう。

・一日の中で決まった時間，また感情と悪戦苦闘している瞬間に，経験を観察しましょう。

　観察の方法があなたの生活に組み込みやすいかどうかの現実的な側面もいくらか考え合わせておくとよいでしょう。生活に新しい習慣を取り込むのは誰にとっても大変です。人によっては，一日の中で時間を決め

第6章　気づいて好奇心を向けられるようになろう　165

て，朝，昼食時，夕食時，寝る前な
どにそのときの気持ちを自分に問い
かけてから観察したことを書き出す
とやりやすいと言われます。また，
初めのうちは，苦しいとき，難しい
状況になったとき，それまでしてい
た作業から別な作業へ移るとき，不

> 自分に優しく接するの
> は難しいでしょう。自
> 分への思いやりを高め
> る戦略は第7章で考
> えます。

安を特に強く感じるときなどに自分の中で起きている反応に注意を向け
るのもよい方法でしょう。そのうち経験に注意を向けている習慣がどん
どん身についてきますので，もっと微妙な気分の変化にも気づくように
なって，それがどう展開していくかを眺められるようになります。

ためしてみよう

　本書でご紹介したフォームを使ってこられたのでしたら，次の
フォームは，これまでに注意を向けてきた多くの要素を総合して，あ
なたが経験している反応に含まれる部分が展開する様子をそれぞれ観
察できるようにしてくれます。観察する習慣がまだそれほど身につい
ていないのでしたら，第1章と第2章でご紹介したフォームの中から
一つを選んで，今から1，2週はそれを使いながら観察する習慣にな
じみましょう。経験が起きている瞬間に注意を向けて観察することに
慣れようとしている時期には，簡単な観察から始めるのがおすすめで
す。第1章と第2章のフォームをすでに使ったのでしたら，p.167に
ある「初めの反応と次の反応を観察する」フォームを使ってみましょ
う（www.guilford.com/orsillo2-forms からもダウンロードできます）。

　苦しい気持ちが湧く状況になっていると気がついたら，周りで何が
起きているかにまず注目して，簡単に書き留めましょう。それから，

あなたの最初の反応を書き出します——身体の中にどんな感覚がある
か，頭にある思考，気づいた感情など。そして，次にどんな反応があ
なたの中に起きるかを観察します。自己批判的な思考が湧きますか？
反応をコントロールしたり取り除いたりしようとしていますか？　い
くらか思いやりを込めて状況を眺められますか？　最後に，あなたが
どう行動するかに注意を向けましょう。状況を避けるかもしれません
し，注意をそらすために何かをするかもしれません。あるいは，あな
たにとって大切な行動として，たとえば何が必要なのかを相手に伝え
る，大切な人を思いやるなどするかもしれません。どれほどささやか
なことでも，ここで気づけると必ず役立つでしょう。本章ではこれか
ら，新しい気づきの種類をご紹介します。この気づきの視点から観察
すると，不安と苦しさの悪循環に割り込むことができ，何が起きてい
るかがよりはっきりと見えるようになります。

気づきの質——好奇心を向けられるようになる

　先にもご説明したように，気づきが役に立たないと感じられがちな理
由の一つには，私たちがある種の気づき——巻き込まれた批判的な性質
の気づき——にすっかり慣れきっている点があります。おなじみになっ
てしまっているその注意の向け方では，思考，気持ち，感覚，行動がこ
とごとく絡まり合って塊になり，それがまるで「わたし」を表してい
て，永久に続くもので，自分の弱さを示しているように思えてきます。
そうした性質の気づきは，習慣から自動的に発生してきます。そんな注
意の向け方を私たちがどこで身につけるかといえば，他の人を見たり，
人生で関わりを持った人たちの話やメディアが流すメッセージを聞いた
り，思考と感情がいかに苦しくて妨げになるかを自ら実際に経験したり

第6章 気づいて好奇心を向けられるようになろう　167

初めの反応と次の反応を観察する[注27]

日付／時間	状　況	初めの反応(思考，気持ち，感覚)	次の反応（コントロールする努力，批判的反応，思いやり）	行動／どう応じたか

このフォームの出典：Mindfulness- and Acceptance-Based Behavioral Therapies in Practice by Lizabeth Roemer and Susan M. Orsillo. Copyright © 2009 The Guilford Press から改訂して Worry Less, Live More by Susan M. Orsillo and Lizabeth Roemer. Copyright © 2016 The Guilford Press に再掲。本書を購入された方はこのフォームをコピーまたはダウンロードできます（p.iii の囲みを参照）。

168 第Ⅱ部 悪循環を断ち切る

して，いつのまにか学習します。でも，第3章でご説明したように，習慣的で批判的なこの性質の気づきは，苦しさを強めて人生をますます大きく妨げます。苦しいときにどう反応しているか，そのパターンを自分で知って，心で次々と起きる反応を観察し始めると，それまでとはまた別な性質の気づきを身につけやすくなります。心に起きる反応やパターンに巻き込まれたりそれを決めつけたりする代わりに，そうした反応やパターンはいったいどうなっているのだろうと，好奇心を向けられます。不思議な現象を客観的に観察している科学者になったと想像するとわかりやすいかもしれません。自分に問いかけてください，「目の前で起きているのはいったい何だろう？」と。挑戦し甲斐のある何かだと考えてみるのもよいでしょう：

・身体の中に何か新しく気づくものはありませんか？　普段はあまりにも速く通り過ぎてしまうのではっきり認識していなかった思考がありませんか？　そうしたものが，気持ちを強めるサイクルに加担していそうではありませんか？
・新しく気づくそうした気持ちや思考がいつから湧いてきているのかを，どんどんより早い段階で気づけますか？
・身体にある感覚を不快だ，または弱さや破滅を示すサインだなどと決めつけないで，感覚の質に注意を向けられますか？
・今の気持ちを感じているのは，いかがですか？　何を思い出しますか？
・新しく気づいたそうした気持ちや感覚が影響を及ぼしていそうな他の気持ちはありますか？

ためしてみよう

お伝えしている好奇心に満ちた姿勢は，「初心」，または初めて見る

第6章 気づいて好奇心を向けられるようになろう　169

かのようにして何かを眺める，と考えることもできます。ちょっと立ち止まって，身近にあってこれまでに何百万回でも目にしてきたと思える物を見つけましょう。壁または机を飾る絵か，カップか，ノートかもしれません。普段から目にしているけれどもあまり注意を払っていない物でしたらなんでもかまいません。呼吸を整えて，「今，この瞬間」にいるのをしっかりと感じてください。これまでのエクササイズでしてきたのと同じです。では，選んだ物を，あたかも初めて目にするようにしてよく見てください。どんな色や質感が見えますか？ 触ったときの感触はいかがですか？　どこを触れても同じですか？ それとも部分によって違いますか？　重さはどのくらいですか？　指で撫でるとどんな音がしますか？　今まで注意を向けていなかった新しい点にいくつ気づけるかをみてみましょう。

好奇心に満ちた気づきは「初心」になる方法です。心を開いて先入観を捨てようとウィリングになって，まるで初めてのようにその瞬間を経験します。

同じ不安の気持ちでも，批判的に気づいているときと好奇心に満ちて気づいているときとではどう違うのか，例をいくつかご紹介します：

・批判的な気づき：「私のどこがおかしいのだろう？　なぜこんなに心配するのだろう？」
　好奇心に満ちた気づき：「問題が起きる可能性についてたくさんの思考が浮かんでいるのがわかる」

・批判的な気づき：「私はどうしようもない人間だ！」

　好奇心に満ちた気づき：「今身体の中に不安に関連した身体感覚が
　たくさんあるのがわかって，私はどうしようもない人間だという考
　えがくり返し浮かんでくる」

・批判的な気づき：「こんなに不安では彼と話ができない。間抜けに
　みえてしまう」

　好奇心に満ちた気づき：「不安に関連した感覚と思考がどんどん湧
　いていて，中でも注意をとらえて放さないのは『こんな気持ちでは
　彼と話せない』という考えだ」

・批判的な気づき：「自分の何がおかしいのかもわからない」

　好奇心に満ちた気づき：「たくさんの思考と気持ちが一気に湧いて
　いて，整理するのが大変だ」

・批判的な気づき：「私はあまりにもできそこないで弱い。他の人は
　これほど不安を感じていない」

　好奇心に満ちた気づき：「批判的な思考がたくさん湧いているのが
　わかる。その中には，不安を感じる私はできそこないで弱い，とい
　うものも含まれている」

好奇心に満ちた気づきは，注意を向け，観察し，表現します。決
めつけたり批判したりはしません。

好奇心に満ちた気づきの筋トレ

　私たちは，何を見ても決めつけ，評価し，批判することにあまりにも

第 6 章　気づいて好奇心を向けられるようになろう　171

慣れきっています。ですので，好奇心（と思いやり）の眼差しで反応し
ようとすると，まったく新しい習慣をまた一つ身につけなければいけま
せん。この新しい性質の気づきを身につけるには，時間をとってエクサ
サイズをする方法があります。エクササイズを通じて気づきを高め，好
奇心に満ちた眼差しで観察する習慣を育んで，経験を自動的に決めつけ
ずに経験に巻き込まれるのを防げるようになります。

好奇心に満ちた気づきを身につける

・初めに，注意を向けます——「今，この瞬間」に何かが起きている。
　苦しい感情に関連して次々と反応が起きている。
・次に，観察します——身体，頭，心，行動のそれぞれでは何が起きて
　いるだろう？
・そして，経験を説明します——この経験を言葉にするとしたらどう表
　せるだろう？　次々と起きた反応はどのように関連し合っていただろ
　う？　経験に対して私はどう反応していただろう？　どんな決めつけ
　が心に浮かんだか？　どう行動したか？　次に何が起きたか？

ためしてみよう

　ここまでは簡単な実践をいくつかご紹介してきました。いよいよ，
もう少し長い実践をご紹介する用意ができました。このエクササイズを
されるときにガイドがあるとやりやすいようでしたら，www.guilford.
com/orsillo2-materials にアクセスして「身体感覚のマインドフルネ
ス」[注28]を選んでください。または，次にご紹介する文章を読んでから
自分で数分かけて実践してみてもよいでしょう。この類の実践と，その
実践があなたの選ぶ人生を生きやすくすることにどのように結びつい

172 第Ⅱ部 悪循環を断ち切る

ていくかについて，続く2つの章でたくさんご説明します。

　目を閉じても，視線を落としてもかまいませんので，背筋を伸ばして心地よい姿勢で椅子に座ります……。座っている状態に注意を向けます……椅子の上にある身体の感じ……椅子に触れている身体の部分。呼吸に注意を向けて，身体のどこに息を感じるかに注目し……そこから気づきの範囲をだんだん広げながら，身体に起きるどんな感じも注意の範囲にとらえましょう。筋肉が緊張した感じや痛み，空気が肌に触れる感じ，お腹がすいた感じなど，身体にどんな感覚が湧いても注目します……。感覚が表れたら気づいて，どうなっているのだろうと好奇心の眼差しを向け，レッテルを貼ったり決めつけたりしないで，ありのままに「ここに緊張した感じがある」「このあたりが冷たい」といったようにただ注目します。決めつける思考が浮かんだら，それにも注意を向けながら，好奇心の眼差しで眺めながら，気づきの焦点をふたたび身体へ，その瞬間に経験している感じへと戻します。一つひとつの感覚を受け容れながら，どれほど長くつづいてもそのままにして，ただ注意を向けながら気づきの範囲を広げておきます。

　不安と悪戦苦闘している人がこのエクササイズをしたときの反応はさまざまです。また，初めてしたときの経験と2回目の経験とがかなり違う場合も珍しくありません。このエクササイズに正しい反応というものはありません。実践のポイントは，その瞬間に何を体験しても，「今，この瞬間」に好奇心に満ちた気づきを向け続けることです。

・心がとても忙しい，身体に心地悪さや落ち着きのなさを感じる，別な何かをしていられたらいいのにと強く願っている，などに気づくかもしれません。そうした苦しい経験は，気づきを練習する対象として

第6章　気づいて好奇心を向けられるようになろう　173

はもってこいです。苦しい反応
に，好奇心に満ちた眼差しで注
意を向けられますか？　以前に
も経験した覚えがあるなじみの
感覚かどうかがわかりますか？
気づきを優しく連れ戻して，注
意を呼吸へ向けられますか？

・自分を批判する思考がたくさん
　ある，またはこの実践が役立つ
　かどうかが疑わしいと感じてい
　るのがわかるかもしれません。
　心があっという間に批判的にな
　る様子に気づけると，実際に

身体感覚に気づくエク
ササイズのもっと長い
ものを試したいのな
ら，www.guilford.com/
orsillo2-materials に あ
る「マインドフルネス
漸進的筋弛緩法」（巻末
の録音リスト参照）を
実践しましょう。説明
を聞き，ガイドに導か
れながら，身体全体に
ある身体感覚に体系立
てて注意を向けていき
ます。

とても役立ちます。気づきを実践していてさえ批判的な思考が湧い
てくるようなら，他のときや場所でもそうした思考がおそらくたく
さん湧いているでしょう。それを自動的に正しいものと受け入れた
り，その中でうろうろしたりしないで，思考が心にある状態にただ
気づいていられるようになりましょう。批判的な思考があるときに
身体にどんな反応が起きるかを理解し，反応をそのままにします。
それから，気づきを優しく導いて，身体であれその他のどんな気づ
きの実践であれ，それまで注意を向けていたところへ戻りましょう。

・しばらくぶりに頭がはっきりして，気持ちがリラックスして穏やか
　になるかもしれません。そうすると，その穏やかさをいつも感じる
　にはもっと実践を続けるのがよい，と考えるかもしれません。気持
　ちが穏やかになるのは素晴らしいことで，そんな経験をいくらかで
　もされたのでしたら私たちもうれしく思います！　ただ，今練習し

174　第Ⅱ部　悪循環を断ち切る

> 実践していて気持ちが穏やかになるのは，経験と悪戦苦闘するのをやめることと，思考や気持ちを変えようとする努力をも手放すことによります。その点を第7章で詳しくご説明します。

ている類の気づきは，いつでも必ず穏やかでリラックスした気持ちにつながるとはかぎりません。ですので，その日の実践でどんな感じがしても姿勢をひらいたままでい続けるのが大切です。そうしていると，好奇心に満ちた気づきを人生のさまざまな状況で使えるようになるでしょう。

・心がさまよっていったときになかなか気づかず，何をしていたのかを見失った感じがしただけだったかもしれません。それもとても自然な反応です。そして，まさにそれこそ，私たちが気づきを高める実践をする理由です——心は，自分でも意識しないままあまりに頻繁に注意がそれてふらふらとさまよっていき，しかも絶対に戻ってきません。今している類の実践を続けていると，心がさまよっていったときに，何度でも気づけるようになります。ですので，あなたがその状態になったのでしたら，実践するよい理由を見つけたと言えるでしょう。

・感覚に注意を向け続けられずに苛立ったかもしれません。時々，マインドフルネスの押さえどころは焦点を鋭く絞り込んだ注意を決してそらさずに向け続けられるようになることだ，と考える人がいます。実は，むしろ注意がふらふらと漂っていったことに気づく力と，注意を優しく導く力こそ，このエクササイズを通じて身につけられるポイントの一つです。

第 6 章　気づいて好奇心を向けられるようになろう　175

> 思考と感情を変える目的で実践すると，逆効果になります。

・勇気を出してあなたらしく生きるのをこの実践がどう助けてくれる
　のだろうか，と疑問に思っていらっしゃるかもしれません。好奇心
　を向ける姿勢を身につけるのは長い旅の中ではほんの一歩にすぎま
　せんが，とても重要な一歩です。好奇心に満ちた気づきがどのよう
　にして不安な瞬間にあなたを助けてあなたの人生をもっと豊かにす
　るかは，ひき続きお伝えしていきます。ひとまず，今は，実践して
　いるときに湧いた思考または反応が，不安を感じているときに湧く
　思考や反応のどれかと似ていないかどうか，注意深く観察してくだ
　さい。あるいは，実践しているときに湧く立ちあがりたい衝動また
　は中断して別な何かをしたいと思う衝動が，あなたの人生を妨げて
　いる何かを避けたいまたは注意をそらしたいと思う衝動に似ていな
　いでしょうか？　こうした実践の目標として：
　　－あなたの不安をつくり上げている経験に気づきやすくします。
　　－そうした経験を批判したり決めつけたりせずに好奇心に満ちた
　　　優しい眼差しで眺めやすくします。
　　－衝動や反応に振りまわされにくくして，どう行動したいのかを
　　　選びやすくします。
　　－もっと充実したあなたらしい人生を生きやすくします。

好奇心に満ちた気づきは行動に影響を及ぼします

　前節でご紹介した実践と，以下でご紹介する実践は，好奇心に満ち
た気づきの筋肉を鍛えます。観察を続けながら，第 8 章でご説明する

176　第Ⅱ部　悪循環を断ち切る

フォーマルではない形の実践も使うと，日頃の生活の中でこの筋肉を使いこなせるようになります。普段から使っていると，好奇心に満ちた気づきを向けるだけで私たちの行動がさまざまに変わるのに気づくようになるでしょう。

・感覚や感情が伝えるサインで注意を向けていなければ見落としていたかもしれないものにも気づくようになるでしょう――目立たないサインでも私たちが本当はどう行動したいと思っているのかを示しているかもしれません。

図書館でレポートを書こうとしながら，モーは，心配にすっかり巻き込まれていました。身体に注意を向けると，脚に力を入れているのに気づき，それが身体中を緊張させていました。脚から力を抜くと身体がリラックスするのがわかり，思考が頭をめぐる速さも少し緩みました。

ジャミラは，山積みになった仕事をかき分けながら課題をこなしていました。内面を眺めるためにふと立ち止まると，心が動揺しているのに気づき，その動揺が少し前に同僚が自分に向かって話した言葉への怒りと関連しているのがわかりました。ジャミラは，気持ちを同僚に伝えようと決めました。会話をしてからは，課題をさっきよりも上手にこなせるようになり，達成感も高まりました。

第Ⅲ部と第Ⅳ部では，自分らしい行動を選んで生きる方法を深くみますが，そうするときの効果のいくつかは，「今，この瞬間」を好奇心に満ちた眼差しで観察するだけでも気づくでしょう。

・行動したい衝動に気づいて，それが本当に「今，この瞬間」にしたいと思う行動かどうかを選

第6章　気づいて好奇心を向けられるようになろう　177

べるようになるでしょう。

　初めてのデートの日に，アレックは喉が少しざらついているのに気づきました。「今夜はキャンセルしたほうがいい」という考えがすぐに浮かんで，午前中にずっと感じていた緊張と心配がすっと引きました。アレックは，ほっとする気持ちがあるのに気づいて，キャンセルしたいと思う気持ちが不安と結びついているのを認識しました。とても緊張はしているけれども，意味深い人間関係を築きたいと心から思っていて，今日会おうとしているこの初対面の相手についてとてもわくわくしていることも思い出しました。アレックはデートに出かけると決めました。

　ベスは，仕事帰りに参加しようと思っている地域のミーティングに向かう途中で渋滞に巻き込まれて動けなくなりました。時間が刻々と過ぎる中で，ミーティングに遅刻して入っていく状況を心配しながら，不安に関連した思考がどんどん頻繁に強く湧き始めました。こなさなければいけない仕事についても考えながら，そのまま自宅の方向へハンドルを切ってミーティングのことは忘れてしまおうかと何度も考えました。でもそこで，ミーティングに参加するのをやめてしまいたいと思う衝動がいかに強いかに気づき，知人が一人もいない場所へ入っていくことに緊張しているのだと認識しました。ベスは，自分たちが住む街で起きている不正に取り組む地域の努力に参加したいと心から思っていることを思い出して，家に帰りたいと思う強い気持ちがあっても，やはり計画通りにミーティングに参加すると決めます。

・好奇心に満ちた気づきの視点から思考を眺めると，自分に語りかけている内容が事実でなく思考にすぎないとわかり，思考に説得されることなく本当に大切と考えていることに沿って行動を選びやすくなります。

> 注意を向けると思考を思考として眺めやすくなる点は第7章でさらにご説明します。

先の例では，ベスは家に帰ったほうがよいと自分に語りかけていました。でもそこで思考が湧いているのに気づくことができたので，思考の言いなりにならずに，地域活動に参加するというもっと深い大切な価値に沿って行動すると選べました。

　ブラッドは，モーガンにとても親しみを感じて，愛している気持ちを伝えたいと思いました。でもそんなことを伝えたら自分が弱く見えて弱点を曝すという思考がすぐに浮かんできて，モーガンもそう決めつけるかもしれないとも考えました。ブラッドは，こうした思考が心に湧いたのに気づいて，それが以前から知っているなじみの思考だとも認識しました。ブラッドの成長過程において，父親は，妻に対しても子どもたちに対してもほとんど愛情を見せませんでした。息子たちには，本物の男なら感情は「抑える」もので，愛情を外向きに示すのは「軟弱」な印だ，と教えました。ブラッドが泣いたり母に抱きしめてもらいに行ったりすると，大抵「小さな女の子」と呼んでからかいました。ブラッドは，父親から受け取ったそうした思考を自動的に信じてそのまま行動したために人間関係を妨げられたことがこれまでにあったのを思い出しました。そしてモーガンには，なじみのそうした思考は心に浮かんだままにしながら，それでも弱さを曝して気持ちを伝えると選べました。

　以下の章では，ひき続き気づきのスキルを実践する方法を探りながら，さらにアクセプタンスと優しさのスキルも身につけつつ，あなたの人生に応用していきましょう。

ここまでで質問はありますか？

Q：心配ごとや不安を感じる瞬間をすべて書き出さなければいけませんか？　観察するだけで時間を使い果たしてしまいます！

A：観察する目的は，物事が起きているまさにその瞬間に気づいていられるようになって，瞬間そのものをよりよくしていくことです。心配，不安，恐怖が湧いたときに新しい方法で反応できるようになるには，そうした感情に関連した反応により早い段階で気づいて，どのように展開していくかをさらによく理解する習慣を身につけなければいけません。そのプロセスでは，感情に関連した反応をそれが起きている瞬間にしっかり記録するのが実は非常に大切なステップです。とはいえ，思考や気持ちを書き出す作業のためにあなたの人生の歩みを止めてほしくはありません！　ですので，不安を感じる時間が頻繁で終日でも，フォーマルな形で観察するのは一日に数回でかまいません。また，書き出していないときにも感情に関連した反応に注意を向けているだけで役立つはずです。観察を続けるうちに，あなたの中で起きる反応に気づきやすくなって，書き出さずとも新しいスキルを実践できるようになります。それが観察する実践のゴールです。

Q：じっと座ったり心を何かに集中したままにしたりするのがとても難しいので，この方法は，もしかしたら私にはよいアプローチではないかもしれません。

A：自分らしく生き始めようとするときに不思議とも言えるのは，最も不自然に思えるものが実際には最も役立つ場合もあることです。このアプローチがあなたの普段の方法と大きく違うのでしたら，今はもう役に立たないけれどもすっかり身についてしまっ

ているためにその中で身動きが取れなくなっているようなあなたの習慣を変えるうえで，ひょっとしたら，むしろ役立つ見込みが高いと言えるでしょう。注意を向けたりじっと座ったりする方法に慣れていないため，あなたには時間と練習と粘り強さが必要でしょう。でも，あなたの身動きを取れなくしてしまっているこれまでのやり方を変えようとするなら，今までとはまったく違う何かをすることこそ必要であり，あなたの努力は必ず報われるはずです。第8章では，じっと座ったままではない姿勢で好奇心に満ちた気づきを実践する方法をいくつかご紹介しますので，それも試してください。いずれにしても，はじめは不自然に感じられる実践に限って特に効果があるのを私たちは見てきましたので，あなたもぜひ，不自然または難しいと感じることにも真剣に取り組んでみてください。

Q：気持ちは変えられないと先ほど書いてありましたが，この実践をしたら気持ちがリラックスしやすくなりました。今回うまくいったのですから，不安になるたびにこの実践をするのではいけませんか？

A：実践をしてリラックスできたのは何よりです。なかには少なくとも時々なら，リラックスした気持ちになりやすい行動や活動があるのは確かです。厄介なのは，そうした活動がいつも同じ結果になるとは限らない点です。しかも皮肉なことに，リラックスしたい（またはしなければいけない）と最も強く感じるときに限って，大抵最もリラックスできないものです。穏やかな気持ちというものは，リラックスと似ていますが，ある特定の気持ちにならなければいけないという感じを手放し，気持ちを変えようとする努力を実際に脇へ置く（悪戦苦闘をやめる）とやってくるところがあります。ですので，どんな思考や気持ちが湧いても，スキル

を実践し続けてください。リラックスできたのでしたらその経験を満喫して，それほどリラックスできないときにも気づきを実践できるかどうか試しましょう。リラックスできなくても，湧いてくるものに気づいて，そこから何かを学べます。

Q：観察したり気づきを実践したりする時間をつくれません。それでも実践する方法はありませんか？

A：人生で何かを変えるための時間をつくるのは本当に大変ですので，その難しさはよく理解できます。ただ，不安と心配はあなたの人生から多くの時間を奪っています。何をするにも効率が落ちて，気が散って，終えてしまわなければいけないことを進められなくなります。つまり，あなたから時間を奪っている習慣を変えるために時間をいくらか割くのでしたら，長い目で見ると時間が増えて，意味深く人生を豊かにしてくれる時間も増えるので，これは理にかなっていると言えるでしょう。それでも好奇心に満ちた気づきを身につけるための時間をどうしても見つけられない時期のために，他の何かをしながらスキルを実践する方法の例をいくつかご紹介します。また，新しいスキルを身につけるときには，たとえば日にたった5分間のように短い実践でもとても効果的でしょう。ですので，長い実践をするための時間を時々探しつつ，短い実践もして，そうしたスキルがあなたの人生にもたらすメリットを実感してください。

第 7 章
来るものをアクセプトする[注29)]

ゲストハウス[注30)]

人間として生きるのは，ゲストハウスになったようなものだ。
毎朝新しい何かがやってくる。

喜び，抑うつ，意地悪さ，
ふとした一瞬の気づきが思いがけない客人としてやってくるときもある。

ようこそと言って，全員をもてなそう！
悲しみの群衆が押し寄せてきて，乱暴に家具を全部持ち去っても，

それでも一人ひとりを大切な客として尊重しよう。
新しい喜びを迎え入れる用意として
空っぽにしてくれているかもしれないのだから。

よこしまな考え，恥辱，悪意。
笑いながら玄関で出迎えて，
招き入れよう。

誰が訪れても感謝しよう。
それぞれが何かを伝えるために大いなるものからよこされたのだから。

——詩人ルーミー（Barks & Moyne, 1995 より）

好奇心に満ちた気づきを向けられるようになることは，思考，気持ち，感覚，記憶との関係を変えて自分らしく意味深い人生を生き始めるときには大切なステップです。第4章と第5章でご説明したように，私たちが内面の苦しい経験に反応するときには，大抵批判的に決めつけて，次々と反応し，その経験をなんとか取り除こうと努力します。でもそうした振る舞いはどれも，実際には苦しい経験をさらに強めて長引かせ，本当に大切と思うものに沿って行動するのを難しくします。好奇心に満ちた気づきを向けられるようになると，苦しさを強めるそうしたパターンが起きているときにそれに気づいて，悪循環に割り込みやすくなります。内面に湧く感情たちとの関係を変えて自分らしく生き始めるプロセスを助ける戦略には，好奇心を向ける他に，アクセプタンスを身につける方法もあります。思考や気持ちを決めつけて取り除こうとするのではなく，何が起きても受け容れます。この戦略は，基本的に日頃の習慣とは反対の反応を身につける方法になりますので，特に難しいかもしれません。「客人」あるいは感情を受け容れて歓迎する考え方は，そうした「訪問者」たちのほとんどに対して私たちが最初にする反応とはあまりにも逆です。それでも，習慣を変えて受け容れられるようになると，計り知れないほど効果的なステップとなります。気持ちや思考との悪戦苦闘から解放してくれるので，自分らしく生きることにエネルギーをもっと注げるようになります。

第 7 章　来るものをアクセプトする　185

> **この章では……**
> 1. アクセプタンスの考え方を探ります。また，つらい思考や気持ちをアクセプトするという場合によくある誤解も見ます。
> 2. アクセプタンスの姿勢を身につけやすくする戦略を学びます。
>   a) 経験と向き合うときの姿勢を柔軟にしてくれる実践を学びます。
>   b) 自分自身と経験との間にいくらか隙間をつくる方法を学びます。
>   c) 経験と自分自身に対して優しく接して気遣う姿勢を育みます。

本書で「アクセプタンス」とお伝えする場合に　何を意味するか（また意味しないか）

　アクセプタンスは大切なスキルだとご説明していますが，アクセプト（受容）してくださいとお伝えしても，「できない！」「こんなこと受け容れられるはずがない！」など，とても自然な反応がたくさんあることはよくわかっています。実際に，アクセプトしてくださいと言われれば，私たち著者の内面にも同じ反応が起きます。本章の冒頭でご紹介した『ゲストハウス』の詩が私たち著者のお気に入りなのは，読んでいると，そうしたとてもよく理解できる反応を本当に自然に引き出してくれるからです——「こんなひどい気持ちに扉を開いてすべて笑いながら迎え入れるはずがないではないか！　むしろ，扉を固く閉ざして，窓にも鉄格子をはめ込んで，入ってこられなくしよう！」。そうした反応を眺めていると，アクセプタンスを身につけることの知恵がわかります。第4章で一緒に見たように，苦しさや不安や苦悩のある部分は，私たちが思考，気持ち，感覚，記憶をあまりに頻繁に，また強く，しかも無益に

186　第Ⅱ部　悪循環を断ち切る

> 第Ⅲ部と第Ⅳ部では，大切と感じる行動を意識的に選ぶ方法を詳しく見ます。

追い払おうとすることからきます。そして，つらい思考や気持ちが湧くのは人間として生きている状態の一部ですので避けようがありません。つらい思考や気持ちを引き出す部分を避けようとすると，代わりに寂しさなどの他のつらい気持ちが引き出

されるだけです。この苦境を認識して，もっとはっきり理解し，そうした現実との悪戦苦闘を手放すことができたなら，不安と苦痛の悪循環に割り込み，実際にもっと充実した人生を生きる方法を見つけられます。しかし，苦しい経験をもっとうまくコントロールする方法を探そうとエネルギーをよりたくさん注いでいると，悪循環はどんどん強く大きくなってしまいます。どうか，効果のないそんな戦略を使うのはやめて，アクセプタンスの姿勢を育むことに労力を振り向けましょう。

気がつくとはまりこんでいる状況

・つらく苦しい思考，気持ち，感覚，記憶は，人生にはつきもので，人間としての性質から自然に生まれてきます。
・自然に発生する気持ちを取り除こうと直接的に努力すると，大抵苦しさが強くなって，内面の苦しい経験にますます巻き込まれた気持ちになります。
・内面の苦しい経験を避けようとして人生を狭めると，別な苦しさ（寂しさ，後悔など）につながります。

解決策

・経験と悪戦苦闘するのをやめて，代わりに経験が湧くままにアクセプ

トする姿勢を身につけられます。そうすると，次々と起きていた反応
が落ちついて，反応の強さも和らぎます。
・好奇心に満ちた気づきを向けながら，心をひらいて，本当に大切と感
じる方向を選んで行動できます。

◆アクセプタンスはあきらめではありません

アクセプタンスの言葉を，あきらめることや状況を変えようとするの
をやめることと結びつけて考える人が大勢います。本書でアクセプタン
スについてお話しするときには，あきらめて恐怖と心配でがんじがらめ
になった人生に甘んじ，周りの環境を変えようと働きかけるのをやめて
ください，とお伝えしているのでは勿論ありません。それどころか，私
たちの経験（著者ら自身の人生，また一緒に取り組んできた人たちの人
生を見てきた経験）では，その瞬間に感じている気持ちとの悪戦苦闘を
手放す（または状況をアクセプトする）と，かえってもっと活発に働き
かけて環境を変えられるようになります。また，矛盾する印象かもしれ
ませんが，気持ちをアクセプトすると気持ちが変わります。これは，悪
戦苦闘そのものが苦しさを生んでいるので，その悪戦苦闘をやめると実
際に苦しさが減るためです（ただし，気持ちを変えようとする目的だけ
でアクセプトすると，気持ちを変える目的だけでマインドフルネスを実
践するときと同じで，逆効果になります）。

経験をアクセプトするのは，あなたらしく生き始めるのをあきら
めることではありません。

アクセプタンスは，「今，この瞬間」に，物事がまさにあるとおりにあるのだと，ありのままに認めることです。周りの状況に対してさらに効果的に取り組めるようになるには，初めに，物事がどうなっているかの現実を受け容れます：

・「雨が降っている。今日は晴れてほしかったのに」
・「集中しようとしているときに，近所の人が大音響で音楽をかけている」
・「強く反論したくなることを同僚が話している」
・「愛する人の言葉に傷ついた」
・「今日のうちにこなそうと思っていたところまで達成できなかった」

こうしたがっかりする現実があると，状況が違っていてほしかった，相手に振る舞い方を変えてほしい，などと自然に感じます。また，そうした願いに巻き込まれて身動きが取れなくなると，苦しさがますます強くなり，状況を変えるために上手に行動することを妨げかねません。でも，今起きていることまたはすでに起きてしまったことをアクセプトすると，気持ちを整理しやすくなり，その状況の中でもより効果的な方法を選んで前に進みやすくなります。そのために，周りの環境の中には変えられない事柄もあると受け容れなければいけない場合があることは，第4章で見ました。「今，この瞬間」に起きていることをありのままにアクセプトするには，どうにも変えられない現実世界に対して感じる怒りや失望や苛立ちなどの苦しい気持ちも含めて，その瞬間の気持ちを受け容れることがとても大きな要素になります。ですので，重要な実践として，アクセプトできるようになりたい心の経験は：

・気持ち——苛立ち，怒り，悲しさ，失望，不安，後悔，罪の意識
・感覚——身体にある不快さや痛み，生理的な興奮，ふらふらするめ

まいの感じ

・思考――自分や周りの人について，何かを決めつけることも含まれ
ます

　人間なら当然とも言えるそうした反応に注意を向けて，それを感じて
いるのが今の状態の現実だとアクセプトすると，次に何をしたいかを選
びやすくなります。選択をするには，感情をはっきりさせてそれが伝え
ているメッセージを知らなければいけないかもしれません（たとえば，
怒りの感情に耳を傾け，そこから，自分が不誠実な扱いを受けたと伝え
るメッセージを聞き取れたなら，人間関係や組織の中で何らかの対処が
できるでしょう）。アクセプトしていない状態，あきらめている状態，
アクセプトしている状態はそれぞれ見分けにくいかもしれませんので，
違いを整理しやすくするために，以下の例を通して考えてみましょう：

　スヴェンは，ミーティングに参加しています。議題一覧があるにもか
かわらず誰もそれに従っておらず，何一つ進んでいないように思えま
す。プロジェクトが決して期限に間に合わないと心配しています。

・**アクセプトしていない反応**：不安と苛立ちがどんどん高まる中で，
スヴェンは，リラックスするように，ミーティングで起きることは
あまり気にしないようにと自分に語りかけます。そして，なぜみん
なもっと生産的な話し合いができないのだろうかとも自分に向かっ
て問い続けます。いずれもよく理解できる反応ですが，スヴェンの
苦しさを長引かせて，何をしたいと思っているのかを整理するのを
難しくします。

・**あきらめ**：スヴェンは，期待していたことはこのミーティングでは
絶対に得られないと結論します。ミーティングに貢献しようとする
のをあきらめて，代わりにメールへの返信を書き始めます。ミー
ティングはどうせいつもこうなるだろうから働きかけて変えようと

努力する意味なんかない，と自分に語りかけます。あきらめると不安が減りますが，同時に，大切に思うプロジェクトが進んでいない悲しさが浮かび，「あきらめ」ることで自分も問題の一部になり始めていると感じてマイナスの考えも湧きます。

・**アクセプトできるようになる**：スヴェンは，ミーティングが有意義に進行しているとはいえない状況に注意を向けて，心に湧く批判的な思考（自分に対するものと他の人に対するもの）すべてにも注意を向けます。また，状況も自分の反応も今とは違えばいいのにと強く願っているのを認識します。批判的な思考が湧きますが，スヴェンは自分の反応をアクセプトできます。すると，反応がはっきりとわかるようになります。スヴェンは，今のミーティングには注意を向けないけれども，その代わりに重要なポジションにいる人たちに後からメールでフォローアップの連絡をしてプロジェクトが滞らないようにしよう，と選べるようになります。そう選ぶと，今のミーティングに注意を向けずにいることに対する気持ちが変わり，あきらめたときに感じたマイナスの思考や気持ちが減りました。

ジーナは，子どもたちの学校で行われたミーティングに出席しています。重要な議題で意見を言いたいと思いますが，発言する状況を考えると喉がカラカラに乾いて手に汗が噴き出すのを感じます。また，そうした自分の反応に対して批判的な思考が湧くのにも気づきます。

・**アクセプトしていない反応**：ジーナは，リラックスしようとして，そんな風に感じるのはバカげている——恐れることなんて何もないのだから，と自分に語りかけます。「発言すると，声が振るえて緊張しているのがみんなに気づかれてしまう」という思考が湧きます。リラックスできないために発言しないでいると，不安が高まるにつれて自分への批判的思考がたくさん湧いて，自分の意見や力もだんだん疑問に感じられてきます。

第7章 来るものをアクセプトする　191

- **あきらめ**：不安になっているのに気づいて，どうせ私は心配性な人間でそれをどうすることもできないと考えます。重要な問題への意見は言わずに，不安はますます高まって，子どもの学校に関連した活動に積極的に参加していないことへの罪の意識と恥ずかしさまで湧いてきます。
- **アクセプトできるようになる**：ジーナは，不安に関連した思考と気持ちと感覚に注意を向け，発言しないでおきたい衝動にも注意を向けて，そうした気持ちがそれ以上高まらないようにします。また，不安に関連した気持ちを消してしまいたいと願っているのに気づきますが，それはこの瞬間にはできないとも認識します。そこで，人前で発言しようと思えば自分の中にそうした反応が起きるのは自然だとアクセプトします。不安な気持ちを観察し，また今の議題の話し合いに参加したい願いがあるのも観察します。声が振るえて不安が高まるのに気づきますが，それでも意見を言うと選びます。そして，不安は感じ続けていますが，大切と感じる行動ができて気持ちが満たされるのに気づきます。

　マイラは人種差別的な発言を聞いて，怒りを感じます。発言した人に，自分が傷ついたことを伝えて，またそれがなぜかを伝えたいと強く感じます。

- **アクセプトしていない反応**：他の人の発言で「怒りのスイッチが押されてしまった」自分を非難します。自己非難はマイラの怒りを強め，選択肢としては，発言した人に向かって怒鳴るか，その場を立ち去るかしかないように思えます。
- **あきらめ**：マイラは心で考えます。「人々はいつもこうに決まっている。私にはどうすることもできない。私はずっと怒っているに違いない」。当然とも言える反応ですが，ますます絶望的になります。
- **アクセプトできるようになる**：マイラは，自分の中の怒りに注意を

向けて，自然で人間らしい反応だと認識します。怒りがそれほど強くなければよいのにと願いつつ，それでもそれが今の気持ちの状態で，気持ちが展開するのにまかせなければいけないと理解します。また，心無いコメントが世の中からなくなればよいのにと願いつつ，その願いはとてもよく理解できる正当なものだと認め，でも残念ながら経験した類の無思慮な発言が現実に起きているのも認識します。それだけ気づいている位置に立って，マイラは，たった今どう行動したいかと，もっと広い視点ではどう行動したいかを考えられるようになります。また，周囲からの思いやりがない瞬間に自分を気遣えるようにもなります。

デイビッドは仕事を探しています。気持ちは落ち込んで，求人がほんどない現実を前に，仕事が一つでも見つかる見込みについてマイナスの考えがたくさん浮かびます。

・**アクセプトしていない反応**：「悲観的になってはいけない！」と自分に言い聞かせて，マイナスの思考が湧くたびに追い払おうとします。でも，うまく追い払えずに，気が散りっぱなしで仕事探しに集中できていないのに気がつきます。すると自分を非難する思考がさらに浮かび，ますます不安になります。

・**あきらめ**：デイビッドは，自分はずっと悲観的にしか考えられない人間だ，自分のような人間を雇いたいと思う人なんかいない，と考えます。思考や気持ちを変えようとするのをやめると少し楽になりますが，絶望して悲しくなり，先に進んでも意味がないので仕事探しをやめて昼寝をすると決めます。

・**アクセプトできるようになる**：デイビッドは，今心に浮かんでいる思考や気持ちは日頃からなじみがあるものだと認識します。また，そうした気持ちを感じるのももっともと言える今の状況も理解します。仕事を探すのはデイビッドにとっては大切で，まだ仕事に就け

ていない状況を心配するのはとても自然です。マイナスの思考がこんなにたくさん湧いてこなければと願いますが，たくさん湧いているのが「今，この瞬間」の現実だと認識します。思考と悪戦苦闘するのをやめると少し楽になって，自分自身に理解を示すと，それまで批判的に考えるのに使っていた思考エネルギーをいくらか仕事探しに振り向けられるようになります。マイナスの考えが頭にあっても，応募してみようと思う仕事をいくつか見つけられます。

　ケイティは長く交際してきた人と最近別れたばかりで，深い悲しみと寂しさを感じています。一生この気持ちのままだろうという考えが頻繁に湧きます。

- ・**アクセプトしていない反応**：ケイティは，気持ちを切り替えていつまでもふさぎ込まないようにと自分に言い聞かせます。注意をそらそうとさまざまな活動をしてみますが，心は別れたことへと何度でも戻っていきます。悲しさと自分に対する怒りとの間を行き来して，「気持ちを切り替え」られません。

- ・**あきらめ**：ケイティは，別れたのだから独りでも仕方がないとあきらめます。悲しくて寂しくてもう二度と幸せにはなれない，と思うあらゆる理由を反芻し続けます。そして，こんなマイナス思考の人間とつきあいたいと思う人などいるはずがないと結論します。社交や社会的活動の場に一切近づこうとしないので，寂しいままです。

- ・**アクセプトできるようになる**：ケイティは，別れた後ならしばらくは寂しいだろうし，独りでいることにいくらか不安も感じるだろうと認識します。そうした気持ちが消えてくれるとよいとは思いますが，アクセプトできて，今の状態の自分に思いやりをもてます。しばらく独りきりになって，終わってしまった関係を悲しみます。それから，以前に楽しんでいた活動をしつつ，この活動が以前とまったく同じように気持ちを楽しくしてくれるはずだと期待しすぎない

でいられます。時間がたつうちに，友人と一緒に活動したり面白い
映画を観たりすると，悲しい気持ちがまだあっても，いくらか楽し
めると気がつきます。

◆綱から手を離して「あるがままにする」(「去らせる」のではない)

こうした例からわかるのは，アクセプトしていない状態，あきらめて
いる状態，アクセプトしている状態のそれぞれの違いはときに微妙です
が，とても重要だという点です。アクセプトしている状態つまりアクセ
プタンスの姿勢の精神をうまくとらえるには，メタファー（たとえ話）
が便利な場合があります。メタファーは，イメージしやすいので，難し
い状況の中でアクセプタンスというこの新しい習慣を身につけていこう
とするときにも思い出しやすいでしょう（勿論，もう何年も取り組んで
きてアクセプタンスをそれなりに身につけた方でも，習慣を改めて思い
出しやすくしてくれるはずです）。

役立つメタファーの一つで[注31]，スティーブン・ヘイズや他の大勢の
心理学者たちがよく使うものに，不安（または怒り，慢性の痛み，抑う
つなどのさまざまな心の経験）との悪戦苦闘を，穴を挟んでモンスター
と綱引きをしている状態だと想像する方法があります。モンスターが綱
を強く引っぱるほど，私たちも強く引っぱり返します。モンスターが
引っぱると，私たちは自分が穴のほうへ引き寄せられるのを感じるの
で，さらに強く綱を握りしめてもっと力いっぱい引っぱり返します。そ
うしていると手は綱にこすれて，マメができて痛み，切り傷さえいく
らか負うかもしれません。引っぱるのがますます大変でつらくなります
が，それでも穴に引き込まれないために一生懸命綱を引き続けます。綱
引きに耐え抜くのが人生で最も重要なゴールに見え，注意も時間もエネ
ルギーもほとんどをこの戦いに振り向けます。解決策はいよいよ強く長
く引っぱることのようです。あるいは，足を地面にもっと食い込ませて
踏ん張るべきなのかもしれません。でも，そうすると脚がもっと痛く

なって，手は勿論痛いし，今では背中まで痛くなりました。そして私たちが頑張って引っぱるほど，モンスターもいつまでも引っぱり返してきます。どうしたらよいでしょう？

　ここまで読まれたら，予想されたのではないでしょうか？——綱から手を離す方法があります。それは恐ろしいことでしょう。なぜなら，これまであまりに力いっぱい綱を引っぱってきて，引っぱっている状態に慣れきっているためです。それに，引っぱり返すのが正しいように感じられます。でも第4章で見たように，本能的な反応が私たちの本当の願いとは異なる場合もあります。綱から手を離すと，手が癒されて身体が解放され，何をしたいのかを選べるようになります。引っぱっているかぎり，引っぱることしかできません。他の何もかもが引っぱる邪魔にしかなりません。綱から手を離すと，自由になって自分の人生を生きられるようになります。

　これまでにお伝えしてきた気づきのエクササイズを実践されたときにいくらか気持ちがリラックスして穏やかになった感じに気づかれましたら，その気持ちはおそらく，綱から手を離したことからきています。ご紹介したエクササイズは，恐怖や悲しさなどのきれいな感情を穏やかさや喜びに変えるわけではありません。でも，経験に注意を向けて観察し始めて，絶えずなんとか変えようとしたり取り除こうとしたりするのをやめると，綱から手を離して状況をありのままにアクセプトするときに感じるのと似た安堵を感じる場合があります。

気づきのエクササイズを実践すると気持ちがリラックスするのは，恐怖や悲しさを静けさや幸せと置き換えるからではなく，綱から手を離せるようになるためです。

196 第Ⅱ部 悪循環を断ち切る

　アクセプタンスの実践を説明するときに，「去らせる」という表現が
一般によく使われます。ただ，私たち著者はこの表現については一つ懸
念があって，思考や感情との悪戦苦闘をやめるだけでそうしたものが消
えるという意味を伝えかねないのではないかと感じます。そう受け取っ
てしまうと，アクセプタンスの実践も，完全にはコントロールできない
経験をなんとかコントロールしようとするまた別な方法になってしまう
かもしれません。ですので，私たち著者はむしろ「あるがままにする」
のフレーズを好みます^(注32)。このフレーズは，どんな経験が心に湧いて
もありのままに受け容れる経験を上手にとらえていると感じます。多く
の講師たちが提案するように，何が起きても「不安さん，こんにちは。
昔なじみだね。まあ，腰でも下ろして」という姿勢で受け止められま
す。勿論，綱から手を離しても，あるがままにしても，経験が自然に消
える場合もよくあります。ここで大切なのは，どうやら，アクセプタン
スするときの精神のようです。表面的にアクセプトすることはできませ
ん。つまり，つらい気持ちを取り除きたいと願いながらアクセプトはで
きません。恐怖と不安との悪戦苦闘から本当に自由になるには，そうし
た感情をありのままに心からアクセプトしなければいけません。大学院
時代に私（L.R.）の先輩だったトム・ボーコベックは，このアプローチ
を蜂にたとえて説明していました——腕をふりまわして蜂を追い払おう
とするのではなく，手を差し出して蜂を心から迎えて止まらせよう。そ
うすると大抵蜂は関心を失ってどこかへ飛び去る，と。ただし，蜂を本
当に心から迎え入れなければいけません。手を差し出したものの，緊張
していて，蜂が飛び去ってくれるのを願っているのではいけません。蜂
が実際にそういった性質かどうかはわかりませんが，感情を心からアク
セプトするときの経験とこのメタファーが一致するのは確かです。感情
を受け容れるときも，まるで，手に止まってもらってかまわない，隣に
腰を下ろしてもらってかまわないと思う姿勢で迎えます。

> 「去らせる」よりも「あるがままにする」のほうが本物のアクセプタンスをよく表現しています。

◆アクセプタンスは気持ちではなくて行動です──アクセプトできない気持ちをアクセプトできます

　綱引き，「あるがままにする」，蜂のメタファーがそれぞれに役立つ理由には，どれも，それが促しているのが気持ちではなくて行動だという点があります。綱からは手を離せますし，手は差し出せますし，思考や気持ちに腰を下ろすようにと勧められます。思考，感情，感覚と悪戦苦闘するのもやめられます。そうした行動はどれも，つらい思考や感情をぜひ感じたいと願っていなければ振る舞えないわけではありません。実際に，アクセプタンスの効果が際立つのはおそらく，何かを感じたり考えたりしたくないと最も強く願っているときです。今の経験とは違う経験ならよかったのにと願っているのに気づくときはしょっちゅうです。または，恋人が，同僚が，隣人が，知り合いが，今とは別な振る舞い方をしてくれればよいのにと願っているかもしれません。そうした瞬間に心を柔らかくして，思考，気持ち，経験をあるがままにできると，悪戦苦闘が減って，行動を選びながら自由に自分らしく生き始められます。ときには，つらい瞬間の中で，アクセプトしたいともっと思えるようになりたいと願っているのに気づくかもしれません。その苦闘からも手を離せます。決してアクセプトできないとどれほど強く感じているかを，「今，この瞬間」にアクセプトします。

◆アクセプタンスはプロセスです

　気づきと同じで，アクセプタンスも，絶えず繰り広げられるプロセス

です。突然あるときから何があってもアクセプトする一定の状態になる
わけではありません。抵抗したい気持ちや，今の感情，他の人の行動，
浮かぶ思考などを変えたいと感じる気持ちは日頃からどんどん湧きま
す。それらが湧いても：

1. 何が起きているかに注意を向けられます。
2. 注意をそらしたい気持ちに気づいて，そらす代わりに……。
3. 経験に向き合えます。
4. 経験に優しい眼差しを向けて，もうここにあるものはあるがまま
   にして，それから……。
5. 何がわかるかを観察して，どう行動したいかを理解できます。

それを何度でもくり返します。

ためしてみよう

　ここまでアクセプタンスの説明を読んできましたので，本章の冒頭
でご紹介した詩『ゲストハウス』を改めて読み返しましょう。あなた
の中に浮かぶ思考と気持ちに気づきましょう。どんな経験にも詩の姿
勢で心をひらいている感じを想像できますか？　どんな経験が来ても
扉をひらいて迎え入れるのはどんな感じでしょうか？

抵抗したくなる気持ちは自然で，いくらでも湧いてきます。アク
セプタンスを身につけるのはプロセスですので，実践し続けなけ
ればいけません。

第7章　来るものをアクセプトする　199

ためしてみよう

　新しくアクセプタンスの姿勢で反応できるようになるには，実践を
それなりに積まなければいけません。なぜなら，私たちは気持ちを自
動的に追い払おうとする反応に慣れきっているためです。以下にご
紹介するエクササイズは，マーク・ウィリアムズ，ジョン・ティーズ
デール，ジンデル・シーガルら心理学者，およびジョン・カバットジ
ンによるもので，アクセプタンスのスキルを身につけて困難な状況で
直接使いこなせるようになろうとするときにとても役立ちます。これ
までにご紹介したエクササイズよりも少し時間がかかります。たった
今でも，後からでもかまいませんので，そのつもりで時間をいくら
か確保しましょう。また，スキルをしっかり身につけるためには，
何度も戻ってきてくり返し実践し続けましょう。www.guilford.com/
orsillo2-materials にある「困難を招き入れる――そして身体を通じて
働きかける」[注33]を聞きながら実践していただくか，次の説明を読ん
でから本を置いて一人で実践してみてください。初めに，いくらか困
難だけれども向き合うときの姿勢を和らげたいと感じる状況を考えま
しょう。今はスキルを身につけている途中ですので，ある程度の緊張
や不安や苦しさを引き起こすけれどもあまりつらすぎない状況をおす
すめします。実践を積んでからなら，もっと困難な状況にも使えるよ
うになるでしょう。

　初めに，椅子か床に座っている感じに注意を向けます。身体が椅子
か床に触れているところの感じに注意を向けます。注意を呼吸に導い
て，しばらく感じます。空気が流れ込んできて……流れ出していくの
を，何回か感じます……。では，気づきの範囲を優しく広げて，身体
を丸ごと意識の範囲に取り込みます。身体のどこにどんな感じが起き
ても注意を向けて，身体全体で呼吸しています。

用意ができましたら，注意を向けようと思う困難な状況を思い出します。心に浮かんでくる一つひとつの感情と，そうした感情に対して起きるどんな反応にも注意を向けます。困難な状況とそれに関連する感情とに注意を集中するあいだも，同時に気づくどんな身体感覚にも少し時間をかけてしっかり共鳴して感じます……湧いてくる感覚に注意を向けて間近に迫れるかどうかを見ます……身体感覚にしっかり注意を向けて……あえて，でも優しく，最も強くそれを感じる身体の部分へと注意の焦点を導いて，抱きしめる身振りで喜んで感覚を迎え入れます……それが今の状態だと，気づいています……呼吸の波に乗って，身体のその部分へ息を吸いこんでいて，身体のその部分から息を吐き出していて，感覚をよく探りながら，強さが高まっては引いて刻々と変わるのを眺めています。［十分時間をかけて探ります］

　次に，たった今の注意の状態から，思いやりと開かれた姿勢をもっとずっと深いレベルまで広げられるかを試します。どんな感覚や思考や感情を経験していても，どれほど心地悪くても，ときおり自分に話しかけながら注意を広げていきます。「大丈夫。何であっても，もう，ここにあるのだから。心をひらいたままで受け容れよう」。［十分時間をかけて探ります］

　身体にあるそうした感覚に，気づいたままでいます。一緒に呼吸しながら，アクセプトして，あるがままにして，ありのままに認めます。効果を感じたら，自分に語りかけましょう，「今，ここにある。何であっても，もう，ここにあるのだから。心をひらいたままで受け容れよう」。気がつく感覚には優しく心をひらいて，どんな緊張も，身構える姿勢も解きます。［十分時間をかけて探ります］　ちょっと試すとよいでしょう，感覚に寄り添って呼吸し続けるときに，息を吸って吐く感じと身体感覚の両方を同時に気づきの中にとらえられますか？［しばらく探ります］

　そして，身体感覚があなたの注意を以前ほど強くとらえなくなって

いるのに気づいたら，呼吸する感じに注意を 100％戻して，そのまま
主に呼吸に注目し続けましょう。[しばらくそうしています]

　やがて，注意を優しく導いて椅子に座っている感じと呼吸へ戻して
きて，用意ができましたら，目を開けます。

　実践を終えたら，少し時間をとって，望まない経験にも姿勢を柔らか
くして向き合ったときに何に気づいたかを考えてみましょう。心がひら
いた瞬間はありましたか？　経験に対して緊張して身構えるのが自分で
わかりましたか？　そうした自然な衝動を感じたときに姿勢を柔らかく
できましたか？　この実践から学んだものを人生に取り入れる方法を考
えましょう。実践の中に出てくる「何であっても，もう，ここにあるの
だから。心をひらいたままで受け容れよう」のフレーズは，経験に対し
て姿勢を柔らかくして綱から手を離すことを生活の中で思い出させてく
れると感じる方が大勢います。

アクセプタンスを身につけるときに役立つその他の戦略

　本書を通じてご紹介してきたさまざまな概念，実践，観察エクササイ
ズは，どれも私たちが内面または周りの環境とかかわる中でする経験に
もっと心をひらいてアクセプトする反応をうながすものでした。

・理解する——反応そのもの，反応の悪循環，批判と決めつけとコン
　トロールしようとする努力が及ぼす影響などを理解すると，「今，
　この瞬間」に起きていることをアクセプトしやすくなります。
・注意を向けられるようになる——経験が起きている瞬間に気づい
　て，好奇心に満ちた眼差しで観察しながらどう展開していくかを眺
　めていられるようになると，経験がそれほど強く耐えきれそうもな

いほどではなくなり，アクセプトしやすくなります。

・気づきを実践する——普段から習慣的にしている呼吸，歩行，食事，周りからの音を聞くなどの行動を，気づきを高めた状態で改めて実践すると，自動的に反応するのでなく自分がどのように反応しているのかに気づきやすくなり，そこからアクセプタンスなどの新しい習慣を実践しやすくなります。

　アクセプタンスを身につけやすくしてくれる戦略（また，アクセプタンスが身についてくるとますます実践しやすくなる戦略）で，これまでにごく簡単にお伝えしたものがあと二つあります。ここで詳しく見ておく価値があるでしょう。

・認識する——思考や気持ちが私たち自身とは別で，満ちては引いていくものだと認識します（思考や気持ちが「わたし」がどんな人間かを表すと感じたりそれに巻き込まれたりしない）。
・自分を思いやる——苦しいときに自分に優しく思いやりをもって接して，自分を気遣えるようになります。

◆思考や気持ちを自分とは別なものとして眺める

　好奇心に満ちた気づきを実践し，日頃の反応を観察してくる中で，思考や感情はあなた自身とは別なものだとすでに認識し始めたかもしれません。前章では，「……という思考がある」のフレーズを使って，湧いてくる経験は単なる経験にすぎず，真実（思考はよくそう装っています）でも「わたし」がどういう人間かを表すもの（感情がよく装っています——「私は不安な人間だ」など）でもないことに気づき始めましょうとお伝えしました。経験を観察し続け好奇心に満ちた眼差しで眺め続けると，思考や気持ちや感覚は満ちては引いていく現象だという感じが強くなってきて，やがて身につき，それらが「わたし」を表す現実の側

面であるとは見えなくなってきます。それらの経験が満ちては引いていくものだと認識すると、アクセプトするのがずっと簡単になります。

> 思考は事実ではありません。

ためしてみよう

　姿勢をまっすぐにして座り，手を，指を広げた状態で鼻先5cmの辺りにかざします。手があなたの思考，気持ち，感覚だと想像してください。あなたの前にあるものすべてが，そうした経験を通して見えている点に注目しましょう。この状態に似ているのが，思考や気持ちが「あなた」を表すと感じている，またはそうした経験とフュージョンして巻き込まれているときです。湧いた思考，気持ち，感覚が，すべての経験を決めていて，私たちはそのレンズを通して世界を眺めると言えるでしょう。

　では次に，手を，鼻先から15cmの辺りまで動かしましょう。手の高さは鼻と同じままです。先ほどとの見え方の違いに注目してください。今度は周りの世界が見えます！　手が表す思考や気持ちは，全部見えていてしかもまだ視野の真ん中にありますが，その周りに世界が見えて，思考や気持ちがあなたの経験全体ではなくて経験の一部にすぎないのがわかります。それを認識するだけで，たとえどんな経験があっても，人生の中で身動きがとれるようになります。

　あなたの実践と観察にこの視点を取り込めるかどうか，試してみましょう。思考，気持ち，感覚，行動したい衝動，そうしたものが湧くのに好奇心を込めて注意を向けられますか？　あなた自身とそうした

204　第Ⅱ部　悪循環を断ち切る

経験との間に身動きがとれる空間をいくらかつくって，経験が何もかもを呑みこまないようにできますか？　今までとは何が違って，どんな可能性がひらけるでしょうか？

不安は「あなた」を表すものではありません。

　時々，手（思考，気持ち，感覚）からいくらか離れるイメージを使っている人たちが，目立たないけれども重要な点でエクササイズの方法を少し変えている場合があります。手を，目の前にかざしたままで鼻から15cm離すのではなく，脇へ，または背後へ動かしてしまうのです。勿論，不快な思考や気持ちを経験しているときには大抵誰でもそうしたくなります！　でも，その方法では，エクササイズをしたときに伝わってくる感じは「あるがままにする」よりも「去らせる（または押しやる）」状態に近くなります。私たちは，経験から離れつつ，でもまだそれを視野にしっかり入れておいて，その状態でアクセプトできます。不快な思考や気持ちが自然に消えることもあるかもしれませんが，消えないからといって追いやらなくても，自分らしい人生を生きられます。

思考を思考として眺めようとしているときに役立つ実践を，第11章でもご紹介します。

◆自分への思いやりと気遣いを育む

　アクセプタンスを実践しやすくするもう一つの重要な戦略は，感情に関連した反応が起きたときに自分を気遣いながら優しく反応する方法で

す。ひらかれた姿勢で優しく受け止めやすくなるのは，感情に関連した反応がどれほど苦しいかを認めて，悪戦苦闘する中でも自分自身のために感情をしっかり感じているときです。研究者や臨床家や仏教系の著者たち[注34]がそろって書いているのは，自分を思いやることには気持ちを癒す側面がある点と，環境にも心にも私たちの中にあっという間に自己批判の習慣を引き出す要因がたくさんある点です。

> 自分への思いやりを詳しく説明する書籍を，本書巻末の参考資料に挙げてあります。

　最近は，自分を思いやる大切さを伝えるメッセージをどこへ行ってもよく見かけるようになりました。それでも，心の経験を優しく気遣おうとするとかなりの妨げを感じる人が大勢います。その原因は大抵，その人自身の経験と，周りの人たちから受け取るメッセージです。

・自分を思いやると自己満足してしまうので成功したり何かを達成したりするためには自分に厳しく（「怠けてはいけない」「だらだらしないで」と自分に声をかけるなど）しなければいけない，と教わったかもしれません。また自分でも，これまでうまく生きてこられたのは自分を批判し続けてきたおかげだからここでやめてはいけない，と語りかけているかもしれません。
　自分を強く批判すると，批判の苦しさをすぐにも和らげたい思いに衝き動かされてとりあえず行動するので，短期的にはうまくいくかもしれません。でも，とりあえずの行動では，行動を長く続けていくことや，何かを達成する感じや気持ちが満たされる感じには結びつかないでしょう。好奇心に満ちたまなざしで丁寧に眺めていると，罪の意識や恥ずかしさからではなくて本当に大切と感じる願いから行動しているときのほうが活動に心から没頭できて結果もより

206 第Ⅱ部 悪循環を断ち切る

生産的になりやすいのがわかるでしょう。他の人（親，上司，コーチ，パートナーなど）が優しく励ましてくれるときと厳しく批判するときとで，自分が彼らにどう反応しているかに注意を向けて観察することによっても，思いやりの効果について価値のある情報が得られるでしょう。

・自分を思いやるのは欠点が見えないふりをして何があっても自分を褒めることだ，と考えるかもしれません。実際は，自分への思いやりには，間違いも他も全部ひっくるめて自分を今あるとおりに眺めることが含まれます。研究からは，自分への思いやりが強い人のほうが[注35]，それほどでもない人と比べて，批判的なフィードバックをされたときにより多くを学べたことが示されています。それはおそらく，自分への思いやりが強い人は，フィードバックを受け止めても，自己批判に圧倒されて身動きがとれなくなる状態にはならなかったためでしょう。自分への思いやりは，自分自身を一人の人間としてあるがまま気遣うことで，何かの成果と関連づけた眺め方はしません。成果を出したり完璧にこなしたりして思いやってもらう資格を得なければいけないのではありませんし，間違ったら思いやってもらえなくなるのでもありません。自分を思いやるのは行動に責任をもたなくてよいのとも違います。自分への思いやりは，人間なら誰でもときには間違うし失敗もすると認識することです。

・自分への思いやりは自分を甘やかしたり利己的に振る舞ったりすることだと考えられがちです。私たち著者は，日頃の取り組みの中で自分自身を気遣うことは，私たちがクライエントたちを気遣うことと切っても切り離せないと考えます。私たち著者が自分自身を気遣えないと，クライエントたちを助けられる時間や力が少なくなります。飛行機の離陸前に必ず目にする緊急時用酸素マスクのデモンス

第 7 章　来るものをアクセプトする　207

トレーションを考えるとわかりやすいでしょう——他の人が酸素マスクを着けるのを手伝うよりも前に自分の酸素マスクをしっかり着けていなければいけません。また気遣いと思いやりの視点から自分の経験を眺めると，さまざまな反応がそれぞれに人間らしいことであるのがよくわかって，他の人にももっと気遣いと思いやりの眼差しから共感しやすくなります。

・**自分には思いやってもらう資格がないと考えている場合もあります**。そうした気持ちは大抵，過去にしてしまった何かの行動か，成長する過程で受け取った，またはいまだに受け取っている周囲からのメッセージが原因です。自分への思いやりは，自分を大切にすることです。それまでの行動を全部認めて責任を感じることではありません。生きていれば，行動してしまってから，または行動しなかったために，深く後悔する事柄もあるでしょう。自分への思いやりは，そうした過去の失敗があっても自分を責めるのではなくそれを乗り越えて先へ進むための方法であり，私たちは自分を思いやりながら失敗から学んで将来はもっと上手に行動できるようになります。心理学者のポール・ギルバートは，自己批判よりも思いやりのある自己修正[注36]を考えるとよいと提案しています。私たちは，本当の願いとしっかりつながって未来をよりよくし，過去を乗り越えようとするときに悪戦苦闘する自分を思いやれます。その姿勢を実践していると，濁った感情がいくらか減って，将来に向けてどう行動したいのかをはっきりさせやすくなります。

また，成長してくる中で周りからそうしたメッセージを受け取ったのなら，やすやすと湧いてくる自己批判が，過去に誰かに言われた何かと結びついていることに気づくでしょう。それに気づくと，そうした批判的な思考が「わたし」を表していると感じる状態，または思考の中で身動きが取れなくなったと感じる状態から一歩離れ

208 第Ⅱ部 悪循環を断ち切る

> 巻末の参考資料でセラ
> ピストを探すヒントを
> いくらかご紹介します。

て，思考を思考としてありのまま
に認識できるようになります。そ
んなふうに扱われた自分に思いや
りを感じて，他の誰かが同じ経験
をしたと伝えてきたらおそらくそ
うしてあげるように，自分に優し

く親切に接すると選べます。

　人間ならではのこうした困難を乗り越えて自分への思いやりと気遣
いを育もうとするときには，セラピーを受けるのもとても役立つで
しょう。

> 勇気を出して，あたかも他の人を気遣ってあげるときのように自
> 分自身を気遣いましょう。

・自己批判のパターンが習慣としてすっかり身についてしまっている
　と，自分を思いやって気遣う姿勢に変えようとしてもなかなか難し
　いかもしれません。自分に思いやりを感じなさいとアドバイスされ
　ると，そうできないために気持ちを落ち込ませる原因がまた一つ増
　えます。第４章で見たように，私たちは必ずしも今とは違う気持ち
　を感じるようにはできません。ですので，自分を批判的に感じてい
　るのでしたら，ただ意志の力だけで自分に思いやりを感じられるも
　のではありません。誰かがよかれと思ってかけてくれた言葉でも，
　自分にもっと思いやりを感じるようアドバイスされると逆効果にな
　りかねません。思い出しましょう，自分への思いやりは，自分につ
　いての一時的な思考や感情ではありません。その瞬間にたとえどん

な思考や気持ちが湧いていても自分自身とどう向き合うのかを選んだ姿勢です。今，自己批判を感じているのでしたら，意志の力で自分への思いやりを感じようとする代わりに，気遣いと思いやりの姿勢で行動しようと考えましょう。そのようにして選んだ行動や実践は，時間が経つうちに気持ちを変えるかもしれませんし，変えないかもしれません。いずれにしても，そのときにたまたまどんな思考や気持ちが浮かんでいても，どう行動するかはいつでも選べます。

自分への思いやりを妨げるもの

・自己満足を強めるのではないかという懸念
 － 実際は，自分に親切にできるようになると，大抵もっと多くを達成できるようになります。

・欠点が見えないふりをしてともかく自分を褒めることだという懸念
 － 自分への思いやりには，間違いも他も全部ひっくるめて自分を今あるとおりにしっかり眺めて気遣うことが含まれます。

・自分を甘やかしたり利己的に振る舞ったりすることだという懸念
 － 自分を気遣っているときのほうが他の人をよりよく気遣えます。

・自分には思いやってもらう資格がないと信じ込んでいる
 － 自分への思いやりは，それまでの行動を認めて責任を感じることでも，自己改善する努力の大切さを否定することでもありません。
 － あなたには資格がないというメッセージを他の人から受けた場合には，そのことをしっかり認識して，そのメッセージを信じないでいられます。

・なかなか自分に思いやりを感じられない
 － 自分への思いやりは，必ずしも思考や気持ちを変えなくても実践でき，むしろ自分に対して気遣って優しく接する行動と関連します。

自分への思いやりと気遣いを育む方法

・感情に関連して次々と湧く思考や気持ちを理解し，またそうしたものへの自分の反応が理にかなっているのを理解すると，自然に自分を思いやれるようになるでしょう。人生で学習して身につけてきた反応の起源を一つ残らず知る必要はありませんし，そんなことはそもそも不可能です（心はときに一つひとつの反応を過去にあった人生の出来事になんとか結びつけようとして動けなくなりますが）。たとえ絞り込めなくても，人間である以上私たちの反応にはそれぞれしっかりとした理由があるはずだと認識できます。認識すると，自己批判の綱から手を離しやすくなるでしょう。

・気づきを高める実践や観察をしていると，心がときにいかに忙しくがんじがらめになるかに気づいて，「『わたし』らしく生きるのはなんて大変なのだろう！」と見えてくるかもしれません。たとえ自然に見えてこなくても，「わたし」らしく生きるのは大変ではないだろうか？「わたし」らしく生きるのは大変だと「今，この瞬間」に認めてもいいのではないか？と，自分に問いかけられます。

・自分に語りかけている内容を，もしもあなたの大切な人がその人自身に向かって語っていたらあなたがどう反応するか，を想像する方法があります。私たちは自分よりも他の人に自然に優しく接しがちです。また，これまでの人生であなたを気遣って思いやってくれる人がいたのでしたら，その人だったら何と言うかを想像してもよいでしょう。

・視覚的なイメージを使うと思いやりを育みやすくなると感じる人も

います。誰かを優しく思いやってあげている人をイメージします。気遣ってもらっているのは，あなたでも，別な人でもかまいません。最近の映像イメージでは，ピクサー社のアニメーション映画『インサイド・ヘッド』[注37]に登場するキャラクターたちがとてもわかりやすいでしょう。少女ライリーの頭の中に，ヨロコビ，カナシミ，それにライリーが幼い頃に心で空想していた遊び友達のビンボンがいます。ビンボンは，もうライリーと一緒に月まで行けなくなったので悲しんでいます。ヨロコビは，ビンボンの注意をそらすために大丈夫だと請け負ったり他の何かにビンボンの注意を向け換えようとしたりしますが，ビンボンの気持ちはますます沈むようです（あなたが落ち込んでいるときによかれと思ってこのように働きかけてくれた友達がいましたね？　でも，気持ちがどうにもならないときもあります）。カナシミは，ビンボンの隣にただ座って，ビンボンの脚に触れながら，ビンボンの話に耳を傾けます。カナシミはこんなふうに話します，「ロケットがなくなってしまったのは気の毒だわ。あの人たちはあなたが大切にしていたものを奪ってしまった」「ライリーとは素敵な冒険をたくさんしたのでしょうね。ライリーは楽しかったはずよ」「わかる。悲しいね」。カナシミがただ一緒にいてくれて，理解して気遣ってくれて，気持ちを変えるようにとは言わないことで，ビンボンはあきらかに慰められます。

・思いやりを引き出してくれるフレーズを自分に向かって言うと役立つ人もいます。ハーバード大学教育学教授で元学部長のジェローム・マーフィーは[注38]，自己への思いやりを研究する心理学者クリスティーン・ネフが提案するフレーズを少し改訂して紹介しています：
　・「今はつらい時だ」
　・「つらい時からは逃げられない」

212　第Ⅱ部　悪循環を断ち切る

  ・「つらい時には細やかな気遣いが必要だ」
  ・「今の自分に必要だし実際にそうしてもらう資格もあるから，自
　　分に優しくしよう」

・クリスティーン・ネフのアドバイスを参考にして[注39]，気持ちを和
らげてくれる愛情のこもったフレーズなどを自分のために用意して
おくと役立つと感じる人もいます。自分に語りかけるときには，批
判的な呼び方が思い浮かぶかもしれませんが，それよりもたとえば
「愛おしい私へ」「大切な私へ」など，または他にあなたの心に響
く表現を使って呼びかけてみましょう。

・そのときにどんな気持ちでも，ともかく第一歩目として自分を気遣
いながら行動すると大抵うまくいきます。トニー・バーナードは，
自分への思いやりを，身体を使って表そうと提案しています[注40]。
たとえば，自分への思いやりを表す方法として，その瞬間の気持ち
をありのままに認めながら片方の手でもう一方の手や腕や頬を優し
くなでるとよいかもしれません。

・ときには，思いやりを育もうとしなくても，批判的な思考が思考に
すぎず，必ずしも真実を伝えているわけではないと気づくだけでも
効果的です（つまり手を鼻先から少し離して，自分自身と自己批判
とのあいだに空間をいくらかつくります）。それだけでも少なくと
も批判と決めつけから少し離れて一息つけるゆとりが生まれます。
やがてそこに思いやりと気遣いが育まれてくるでしょう。

・「困難を招きいれる──そして身体を通じて働きかける」の類の実
践をくり返しても，思いやりの筋肉をトレーニングできます。

第7章　来るものをアクセプトする　213

・『マインドフルな道は自己への慈しみにつながる（"The Mindful Path to Self-Compassion"）』を著した心理学者のクリス・ガーマーは[注41]，自分への思いやりを高める目標の瞑想をウェブページで紹介しています（www.mindfulselfcompassion.org/meditations_downloads.php）。

ためしてみよう

　自分への気遣いを日頃からいくらか実践していると，これはという瞬間がいつ起きても，とっさにでも自分を優しく気遣いながら反応しやすくなります。気遣いながら行動するときに，気持ちは伴わなくてかまいませんし，気持ちが濁っていてさえ大丈夫です。気持ちの状態とは関係なく，こうした実践を日々の暮らしや毎週の活動の一部に組み込もうと選ぶだけで，自分を思いやって気遣う習慣（または筋肉）を身につけられます。

　以下のリストに挙げる実践から，自分を気遣うために毎日の活動に取り入れようと思うものと，週ごとの生活に組み込もうと思うものを，それぞれ一つずつ選びましょう。

自分を気遣うために毎日または週ごとに行う実践
- 散歩にでかける
- 好きな音楽を聴く
- 楽しみのための読書をする，オーディオブックやネット配信用ポッドキャスト番組を聞く
- 温かい湯船につかる，足湯をするなどして，どんな感じかに注意を向ける
- キャンドルを灯したりお香を炊いたりして香りに注意を向ける
- 犬や猫と遊んだり，なでたりする

214　第Ⅱ部　悪循環を断ち切る

・好きな食べ物を食べて，注意を向けながら味わう

・時間をつくって友人と話す

・美味しい料理をつくる

・自然の中で時間をすごす

・魚釣りに出かける

・花，木，湖や海を眺める

・スピリチュアルまたは宗教的な集まりに参加する

・庭の手入れをする

・街を歩いて，景色，音，匂いに注意を向ける

　リストに挙げた項目の他にあなたが自分のために使っている方法がありましたら，それも自由に追加して実践しましょう。忘れないでください，その瞬間にたとえどんな気持ちでも実践することが大切なのです。また，どんな気持ちでもまったくかまいません。自分のためにすると選んだ何かを生活に新しく加えるだけで，自分への思いやりを身体と行動で表す方法になり，思いやりの筋肉を鍛えてくれます。どの活動を選んでも，必ず注意を向けて気づきを広げながら実践しましょう。

　自分への思いやりを実践しやすいと感じるかどうかは人それぞれかもしれませんが，状況によって思いやりやすい場合とそうでもない場合があるのは誰でも同じです。経験に気づきながら自分を気遣って優しくする時間をもつ方法を探す実践に，何度でも戻ってきてくり返すとよいでしょう。自分への思いやりを習慣にするには，先ほどのリストでご紹介した自分を気遣う活動などを日常生活に取り入れるのがおすすめです。また，つらくなった瞬間をとらえて，その状況の中で言葉や身振りで自分を慰めて自分らしさを思い出す実践もおすすめです。自分への思いや

りをもてると，気持ちをきれいにしやすくなり，気持ちを変えようとする悪戦苦闘を手放しやすくなって（アクセプタンス），人生をどう生きたいのかを選べるようになります。

ためしてみよう

　前章の p.167 でご紹介した「初めの反応と次の反応を観察する」フォームを使い続けましょう（www.guilford.com/orsillo2-forms からもダウンロードできます）。まだ使ってみていないのでしたら，使い始めましょう。ここまでアクセプタンスと自分への思いやりについて見てきましたので，困難な思考や感情が湧いたときに「初めの反応」としてアクセプタンスや思いやりの姿勢で向き合えているかどうかを観察しましょう。また，自分への思いやりを育むのがどんな感じか，感情に関連した反応が起きるままにアクセプトするのがどんな感じか，ということにも注意を向けましょう。そして，自分への思いやりとアクセプタンスの姿勢で反応したときにあなたの行動がどう変わるか，その影響を観察しましょう。

ここまでで質問はありますか？

Q：観察フォームを記入するのをいつも忘れてしまいます。フォームを使わないと本書を読む意味がなくなってしまいますか？

A：私たち著者は，観察を道具だと考えます。その道具を使うと，本書でお伝えした内容をあなたの最も困難な瞬間に引き込んでこられます。本書を読んで頭の中でステップを追うだけで，フォームを一度も記入しないでも本書から学んだ内容を日常生活に取りこ

めた方たちも確かに何人かいました。その一方で，観察しなかっ
たために瞬間ごとの反応の目立たない部分になかなか気づけずに
悪戦苦闘し，新しい反応の方法をなかなか取り入れられなかった
方たちもいました。ですので，柔軟に考えてフォームを役立てて
いただくことをおすすめします。日頃の生活で何かの壁にぶつ
かっているのでしたら，まず少なくとも数週間観察しましょう。
そうしているうちに経験が繰り広げられるのをタイムリーに眺め
ていられる習慣がしっかりと身につきますので，そこからさらに
自分のパターンや習慣をもっとよく理解できるようになるでしょ
う。いくつかご提案として：

- ・生活に取り入れやすいようでしたら，パソコンか携帯電話を利
  用してリマインダーを設定しましょう。
- ・または，昼食や夕食のときにフォームを一枚記入するようにし
  て，習慣にしてしまいましょう。
- ・あるいは，耐えきれそうもないと感じるほどの感情が湧いたと
  きにフォームに注意を向けて記入しましょう——そうした瞬間
  は経験を見つめるのが難しい瞬間ですが，観察が本当に役立つ
  かもしれない瞬間でもあります。
- ・次の章でご紹介するマインドフルネスに関連したご提案の中
  に，フォームを記入することを思い出しやすくしてくれるも
  のがあるかもしれません。

思考を思考として眺められるようになって，最も苦しい感情にも
思いやりの眼差しを向ける姿勢が新しい習慣として身についた手
応えを感じましたら，観察する頻度をいくらか落としてもよいで
しょう。

Q：自分への思いやりを実践しようとするたびにあまりにも難しくて
　結局自分をもっと批判するので，ものごとが悪くなるだけです。

A：それはとてもよくある経験です。私たちはあまりにも簡単に，批判している自分，思いやれない自分をますます批判する悪循環にはまりこんで動けなくなります。本当に，本書でお伝えするどのご提案も，上手にできなくてがっかりするまた別な新しい要因になりかねません！　でも，大丈夫です。この悪循環にはいつでも割り込んでその流れを変えることができます。批判している自分をさらに批判しておいて，その瞬間にも自分をいくらか気遣うことができます。もう一巡りしてきてからでも，その瞬間に気遣えます。しかも，批判の悪循環が起きているのに気づいて「なんて苦しい状況だろう！」と考えるだけで，その流れに割り込んだことになります。気づいて注意を向ける，そのこと自体が自分を思いやる瞬間です。そうして割り込むたびに，悪循環は自然に弱くなっていきます。ですので，自己批判が湧いたと気づくたびに，何度でも自分を優しく気遣いながら行動しましょう。実践を続けなければいけませんが，粘るだけの甲斐があります。先ほどご紹介した戦略をいくつも試して，気遣いと優しさの瞬間を少しでもつくってくれるのがどれかを見つけましょう。見つけたら，それをくり返し使い続けて，何が起きるかを観察しましょう。

第8章
マインドフルネスが効果的

　人生を意味深く変えていこうとするときには，気づきがとても役立ちます。また，この気づきは質がとても大切で，不安に自然に伴いがちな批判や決めつけを和らげる解毒剤となるためには，好奇心に満ちて，優しく，思いやりのある視点から注意を向けていなければなりません。これまで，本書ではそういったことをご説明してきました。さて，本書でお伝えする気づきがマインドフルネスにとてもよく似ていると気がつかれた方がたくさんいらっしゃるかもしれません。科学的根拠に基づく認知行動療法を使って不安を治療するときに強調される気づきの種類と，仏教や他の宗教的伝統の中で育まれてきたマインドフルネスには，重なる部分が実際にたくさんあります。今も研究結果からどんどん明らかになってきているのは[注42]，宗教的文脈から切り離したマインドフルネスと他の戦略とを併せて使うと，苦しさを和らげて人生をよりよくするのに役立つ類の気づきを新しい習慣として身につけやすくなるということです。

220 第Ⅱ部 悪循環を断ち切る

この章では……

1. マインドフルネスとは何かを，関連するスキルも含めてお伝えします。
2. マインドフルネスのスキルを身につける方法の例をたくさんご紹介します。
3. マインドフルネスのスキルが，不安が強いときにどのように役立ち，またどのようにしてもっと納得のいくあなたらしい人生を生きやすくしてくれるかを示します。

気づきそのものを初心から眺めてみましょう

ためしてみよう

　小さな（手に乗るくらいの大きさの）食品を選びます[注43]。レーズン，ぶどう，飴，ミント，ナッツなどがよいでしょう。これまでによく食べてきたけれどもあまり気にしていなかったものでしたら理想的です。その食品を一つ手に取り，以下のステップをたどってみましょう。実践しているときに思考が浮かんだら，ただ注意を向けて気づいて，それから注意を実践に戻します。一つひとつのステップにいくらか時間をかけながら，しっかりと注意を向けましょう：

・その食品を，まるで初めて見るつもりで手に取ります。五感のすべてを使って観察しましょう。
・まず，何が見えるかに注意を向けます。食品を手の中でひっくりかえして角度を変えながらさまざまな部分を眺めましょう。まったく目新しいもののようにして，すみずみまで見ます。
・次に，食品を触った感じに注意を向けます。表面はなめらかです

か？　ざらざらしていますか？　均一ですか？　場所によって違いますか？　もういちど，初めて触れるかのようにして食品を感じましょう。

・食品の香りを嗅ぎます。何に気づきますか？　強い香りがしますか？　ほのかな香りですか？

・食品を口に入れますが，まだ噛んだり飲み込んだりしません。口に広がる感覚を感じます。どんな味がしますか？　舌の上の感じはどうですか？　口はこの食品にどう反応していますか？

・では，噛みます。でも，まだ飲み込みません。先ほどと何かが変わったでしょうか？　味が変わりましたか？　食品の感じについて今は何に気づきますか？

・飲み込みたい衝動に気づくかどうか，実際に飲み込む前に注意を向けてください。少しのあいだ動きを止めます。それから，飲み込むときの経験に注意を向けます。

　このエクササイズは，第2章でご紹介した食べるときの感じに注意を向けるエクササイズと似ていますが，たった一つのもっと小さい食品に注意の焦点を絞ることで，気づいているときとそうでないときの感じがどれほど違うかを際立たせます。まるで初めて目にするつもりで食品に向き合ったので，小さな食品に普段は気がつかない点が見えて，香りを嗅いで，感じられて，味わえたということに気づかれたでしょうか？　これは先ほども説明した初心の例で，マインドフルネス実践を通じて身につけられるスキルの一つです。人生で初心を使いこなせるようになると，物事が繰り広げられるままにもっとはっきりと見えやすくなり，マインドレスに自動的に反応しないで行動を選べるようになります。

　実は，本書を通じて，マインドフルネスを初心から眺めやすくする工夫をしてきました。おそらくあなたも，これまでにさまざまな場面で

マインドフルネスを耳にしたことが必ずあるのではないでしょうか？ 2014年2月には，タイム誌が「マインドフルネス革命」を宣言しています。それほど，今ではどの雑誌や新聞にも，フェイスブックやツイッターのフィードにも，教室でも，職場でも，どうやらどこへ行っても，マインドフルネスを目にするようになりました。つまり，一方では，今や誰もがマインドフルネスを知っているか，すでに経験しているといえます。またもう一方では，あまりの人気ですっかり私たちの文化の一部になっているので，マインドフルネスを新鮮な視点から眺めたりマインドフルネスの新しい実践法を見つけたりしようとしても難しいかもしれません。おそらく私たち全員が，これまでの経験や耳にしてきたことに基づいてマインドフルネスについて何かしら考えをもっています。ただ，マインドフルネスの用語[注44]が何を意味するかは，人それぞれかもしれません。

　そうした理由から，本書では，最初にマインドフルネスを説明するのではなく，先に具体的なスキルをいくつかご紹介しました。初心で取り組んだときに何に気づくかを，いくらかでも試しやすくなっていましたら幸いです。ここまでで，いくつか実践をしています。「今，この瞬間」の中で経験が繰り広げられるままに注意を向ける方法を探り，注意の範囲を広げ，好奇心に満ちた視点から経験を眺め，経験が高まっては引いていくのを観察し，観察するときにアクセプタンスと思いやりと気遣いの姿勢で向き合いました。いよいよマインドフルネスをじっくりと見つめ，それがこれまでの実践や観察とどう関連するのかをご説明し，マインドフルネスの筋肉を鍛える方法を他にも学び始める用意ができました。

マインドフルネスとは何でしょう

　マインドフルネスの用語は，「今，この瞬間」の中である種の（意識

的で優しく気遣いのこもった）注意を向ける方法そのものと，そうした方法をスキルとして身につけるのを助ける実践，の両方を差します。マインドフルネスの用語は，仏教の文献に由来します。ですので，マインドフルネスを使いながら私たちは仏教の文献から知恵を授かり影響を受けているといえます。とはいえ，マインドフルネスの要素は，仏教の他にもさまざまな宗教の儀式や実践の中にあります。スピリチュアルな伝統以外でも，治療者たちがマインドフルネス実践を使ってさまざまな医学的問題や心の問題に苦しむ人たちを助けようとしています。マインドフルネス実践を取り入れてスキルを身につけるのは，その人にとって大切な宗教やそれに関連するスピリチュアルな文脈でも，宗教がまったくかかわらない他の日常的またスピリチュアルな文脈でも可能です。研究からは，マインドフルになりやすい傾向が当然ながら人によって違うことと[注45]，実践し続けるとそうした傾向を高められることが示されています。本書をここまで読み進めてきたあなたは，よく使われるマインドフルネス実践をすでにいくつか試しました——呼吸に注意を向ける，音に注意を向ける，身体感覚に注意を向ける，困難を招き入れて身体を通じて働きかける。注意を向けるだけではなく，観察もしてきました。観察もまた違う種類のマインドフルネス実践で，認知行動療法でよく使われます。経験に気づいて書き出すときには，（1）注意を向け，（2）観察し，（3）経験のさまざまな部分に気づきを意識的に向けます。3つのステップはどれもマインドフルネス実践では重要です。

　マインドフルネス実践をさらにいくつか見ていく前に，次ページの囲み部分を読んでおきましょう。どのマインドフルネス実践を通じても学べる大切な4つのスキルで，勇気を出して自分らしく生きようとするときにそれぞれがどのように助けになるのかをまとめてあります。ここまでに学んだ内容の復習ともいえますが，こうして一つのリストにして全体を眺めると，実践にさらに磨きをかけていくときの参考になりますし，何よりも，人生で実際にスキルを使いこなしやすくなるでしょう。

マインドフルネススキル

気づき

- 経験が起きているまさにその瞬間に気づいて注意を向け，何に気づくかも含めて注目します。この気づきは：

  - 焦点を絞り込む類の狭いものではなく，広がりのあるもので，経験全体を注意の範囲にとらえます。

  - 「今，この瞬間」にあります——心が過去に入り込んだり未来に漂っていったりしたときにそれに気づくことも含まれます。

  - 刻々と繰り広げられるプロセスです——注意がそれても，何度でも連れ戻します。

好奇心

- 好奇心と驚きに満ちた視点から経験を眺めて，ありのままに気づいていられるようになります。

- 好奇心を育むには，珍しい現象を観察している科学者になったつもりで眺める方法があります。

- 「初心」から眺めると，その瞬間の状況に好奇心を向けて本当に何が起きているのかを観察しやすくなり，わかりきっていると前提しにくくなります。

アクセプタンス

- 経験を追い払おうと悪戦苦闘するのをだんだんやめられるようになって，代わりに経験に気づいていながらあるがままにできるようになります。

- 「綱から手を離す」のを想像するとアクセプタンスがイメージとしてわかりやすいかもしれません。

第8章 マインドフルネスが効果的 225

・あきらめとは違います——もうすでに「今，この瞬間」にある経験を
 アクセプトしています。未来に何が起きるかもしれない物事には，ま
 だ働きかけてそれを変えることができます。

自分への思いやりと気遣い
・経験を眺めるときに決めつけたり自己批判的になったりする代わりに
 優しさと気遣いの視点から向き合う力を身につけます。

マインドフルネスを実践しましょう

　本書では，意識的にまた定期的にマインドフルネスを実践し続けるこ
とで，日頃から生活の中でいつでも引っ張り出してきて利用できるスキ
ルを身につけていただきたいと思います。そうしたスキルを身につけて
おくのはとても大切です。なぜなら，現代の私たちの生活は，マインド
レス（心ここにあらず）になりやすい環境ですごす時間があまりに多い
ためです。情報がひっきりなしに流れ込んできますし，周りの環境から
の影響に注意を奪われて一つの事柄から別な事柄へとあっという間に注
意を引っぱりまわされる状態に大勢の人たちがすっかり慣れてしまって
います。パソコン，スマートフォン，テレビが私たちの注意を引きつけ
て，一緒にいる人を無視しているのに近い状態になることも珍しくあり
ません（そして無視されていることに相手が気づかないのは，彼らは
彼らで私たちをなかば無視しているからです！）。他方で，内面の経験
（思考，気持ち，感覚，記憶）も，私たちの注意を何度でも奪って，何
にしても「今，この瞬間」にしているはずのことに気づかなくします。
また心の経験と悪戦苦闘してコントロールしようとし始めると，第4章
で見たようにますます気が散って不注意になります。こうしたまとまり

のない，意識しないマインドレスネスを実践すればするほど，マインドレスネスの習慣がどんどん強くなります。

> 意識していないマインドレスネスに人生を乗っ取られかねません。

マインドレスネスは私たちの人生をさまざまな形で妨げます。
・ミスが増えたりモノをなくしたりしやすくなって，時間を奪われて苛立った気持ちが増えます。つい今朝ほども，私（L. R.）は，マインドフルネスについて何を書いたらよいかを考えるのにすっかり注意を奪われていて，コーヒーフィルターにコーヒーの粉を入れるのを忘れ，マグカップ一杯の白湯をつくりました！
・自分の反応や，空腹感や眠気や痛みなどが伝える身体のニーズにさえ気づきにくくなって，効果的に反応できずに感情がますます濁ります。
・一緒にいる人に注意がしっかり向かなくなり，人間関係の中で交わされる合図を見落として心が通じ合っている感じがあまりしなくなります。
・自分がしている作業に注意がしっかり向かなくなり，生産性が落ちて，満足感もそれほど得られなくなります。

マインドレスネスがこれほど広く習慣化してしまっているので，この自然な流れに歯止めをかけるにはマインドフルネスを実践しなければいけません。マインドフルネスは瞑想の実践と同じだとよくいわれます。それはマインドフルネスが仏教に由来するためでもあるでしょう——瞑想の実践は仏教系の宗教の多くで重要な役割をはたします。確かに，ま

とまった時間（20分から45分）をかけて「今，この瞬間」の中で注意を向け続ける方法は，マインドフルネスと気づきの筋肉を鍛えて，生活の中でここぞという必要な瞬間にスキルを引っ張り出して使いやすくするのにとても役立ちます。でも，マインドフルネスのスキルを身につけるために瞑想が絶対に必要なわけではありません。また，本書で注目するスキルを身につけるうえですべての瞑想が役立つわけでもありません。私たち著者が一緒に取り組んできたクライエントたちの中には，時間をとって瞑想するのではなく，地下鉄に乗っているとき，誰かと会話しているとき，他の武道やヨガなどを実践しているときに注意を向けて気づきを高めることでマインドフルネススキルを身につけた人たちがいます。私たち著者の経験では，最も大切なのは，マインドフルネスを何に対して実践するかではなく，どのように実践するかです。ですので，あなたもマインドフルネスを柔軟に使ってみてください。さまざまな実践をしながら，好奇心を向けて心をひらき，本書や他のどこかで見た提案を使って，生活の中であなたの人生を広げて充実させてくれるスキルを身につける上で役立つかどうかを探りましょう。以下の節では，クライエントたちの役に立った実践の種類を二つご紹介します。

◆フォーマルな実践

どんなスキルも，身につけようとするときには特にそのスキルだけを練習するための時間をとるのは大切です。たとえば，スポーツの練習ではよくくり返しの練習があります——くり返し練習の時間には，選手は一つのスキルでたとえばゴールに向けた蹴り込み，フライボールをキャッチする，ブロッキングなどと絞って，それに関連した身体の動きが習慣として完全に身につくまで練習します。習慣として身につけば，試合のときに注意を引きつける要素が同時にたくさんある中でも，必要な瞬間にスキルを使いこなしやすくなります。それと似て，マインドフルネスのスキルも，しっかりと身につけておくと人生の「試合」中に使

228 第Ⅱ部 悪循環を断ち切る

いこなしやすくなります。こうしたことから，あなたもぜひ，生活の中で時間をつくる方法を見つけてマインドフルネススキルを毎日実践してみてください。

どうするとマインドフルネススキルを最も身につけやすいかについてはたくさん議論されてきました。一定のスケジュールを決めてそれを守って実践するのが大切だと感じる人たちが大勢います。たとえば，最初の2週間は一日に45分間のボディスキャンを毎日続けるのがよい，と提案するアプローチがあります。私たち著者からは，あなたの生活に無理なく組み込めて続けやすい実践スケジュールを考えていただくことをおすすめします。毎日45分実践する時間をつくり出せれば，マインドフルネスがしっかり身についてかなりメリットを感じられるでしょう。他方で，もっと短い時間の実践を組み込むだけでもはっきりとメリットを感じるクライエントたちも見てきました。毎日または週に3日か4日でも結構ですので，決まって実践できる時間帯を見つける方法がおすすめです。その時間に実践する計画をなるべく粘り強く何週間か実行し続けると，マインドフルネスの習慣が強くなって，効果が見えてくるでしょう。本書を手に取られる前からすでに実践していた，または本書の第Ⅰ部を読んでいるうちに実践し始めたのでしたら，何よりです。

フォーマルな実践をすると，心と，心にある習慣がよくわかるようになります。心が理解できると自分を思いやりやすくなるのは第7章で見ました。

まだ実践し始めていないのでしたら，この章もまた，生活に定期的な実践を取り入れてみてどうなるかに注意を向けるよい機会となります。

第8章　マインドフルネスが効果的　229

<u>実践を生活に組み込み始めるコツ</u>

・他の人から離れた場所，またはしばらくそこで一人にしておいてもらえるように頼める場所を探しましょう。

・ベッドの上ではない場所がよいでしょう（ベッドの上は寝てしまいやすくなります！）。部屋の隅でもかまいませんし，ベッドのすぐ横でもかまいません。

・適度に心地よくて注意をはっきりさせておける椅子かクッションを選びましょう。もしクッションの上に座って一方の脚の前にもう一方の脚を出している，またはクッションを脚にはさんでその上で正座しているのでしたら，お尻が少し持ち上がって膝が心地よく床についているでしょう。膝が広がっていて両膝の下にクッションを入れると気持ちよいのでしたら，それでもかまいません。実践のポイントは，注意を心地よくはっきりした状態にし続けることです。実践の一環として心地悪さを感じる部分は自然にありますが，身体が固いのなら，無理に蓮華座で座ってわざわざ心地悪くなる必要はありません！　長い時間をかけて瞑想する人たちの中には椅子やたくさんのクッションを使う人たちが大勢います。

・姿勢をまっすぐにして座り，頭のてっぺんから紐で真上に引っ張られているようにして，注意をはっきりさせます。目は閉じてもかまいませんし，リラックスした視線を目の前1〜2mあたりに落としてもかまいません。

・用意した空間には何かのモノを置いてもよいでしょう。実践と関連づけられて気持ちを高めてくれるかもしれません。キャンドルやお香を置きたいと感じる人がいます。絵や石を飾る人もいます。

・タイマー（瞑想用のチャイムを鳴らしてくれるアプリもありますが，どんなタイマーでもかまいません）を使って，時間を決め，決めただけの時間をそこで過ごしましょう。実践の一部として大切な

のは，「他の何かをしなければいけない」と考えているときにもそこにい続けることです。思考がめぐっているときにも実践し続けられると，自動的に反応したりいつでも思考の言うとおりに振る舞ったりしなくてもよいと学べますし，そうする代わりに自分にとって大切な行動を選べます。ですので，マインドフルネスを実践しようと思う時間を，これなら大丈夫と思えるよりも少し長いくらいに決めて，決めた間は何があっても実践し通しましょう。そしてタイマーが鳴ったらやめます。少し短すぎたようでしたら，次回はもう少し長い時間でタイマーを設定しましょう。

・リマインダーは役立ちます。実践するのは忘れやすいものです。日頃からしていることでたとえば歯磨きなどと結びつけて覚えておくとよいでしょう。歯磨き，シャワー，朝食，夕食などの後に必ず実践していると，忘れにくくなります。家中にリマインダーを貼っておく方法もあります——色つきのシールはなかなか効果的です。

・実践しないための理由をたくさん思いついても実践しましょう。それも新しく身につけることの一部です！　この実践が，あなた自身を思いやる方法で，あなたの人生を広げるスキルを身につける方法だった点を忘れないでください。ですので，今の時間にしていたい他のことをいろいろと考え始めたら，このマインドフルネス実践がなぜ時間を割いてでも取り組むだけの価値があるのかを思い出しましょう。

・実践を終えたら，実践していて何に気がついたかを振り返る時間をつくりましょう。観察したことを書き出すと役に立つでしょう。「フォーマルな実践の後に考える質問」（p.232）がガイドになるでしょう。

第8章　マインドフルネスが効果的　231

ためしてみよう

　本書を通じて行ってきた実践が，まだ生活に組み込んで定期的にするまでにはなっていないのでしたら，ここでしっかりと時間を決めて実践し始めましょう。どの実践を使って始めてもかまいません（p.13「呼吸のマインドフルネス」，p.93「音のマインドフルネス」，p.171「身体感覚のマインドフルネス」）。私たち著者は，個別のスキルを身につけたいときにはそれに適した実践を加え，普段は呼吸のマインドフルネスから始めるのを基本にして，そこへ戻ってくる方法が好きです。ですので，今週は「呼吸のマインドフルネス」を実践し続けてみてください。その後で他の実践へと移っていきましょう。www.guilford.com/orsillo2-materials にアクセスしていただくと，「呼吸のマインドフルネス」をより本格的にしたものを聞けます。または，設定した時間中は呼吸そのものと呼吸を感じる身体の部分へと，気づきを何度でもただ向ける方法でもかまいません（これまでにも実践してきてもっと長い時間をかけたいと感じるのでなければ，5分または10分の設定から始めるとよいでしょう）。中には，息を吸う回数を数えて，10まで数えたら今度は逆に数えて1まで戻ってくると注意がさまよいだしたのに気づきやすいと感じる人もいます（注意がさまよい続けて1ばかり数える状態になってしまっても大丈夫です！）。時間がきて実践が終わったら，次ページの枠の質問を自分に問いかけて，気づいた反応を書き留めましょう。

マインドフルネス実践を終えたときに何を感じがちか，第6章で考えた部分を読み返すと，実践中の経験から学びやすくしてくれるヒントがあるかもしれません。

232 第Ⅱ部 悪循環を断ち切る

フォーマルな実践の後に考える質問

・何に気がつきましたか？

・心がさまよっていったときに，気づいて，やがて連れ戻せましたか？

・批判的な反応や決めつけに気づきましたか（または実践を振り返って
いる今はそうした反応に気がつきますか）？

・そうした反応は，あなたが日頃自分に語りかけるとき，特に不安なと
きの口調に似ていますか？

・思いやりと気遣いを込めて経験を眺められますか？　誰の心もさま
よっていくもので，心は本来自然に目まぐるしいものだという点を思
い出しましょう。マインドフルネス実践は，その点に気づいて自分へ
の思いやりと気遣いのスキルも含めて新しいスキルを身につける方法
です。ときには，自分に向かって「まったく心は大変だ！」と言うだ
けでも出発点になります。

・実践中に気づいて，これは日常生活に組み込める，と感じたことはあ
りますか？

フォーマルな実践を役立てるには，実践をしながら観察したことや経
験したことを実際の人生に取りこんでこなければいけません。

　ライラは，毎朝歯を磨いた後に「呼吸のマインドフルネス」を15分
間実践すると決めました。実践していると，心がどんどんさまよって
いって，その日にしなければいけない課題について考え，特に社会的な
状況で予想される受け答えに関連した思考にことごとく吸い寄せられる
のに気づきました。困った状況になるかもしれないシナリオを心の中で
想像して繰り広げていると気づくのに数分かかるときもありましたが，

第8章 マインドフルネスが効果的 233

気づいたら注意を呼吸へ連れ戻しました。マイナスの思考がたくさん浮かんで，マインドフルネスを実践するのがとても下手だ，ほとんどの時間をいろんなことに不安を感じてすごしているだけだからマインドフルネスを実践しても役立つはずがない，などと考えていました。それでも，ライラは，それもプロセスの一部だと思い出して，注意を連れ戻し，息を吸って吐くときの感じに注目しました。心がまたさまよっていったときに，さっきよりも早く気づいて，「心はなんて忙しいのかしら——こんな状態で何かを終わらせられるほうが不思議だわ！」という思考が浮かびました。同時に気持ちが少し和らいで，気づきをまた呼吸へと連れ戻しました。心がふたたびさまよっていって，今度もまた先ほどと同じように，自分はマインドフルネスがなんて下手なのだろう，マインドフルネス実践をしても絶対に役立つはずがない，などの思考が浮かびました。ライラは，それが思考だと気づき，必ずしも真実ではないとわかり，注意をまた呼吸に連れ戻しました。タイマーが鳴って，実践し通したことにホッとしました。ストレスが少し減った感じに気づきましたが，リラックスしているとはいえませんでした。その日を通じて，不安に関連した思考が浮かぶとすぐに気づくけれども普段ほど思考に縛られている感じがしない，とわかりました。夜は，社交的な集まりに参加したときに，面白い話題を何も提供できないという思考が次々と湧いて，居心地悪く感じ，誰も好きになってくれないだろうと怖れました。でも，そうした思考に注意を向けてから，気づきをしばらく呼吸にくり返し導き，思考や気持ちはあるがままにして，ともかく誰かと会話をしました。不安な感じはまだあって，マイナスの思考ももっと湧いてきましたが，注意を何度でも呼吸に連れ戻して，そのときに会話をしている人とかかわり続けました。集まりから帰るときに，普段よりも気持ちが満たされていて，後悔も少ないのに気づきました。

フォーマルな実践に関連して「静けさ」や「心が澄みわたる」ことに

ついて話す人たちが時々います。リラックスと同じで，そうした感じも，それまで心を揺さぶり続けていた活動（思考や気持ちを追い払おうとするなど）をいくらかやめると実際に経験するかもしれません。その仕組みを理解するには，心をスノードーム（透明なドームにオブジェと一緒に雪のような粒やキラキラしたものを入れて水で満たした玩具）のように想像するとわかりやすいでしょう。私たちはだいたいいつも心のスノードームを揺さぶっているので，雪やキラキラが勢いよく舞い上がって心の中はまるで大嵐です。嵐を鎮めたいのなら，何もしてはいけません——どんな動きも，雪をもっと舞い上げるだけです。活動をやめると，そのうち心が落ちつくかもしれませんし，ひょっとすると静けさが訪れるかもしれません。でも，少なくとも私たちの心のスノードームについて言えるのは，そこでは心の風も吹いているので，外から見ると身体がじっとしていても，内面では記憶や心配でいっぱいの嵐が起こるかもしれないことです。心を静めようとするのは，今の状態とは別な状態にしようと働きかけて揺さぶるまた別な方法にすぎなくて，自分をマイナスに感じる別な方法になってしまいます。そこで，心を静めようと努力する代わりに，悪戦苦闘をやめるとどうなるかを観察して注意を向け続ける方法があります。心は少し静かになるかもしれませんし，少なくとも舞っている雪がいくらか減るでしょう。そうすると，何を感じて何をしたいと思っているのかに自分で気づきやすくなります。忘れないでおきましょう，私たちが本当に身につけたいのは，心でどんな大嵐が起きていようとも自分が本当に生きたいと願う生き方に沿った行動を選ぶことができる力です。ですので，マインドフルネスを実践していて心に静けさが訪れなくても，経験に気づいて思いやりの眼差しで観察する実践を続けているだけで，自分らしく生き始めるのを助けてくれます。

第8章　マインドフルネスが効果的　235

> マインドフルに気づいていられると，心の嵐が最も激しいときに
> も，願う生き方に沿った行動を選びやすくなります。

ためしてみよう

では，いくらか難しいマインドフルネス実践をご紹介します——
「思考と気持ちのマインドフルネス」です。これまでの実践と同じ
で，目標は，ただ注意を向けることです——思考や気持ちが浮かぶま
まに注意を向けて，好奇心の眼差しで眺め，そうした経験が「あな
た」を表しているわけではない点にも注目します。この実践は第3章
で少し味見をしています。今度は，それを日頃からする実践に取り入
れましょう——週に少なくとも一度は実践して，できればもっと増や
すことも考えましょう。www.guilford.com/orsillo2-materials にある
「空に浮かぶ雲のマインドフルネス」[注46]を聞きながら実践してもかま
いませんし，以下の文章を読んでから本を脇に置いて，ご自分で実践
されてもかまいません。

目を閉じます……初めに呼吸に注意を向けて，ただ気づいていなが
ら息を吸って，空気が身体に流れ込んできて，ふたたび流れ出ていき
ます……。身体に，どんな感じがあるかに注目しています……。緊張
した部分がないかに注目していて……そっと力を抜いています……。
では，どこか外で寝ころびながら空を見ているところをイメージし
ましょう。心地よくてあざやかに思い描ける場所でしたらどこでもか
まいません。池に浮かんだ筏の上に寝ている，公園で芝生に毛布を
広げてその上に寝ころんでいる，家のベランダか屋根の上，空全体が
はっきりと見える場所でしたらどこでもかまいません。想像の中で，

236 第Ⅱ部 悪循環を断ち切る

心地よく寝ころんでいて，何の上に寝ているにしても身体がそれに沈み込むように支えられて，空を眺めています……空に注意を向けながら，雲が空に浮かんで，ゆっくりと動いていき……雲が空の一部なのがわかりますが，空全体ではなく……空が雲のうしろに広がっているのがわかります……。心に浮かぶ思考や気持ちは空の雲，心は空そのものだとイメージしながら……思考と気持ちがやさしく空を漂っていくのが見えて……心に浮かんだ思考や気持ちに気づいて，その一つひとつを雲に入れてから注意を向けて，思考や気持ちを含んだ雲が空を漂っていきます……気が散ったり，雲に気を取られたりして空を見失っても，そのことにも注意を向け続けます……雲がとても軽くまばらなこともあれば，黒々として恐ろしげなこともあるのに気づいています……雲が空全体を覆ってしまっても，雲のうしろに空が広がっていると気づいています……。思考や気持ちが，自分自身とは別に感じられる瞬間があるのに気がつきます……自分自身と同じと感じる瞬間もあるのに気づきます……そうしながら，雲のうしろにある空と，空を漂っていく雲とを思い描いて……思考と感情を雲に入れ続けます……思考や感情がさまざまな形をしているのに注目しています……思考や感情を含んだ雲がさまざまな濃さなのにも注目しています……。雲の一部になってしまった感じに気がついたら，ゆっくりと注意を雲のうしろにある空に戻して，思考や気持ちを雲に入れ続けます……。

　実践が終わりましたら，経験を振り返って，先ほどの枠の質問を自分に問いかけながら何に気づいたかを書き留めましょう。このエクササイズから学んだことを生活に取り入れて役立てられるかどうかを試しましょう。たとえば，エクササイズを終えたときに，あなたも先にご紹介したライラのように，以前よりも思考に気づきやすくなってそれが真実を示しているとはそれほど感じなくなったと気づくかもしれません。そのように感じられると，たとえどんな思考や気持ちが湧い

ていても，あなたにとって本当に価値のある行動を選べるだけのゆとりが生まれるでしょう。

◆フォーマルではない実践——自分らしく生き始めるときにはとても大切です

マインドフルネスについての本では（本書も含めて！）大抵フォーマルな実践の説明にページがたくさん割かれています。でも，マインドフルネススキルを生活に取り入れてあなたらしく生き始めるときには，フォーマルではない形の実践もとても大切です。私たちの研究では，フォーマルではない形の実践を続けるのは[注47]，セラピーで受けたメリットをセラピーが終わった後にも維持することと深く関連するとわかりました。フォーマルではない形の実践は，マインドフルネススキルを日々の活動の中で使いこなします。簡単なものでしたら，日中に呼吸に注意を向けるくらい単純でかまいません（そうです，本書を読み始めたばかりの頃に，内容に注意をより集中するために一呼吸してからまた続きを読みだしたことがおありなら，そのときあなたはフォーマルではないマインドフルネスを実践していたのです）。複雑なものでしたら，たとえば愛する誰かと感情の高ぶった対話をしながら，その人の顔に何を読み取れるかに注意を向けて，自分の身体にある感覚にも注目しつつ，この人間関係の中でこうありたいと願う人間として振る舞おうとしている，というマインドフルな状況もあるでしょう。フォーマルな実践や観察の場合と同じで，フォーマルではない実践でも，簡単な状況で使い始めてだんだん難しい状況にもあてはめていくと実践しやすいでしょう。

ためしてみよう

日頃からしている活動に改めて注意を向けて気遣いながらしようと

238 第Ⅱ部 悪循環を断ち切る

コミットする^{注48)}のはすばらしい出発点です。以下の項目から一つか二つを選んで，毎日マインドフルに行ってみましょう。

- ・歯を磨く
- ・シャワーを浴びる
- ・コーヒーまたはお茶を入れる
- ・食器を洗う
- ・洗濯物を畳む
- ・地下鉄やバスに乗る

- ・食事の用意をする
- ・歩く
- ・壊れた何かを修理する
- ・庭仕事
- ・自宅や仕事場の掃除
- ・食事をする（朝食，おやつ，職場でのランチ）

　フォーマルな実践と同じように，こうした課題をこなすときにも絶えず注意を向け続けましょう。何が見えるか，聞こえるか，感じられるか，味わえるか，香るかに注意を向けます。思考や感覚が湧いたらそれに気づいておいて，今している行動の感覚に注意を戻します。お皿を洗っているのでしたら，泡だった水の感じ，手にしているお皿の感じ，水が流れる音，洗剤の香りに気づくでしょう。

生活の最もありふれた瞬間にもマインドフルネスを実践できます。

　日課の中でフォーマルではない形でマインドフルネスを実践するのは，マインドフルネスの習慣を生活に取り入れ始めるときにはとてもよい方法です。そのようにして日頃から生活に組み込んでおくと，もっとストレスの強い状況や人間関係の中で好奇心に満ちた思いやりのある気づきを実践したいと感じたときに，より簡単にできるようになります。特にこれまでフォーマルな実践を定期的にしてこなかった場合などは，

第8章　マインドフルネスが効果的　239

フォーマルではない形でならマインドフルネスを実践する機会をもっと
頻繁につくれる点で，スキルを身につけやすくしてくれるでしょう。も
う一つフォーマルではない形の実践を使うと効果的な状況は，本書を通
じてご紹介するさまざまな観察エクササイズをしているときです。観察
エクササイズで思考や気持ちに注意を向け，感情がきれいか濁っている
かを参考にして，どう反応するのがよいかをじっくりと考えるときに，
好奇心と優しさと思いやりの眼差しからフォーマルではない形でマイン
ドフルネスを実践するとよいでしょう。

　スキルがだんだん身についてきたら，フォーマルではない形のマイン
ドフルネスを，特に困難な状況で意識的に使ってみましょう。思考と気
持ちと感覚に注意を向ける方法を，ストレスを感じるミーティングのと
き，誰かと意見が対立しているとき，誰かをデートに誘うとき，昇給を
願い出るとき，理不尽な要求を断るとき，子どもたちの振る舞いにイラ
イラするとき，などに実践します。そうした難しい状況で注意を向けて
観察しながら自分を思いやるたびに，それまでの古い習慣の心配，自己
批判，経験を避けたりコントロールしようとしたりする行動を弱めて，
もっと柔軟に反応するための新しい習慣を強めています。実践を続けて
いると扉がひらいて，人生の手応えを感じながら，意味と目的の感じに
満ちた人生を，勇気を出して生き始められます。

　第Ⅲ部では，身につけつつあるマインドフルネスのスキルを使って，
あなたにとって何が本当に大切かをはっきりさせていきましょう。各章
を読み進める間も，日頃から実践しているマインドフルネスと観察はそ
のまま続けて，スキルをどんどん強めましょう。そうしていると，第Ⅳ
部を読む頃には，もっと広く長い目でみながらスキルを人生に当てはめ
て使いこなす用意ができているでしょう。

240 第Ⅱ部 悪循環を断ち切る

生活にマインドフルネスを取り入れる

・生活の中で日頃からしている活動をマインドフルに実践すると，スキ
　ルが身についてマインドフルネスを習慣にしやすいでしょう。

・心が何かに反応し始めていると気づいたときにマインドフルネスを実
　践するのもよいでしょう。

・本当に大切と感じる活動をしているときにマインドフルネスを実践す
　るとよいでしょう。

ここまでで質問はありますか？

Q：フォーマルな実践をするたびに眠ってしまいます。それでよいの
　　でしょうか？

A：それはよくある経験で，これだけ誰もが睡眠不足の昨今では当
　　然かもしれません。眠りに落ちやすくしてくれる戦略を見つけた
　　という意味では，寝入れないのが問題でしたら確かにすばらしい
　　でしょう。でも，実践の途中で眠ってしまうのは，マインドフル
　　ネス実践から何かを学ぼうとするときには妨げになりかねません
　　——実践のたびに眠ってしまうのでしたら特にそうです。朝に実
　　践する方法がおすすめです。朝食とコーヒー（または目を覚まし
　　てくれる朝の日課でしたらなんでもかまいません）の後なら，実
　　践のときに，少なくとも初めはもう少し目覚めていられるでしょ
　　う。長時間実践していると眠ってしまうのでしたら，実践の時間
　　を少し短くする方法も考えられるでしょう。また，姿勢をまっす
　　ぐにして座っていることも確かめましょう。実践しているあいだ
　　は，眠さの感じに気がつくかどうかを観察して，眠気を感じたら

姿勢を少しまっすぐに直しましょう。それでも眠ってしまうのなら，フォーマルではない形でマインドフルネスを実践すると実践中に目覚めていられて経験に注意を向け続けられるでしょう。

Q：実践し始めてしばらくたちますが，いまだに心がめまぐるしくなります。実践の仕方の何がよくないのでしょうか？

A：実践の仕方には何の問題もありません！　私たち著者の心もめまぐるしくなります。マインドフルネス実践は，これまでにない静けさや落ちついた心の状態を達成する方法として紹介される場合があります。勿論，実践しているとそうした瞬間もあるかもしれません。でも，いくら実践しても心は心のままです。心は本来目まぐるしいものですし，生きていればじつに人間らしい反応がいくらでも自然に引き出されます。自分らしい意味深い人生を生きるのに心が静かでなければいけないなんてことはありません。心を静めようとするのではなく，心が自然に目まぐるしくなっても，生い立ちや現在のストレス要因から次々と反応が起きても，マインドフルネスを実践すると今までとは違う姿勢で向き合えるようになって，本当に大切と感じるものに沿って振る舞い続けやすくなります。ですので，心が目まぐるしくなっているのに気がついて，穏やかになってほしいとどれほど感じているかに気づくことさえ，まさにマインドフルネス実践です。身体の外側で人生を大きく変えるために内面を変える必要はちっともありません。身につけなければいけないのは，気づいて，観察し，好奇心をもち，思いやりを育んで，意識的に行動を選ぶことです。第III部と第IV部では，たとえ心にどんな思考や反応が起きていてもマインドフルネススキルを使いながら生活の質を高めて人生を広げていく方法をご紹介します。

242 第Ⅱ部 悪循環を断ち切る

Q：マインドフルネスを実践しているのに，今でも気がつくとしょっちゅう怒っています。どうしたらよいでしょうか？

A：怒りの感情は，あなたが経験している，または経験してきたことへの当然でよく理解できる反応かもしれません。あなた自身やあなたの大切な人たちが傷つけられていることについての大切な情報を伝えているかもしれません。マインドフルネスを実践しても，きれいな感情はなくなりません。それでも，マインドフルネスを実践していると，きれいな感情につづいて湧きがちな自己批判や自分に責任を押しつけようとする気持ちは減らしやすくなるでしょう。また，自分の感情に関連した反応を少し離れたところから眺められるようになるので，感情が高ぶっている瞬間にも，後からでも，どう反応したいのかを選びやすくなります。マインドフルネスを実践しながら，今経験している怒りはどうなっているのだろうと好奇心を向けて眺めましょう。そして，あなたの理想とする生き方に沿うようにマインドフルネス実践を効果的に利用できるようになりましょう。

Q：マインドフルネスの説明は，まるで，鳥のさえずりに注意を向けるだけで気持ちがそれほど動揺しなくなると伝えているように思えるときがあります。その方法は私には効果がないだけでなく，他の人たちのようにすんなりと視点を変えられないので，むしろ気分が悪くなります。

A：そのようにおっしゃる方が大勢います。確かに，自然の音に耳を傾けるようにとか，キャンドルの香りに注意を向ければあなたが直面している複雑な問題を解決したりつらい記憶を消したりできる，と私たちがご提案しているだけのように思われましたら，効果をあまり期待できそうもないと感じられるのはよくわかります。私たち著者がマインドフルネスをとても効果的だと感じ

第8章　マインドフルネスが効果的　243

ることの一つは，実践すると自分の中のつらさとの悪戦苦闘が
減って，時間とエネルギーにゆとりが少しできるので，むしろ問
題を解決したり新しい記憶になってくれる経験を積んだりできる
ようになる点です。他にも，マインドフルネスは，本当につらい
人生経験をしながらなすすべがなかった時期を生き抜くのにも役
立ってくれました。たとえば，愛する人を失って悲しんでいると
きに，マインドフルネスは，そのつらい状況への自分自身のきれ
いな反応に対してさらに心に湧いてくる批判的な思考や決めつけ
との悪戦苦闘を減らし，現実をありのままにアクセプトしやすく
し，素直に悲しみを感じて自分に優しくできるようにします。批
判的な思考をあるがままにして，本当は起きてほしくなかった事
柄もアクセプトすると，気持ちが穏やかまたは静かになることが
あります。またそうしていると，自分が本当はどれほど悲しく，
恐ろしく，怒っているのかに気づく場合があるともわかりまし
た。いずれにしても，私たち著者の経験では，マインドフルネス
を実践すると人生のそうしたとてもつらい時期にも生きるエネル
ギーが生まれます。

気づきの範囲を広げて鳥のさえずりや風の音に注意を向けると強
いストレスを感じる瞬間に役立つ場合があるのは，その瞬間に私
たちを圧倒している思考，気持ち，感覚のすべてから一歩離れら
れるためです。ただ，実践だけでは，ストレスの原因が何であれ
それを取り除けないかもしれません。また勿論，気持ちを穏やか
にする目的でマインドフルネスを使ったのでは，コントロールし
ようとするさらに別な方法になるだけで，逆効果で，自己批判的
な思考をますます増やしかねません。ですので，どんな実践も，
気持ちを変える方法とは考えず，「よりよい」在り方とも考えず
に，どの瞬間にも使おうと選べるもので，経験をもっとしっかり
感じて次の行動を納得して選びやすくしてくれる戦略と考えると

よいでしょう。今この瞬間にも，自分を気遣うと選べます。鳥のさえずりがうるさくてたまらないと感じている気持ちを優しく受け止めるのでもよいのです！

第Ⅱ部　まとめ

　本書を通じて，二通りの方法でマインドフルネスをご紹介してきました。実践をしながら同時に経験にも注意を向ける方法と，さまざまなスキルをご説明する方法です。また，マインドフルネスにまつわる間違った俗説もご紹介して，なるべく誤解を解くように努めました。マインドフルネスは，誰でも身につけられる気づきの質です。じっと座っていても苦にならなくて心をはっきりさせるのが得意な人たちだけのものではありません。心が忙しく一つのことから次へと跳びまわる人も，注意がどこへ引きつけられているのかになかなか気づけない人も，注意を向けていたはずの焦点へ何度でも心を連れ戻し続けなければいけない人も，みんなマインドフルネスの大きなメリットを感じられます。一つ目として，マインドフルネスを実践すると，人間として生きるのがどれほど大変かを思い出させてくれるので，自分への思いやりを育みやすくなります。二つ目は，不安，心配，またそうした感情に関連した反応に習慣的に反応している心の様子に気づきやすくなります。そして三つ目として，マインドフルネスを実践すると日頃の活動にしっかり注意を向けられるようになるので，手応えを感じて気持ちが満たされます。

　第Ⅲ部では，あなたの人生に意味を添えるものを探してはっきりさせていきましょう。新しいマインドフルネス・エクササイズをご紹介し，これまでに試したものに立ち戻るようにとご提案する場合もありますが，役立つと感じられた実践がありましたらどれでもぜひ続けてください。あなたにとって何が最も大切かをはっきりさせて，こう生きたいと

願うあなたらしい人生に沿った行動を選び始めるときに，マインドフルネスのスキルはお役に立つでしょう。

ここまでで質問はありますか？

Q：きれいな感情と濁った感情にいまだに悪戦苦闘しています。また，マインドフルネスもあまり実践していません。それでも読み進めるべきでしょうか？

A：役立つと感じるアプローチは人それぞれです。中には，大きなスキルごとに一つずつじっくりと時間をかけてから次に進むのがよいと感じる人がいます。あなたもペースを落としたほうがよいと感じるのでしたら，前のほうの章をいくつか読み返して，日々の生活にマインドフルネスを組み込む方法を探るのもよいでしょう。もう一方で，生きたいと願う人生をどうしたら勇気を出して実際に生き始められるかを深く考えると，濁った感情に向き合ってマインドフルネスを使いながら気持ちをはっきりさせようと思える，という人もいます。あなたがこのタイプでしたら，先を読み進めるとよいでしょう。第12章ではきれいな感情とも濁った感情とも悪戦苦闘するときに使える戦略をさらにいくつかご紹介しますし，第15章ではマインドフルネス実践をずっと続けていくためのコツもご紹介します。どちらの道を選ばれても，いずれは誰もがその人自身に合った章や節に何度も戻って，その人にとって最も当てはまる（または最も難しいと感じる）概念の理解を深めていただきたいと思います。何度でも実践に立ち戻るのは本当に効果的な方法だと，私たち著者自身が実感しています！

第Ⅲ部

あなたらしい人生を見つけよう

第 9 章
ゴールと人生の方向を変える

　注意を意識的に導いて，あまりに頻繁に私たちの心を占領している思考と決めつけとストレス要因の絡まり合った塊から引き離し，「今，この瞬間」に起きていることに向けると，穏やかな感じが束の間訪れるかもしれません。でも，マインドフルネスのすばらしさは，そうした束の間の穏やかさではなくて，むしろ，本当に大切と感じる活動に，つまり価値に沿った活動にもっと心から関われるようにしてくれる点です。第Ⅰ部と第Ⅱ部を通じて，あなたが本当に生きたいと願う人生を不安と心配がどのように妨げてきたかを考え始めました。不安に対して使える戦略も身につけましたので，ここからは，あなたらしい人生を生きることにさらに注目して考えていきましょう。

この章では……

1. ゴールと価値の違いを考えます[注49]。
2. 価値に沿って生きるとどのようにメリットがあるのかを学びます。
3. 人生で重要な三つの領域のそれぞれで，あなたにとって何が大切なのか，その価値を探ります。

ゴールと価値

◆ゴール

私たちの社会では，ゴールを設定するようにとすすめられます。ゴールはとても役立ちます。ゴールを設定すると：

・時間と資源をどう振り分けて使うのかを選ぶようになります。
・注意を何かに絞り込めます。
・動機づけて方向を示してくれます。

ゴール設定をすすめる背景にある基本的な考え方は，次のようなものです。気持ちが納得して満たされるには：

・どんな人生がよいのかを思い描けなければいけない。
・目指したい到達点（ゴール）を具体的に挙げなければいけない。
・ゴールを達成するまでに必要なステップ（行動）を考えなければいけない。
・ゴールに向かう行動に実際に従事しなければいけない。

たとえば，コラーニが次のように信じているとしましょう——外見が魅力的で，しっかりと決まった誰かとおつき合いをしていて，収入が十分あれば，生活の質が高くなる。具体的には，ゴールが三つあるといえます。

1. 体重を 10kg ほど落とす
2. 結婚する
3. 営業管理の仕事に就いて高い給料をもらう

第9章　ゴールと人生の方向を変える　251

ゴールを達成するため，コラーニはさまざまな行動をすると誓います。

1. 炭水化物を食べるのをやめる
2. 週に3日ジムに通う
3. お見合いサービスに登録する
4. 営業管理トレーニングプログラムの2年コースを受講する

　誓った通りに行動すると，コラーニがゴールを達成できる見込みはかなり高いでしょう。そして，ゴールを達成できれば生活の質も改善するかもしれません。ただし，ゴールを設定することの問題点も少し考えておくのが大切です。

・ **ゴールは未来指向です**：ゴールが設定されていると，基本的に，「今，この瞬間」の在り方は願いどおりではないと言っていることになります。ですので，コラーニが，体重が約10kg減ることや高い給料をもらうことイコール幸せと考えると，人生が（また幸せも）ゴールを達成するまではある意味で「お預け」になったと感じるかもしれません。主に未来にあるはずのものに注意が向いているかぎり，コラーニにとっては「今，この瞬間」の中で自分らしく生きるのが難しいでしょう。また，たとえコラーニが「今，この瞬間」に注意を向けても，気持ちはおそらく満たされません。

・ **ゴールには到達点があります**：コラーニは結婚することに注意を向けるかもしれませんが，デートをする相手さえまだいないのでしたら，人生のこの領域で気持ちが満たされるにはもうしばらく時間がかかりそうです。そして，結婚するゴールを達成したらどうなるでしょう？　コラーニの結婚するゴールは，決まった人と長くつき合う人間関係の日々の経験について実はほとんど何も伝えていません。まるで，ひとたび相手を決めて結婚してしまえばコラーニの人

生で人間関係の領域のゴールが達成されて完了すると伝えているような印象です。でも，人間関係が生き生きとするには，日頃から絶えず気遣って注意を向け続けなければいけません。同じように，目標体重のゴールを達成しても健康な生活習慣を続けなければ体重は戻ってしまいます。一生懸命努力して望みの仕事についに採用されても，解雇されないためには絶えず注意を向けて勤勉に働き続けなければいけません。

- **ゴールを達成できるかどうかは，私たちにはコントロールできない要因に影響されがちです**：たとえば，コラーニが目標体重のゴールを設定したとすると，体重に影響を与えるものには食生活や運動のように管理できる要因もあります。でも，その他にコラーニには管理できない要因として，体格から，代謝率，ホルモンバランス，服用している薬まですべてが体重に影響を与えます。また，お見合いサービスを通じて外見も内面も魅力的な人と出会うかもしれませんが，その人が自分と同じように感じてくれるかは，コラーニにはコントロールできません。仕事に役立つコースを受講して，一生懸命努力して，履歴書を複数の会社へ送れば，希望の仕事に就ける見込みは高まるでしょう。でも，もしかしたら経済的な事情で教育を受けるゴールが妨げられるかもしれません。景気も求人の数に影響を与えます。そして具体的な求人をめぐる競争がどうなるかについて，コラーニは何一つコントロールできません。

　このように，ゴールには，努力を振り向ける方向を定めるうえで役立つ面がありますが，マイナスの側面もあります。「理想」の未来に注意を向けると，現在起きていることを見過ごしやすくなり，悪ければ現在の価値を過小評価しかねません。また，ゴールはそのゴールまでしか導いてくれません——ゴールが達成されたとたんに次のゴールへ向かい始めなければいけません。そして，気持ちが満たされるためにはコント

第 9 章　ゴールと人生の方向を変える　253

ロールしなければいけないと感じることを実際にはコントロールできないとしたら，不安と苛立ちと不満を感じるリスクが生まれます。

> ゴールは一生をともにするものではありません──達成した途端に，次のゴールへ向かい始めなければいけません。

ためしてみよう

　ゴールを設定するのは，結果が具体的な作業に取り組んでいる場合には特に効果的です。たとえば，「屋根裏部屋を片づけなければいけない」というゴールを設定すると，必要な段取りを決めやすくなります。時間を取る，寄付したい服を入れるための段ボールを集めてくる，ゴミ袋を買ってくる，庭先でバザーをひらく，などのステップがあるでしょう。でも，ゴールを設定すると逆に気持ちが落ち込む場合もあります。たとえば，ある日付までに新しい仕事に就く，ある科目でＡの成績を取る，などのゴールを設定しておいて達成できなかった場合などです。あなたが設定したゴールが役立ったときを考えましょう。また逆の場合についても，ゴールを設定したらどのようにかえって不満になったり身動きが取れなくなったりしたかを考えましょう。

_____

_____

_____

_____

◆価値

　ゴールと違って，価値は，個人的な領域で選ぶもので，達成しなければいけないものではなくそれそのものが喜びを生む原理と言え，私たちが生きるときの在り方を決めるものです。価値は，旅をするときに導いてくれる方位磁針に似ています。人間関係，仕事，教育，家事，自分のための活動，地域活動に私たちがどう向き合ってアプローチするかに影響を与えます。価値の例をいくつかご紹介しましょう[注50]：

人間関係（パートナー，家族，友人）
・子どもたちには愛情深く気遣いながら接する。
・両親，親戚，お年寄りを尊敬する。
・親しい人間関係の中では心をひらいて，気持ちを打ち明けて，感情を素直に表現する。
・大切な人たちの話に耳を傾ける。
・周りの人たちと接するときには，誠実に，心を込めて，正直に振る舞う。

仕事，教育，トレーニング，家事
・一生懸命に取り組んで，頼りにされて，心からしたいと思いながらコミットする。
・知識を増やして，新しいスキルを身につける。
・周りの人の相談にのって導く。
・新しい視点を絶えず探して，問題を解決するための別な方法を考える。

自分のための活動と地域活動
・新しくて刺激になる経験を積極的に探し，つくり，実際にどんどん経験する。

第9章　ゴールと人生の方向を変える　255

・身体を動かし続ける。
・創造的な活動を続ける。
・人々の権利などが守られるように行動して，虐げられたり差別され
　たりしている人のために声をあげる。
・自分個人よりももっと大きな何かと結びつく。

　私たちがゴールとして設定するものの多くが，根底にある価値と何か
しらの形でつながっています。たとえば：

よくあるゴール	根底にあると考えられる価値
体重を減らす	健康な生活をする
結婚する	誰かを大切にして，心配し，関心をもっていることを伝える
よい仕事に就く	一生懸命働き，信頼される人間になって，困難も受け容れる
教会／モスク／寺院の活動に参加する	「わたし」として生きていることのより大きな意味と目的を探す
家をきれいにしておく	家族を大切にする
偏っていて公平とはいえない方針を変える	人々の権利が尊重される方向へ変わるように声を上げる

ゴールの根底には大抵大切な価値があります。

◆価値の一般的な特徴
・価値は現在に注目します：価値は，「今，この瞬間」にどう行動す
　るかに影響を及ぼします。たとえば，コラーニが身体の健康と幸せ

256　第Ⅲ部　あなたらしい人生を見つけよう

に価値を感じるのでしたら，その価値に沿って行動する機会は毎日の生活の中で（コラーニの現在の体重と身体の状態とは関係なく）いくらでもあります。コラーニは：

- 朝のコーヒーの代わりに水を飲むと選べます。
- 職場ではエレベーターの代わりに階段を使って登れます。
- ランチのときに，サラミが乗ったピザの代わりに網焼きチキンのサンドイッチを選べます。

パートナーを見つけるゴールは，他の人に心をひらくのが大切と感じる価値が根底にあるのを表しています。人生の伴侶はすぐには見つからないかもしれませんが，コラーニは：

- エレベーターの中で（携帯メールを読むのではなく）同僚に「こんにちは」と言えます。
- オフィスに入るときに受付係に挨拶できます。
- 妹に携帯メールを送信できます。
- 友人をランチに誘えます。
- 出会い系サイトにプロフィールを載せることができます。

・**価値は完了するものではなく，完全に達成されるものでもありません**：価値は，充実した人生を生きるプロセスを決めるもので，結果を決めるものではありません。コラーニが，健康なライフスタイル，仕事で信頼されて一生懸命働くこと，他の人に心をひらくことに価値を感じるのでしたら，そうした活動はどれも決して「完了」するものではありません。そうした価値は，コラーニの毎日の行動を導くだけです。

・**価値に沿うかどうかは完全に私たちの行動次第です。周りのコントロールできない要因には左右されません**：もしゴール（パートナーを見つけて結婚するなど）をとても大切にしていて，でもそれを達

成できるかを完全にはコントロールできないとしたら，絶望感や身動きが取れない感じが湧き始めるかもしれません。また，意味深い人生を生きるためにはゴールを達成しなければいけないと信じているけれども，そのゴールを達成できるかどうかを完全にはコントロールできないとしたら，意味深い人生を生きられるかどうかも自分ではコントロールできないことになります。価値とは，達成されるものではなく私たちを導くものですので，私たちの行動次第で，本当に大切と感じるものに沿った行動を毎日選ぶことで自分らしい意味深い人生を生きられます。

・**価値に沿って行動するために必要なものを私たちは今すでに全部もっています**：ゴールを設定するデメリットの一つは，それを達成して条件が理想的になるまでは意味深い人生をお預けにしなければいけない感じがするかもしれない点です。

価値は人生に意味を添える点では多くを約束してくれます。でも価値をはっきりさせて，行動するときの方位磁針にするのは，必ずしも簡単ではありません。第10章では価値をはっきりさせるときに陥りがちな罠をご説明し，第11章では罠に落ちないためにはどうしたらよいかを考えます。また第13章と第14章では，価値に沿って生きようとするときに妨げになりがちな要素を乗り越える方法を考えます。

　たとえば，コラーニには希望する営業管理の仕事に就くというゴールがあります。でも，コラーニは，2年間のトレーニングコースを始めた

258　第Ⅲ部　あなたらしい人生を見つけよう

ばかりで，プログラムを修了しても実際に営業管理の仕事に就けるのはごく一握りだとも知っています。ゴールを達成したときに人生がどうなるかを思い描くと，よい成績を取ろうと気持ちがとても動機づけられます。でもプログラムに悪戦苦闘していると，気持ちが落ち込んで不満に感じる瞬間もあります。コラーニは机の周りに，大切なゴールに向かって取り組んでいることを思い出させて気持ちを高めてくれるポスターを飾っています。それでも，日によっては，到達点があまりに遠すぎるように思えます。最終的な結果はコントロールできないので，実現不可能な夢を追いかけて時間を無駄にしているのではないかとも心配します。

　でも，注意の焦点をゴールから価値に移せば，コラーニは，価値に沿って生きるために必要なものを現時点ですべてもっています。トレーニングプログラムに取り組む中で，一生懸命さと頼りになる姿勢を見せられます。一つひとつの宿題を，困難に向き合っていくのが大切だと感じる価値に沿って生きる機会にできます。コラーニがゴールに注意を向けているとしたら，クラスで出された宿題と悪戦苦闘するか，宿題を終わらせる知識とスキルがまだないか，あるいは教官が不慣れだったためにそもそも宿題がわかりにくい問題だったら，おそらく苛立って気持ちが落ち込むでしょう。「どうせ落第するなら試す意味なんてない」と考えるかもしれません。でも，コラーニが価値に注目していて，宿題と向き合うときの自分の姿勢が個人的に大切と感じるものに沿っていたと感じたら，結果とは関係なく気持ちはいくらか満たされるでしょう。たとえがっかりする結果でも，少なくとも「最も自分らしい」姿勢で課題と向き合ったと気づいていられます。

> 価値に沿って行動するときには，お預けにするものはありません。ゴールとは違って，価値は人生を通じて導いてくれます。

第9章　ゴールと人生の方向を変える　259

同じことで，人生のパートナーにめぐりあうゴールに注目しているかぎり，コラーニは，デートに出かけてはがっかりする経験をくり返していると気持ちがとても落ち込むでしょう。人生の時間をどんどん失っていると感じやすくなります。何を願っているのかを知っていて，ゴールを達成するために必要なステップを踏んでいるのに，望みの結果を達成できていません。「うまくいかなかった」デートの一つひとつを完全に時間の無駄だったと思い込むかもしれません。でも，もしコラーニが，周りの人たちに心をひらいて気持ちを伝えるのが大切と感じる価値に注目すると，デートに出かける選択をするたびに（または見知らない人，友人，家族に話しかけるたびに）価値に沿って生きていることになります。デートの相手への気持ちや相手がコラーニをどう感じてくれるかはコントロールできませんが，

第12章でもスキルをご紹介します。コラーニがそれを使うと，わかりにくい宿題を出されたときに自然に湧く感情に取り組みやすくなり，いずれは意味深い行動を選んで，さらに知識を深めてスキルを身につけたり必要な助けを求めたりできるようになるでしょう。

感情に気づいてアクセプトするためのスキル（第II部で見ました）をコラーニが使うと，デートのたびに自分の心に起きる反応をよりよく理解でき，心が本当に通じ合う人たちを選びやすくなります。

周りの人とかかわるときに価値に沿って心をひらいた点に気づいているので，気持ちがいくらか満たされるでしょう。

　ここでご紹介した三つの例では，コラーニは，周りの状況が必ずしも理想的とはいえない中でも価値に沿って生きる方法を探しました。価値についてもう一つお伝えしたいのは，周りの状況が理想的でなくても価

260 第Ⅲ部　あなたらしい人生を見つけよう

値に沿って生きられるのと同じように，心の中も，意味深い人生を生き始めるときに必ずしも理想的でなくてよい点です。心が理想的でなければいけないなどという前提はありません。たとえば，アミールが学ぶことに価値を感じて大学に入学願書を出そうと考えているとします。ところが，アミールの心には，大学に入っても課題をこなしきれない，不安が妨げになってクラスの活動に参加できない，などの思考が頻繁に浮かびます。アミールは，自信を高めて不安を減らさなければ自分にとって意味深いと感じられるように行動できないと信じているので，身動きが取れない気持ちです。

　第Ⅰ部では，思考や感情がそれまでの経験や学習から自然に湧いてくる様子をお伝えしました。思考や気持ちを意志の力だけで変えられるとは限らない点も認めました。その視点から眺めると，価値に沿って行動しているかどうかとは関係なく，つらい思考や不快な感情はおそらくいつでも私たちについてまわるのがわかります。アミールが「間違った思考を直し」て不安を追い払ってからでなければ学ぶ機会を探し始められないことはありません。つらい思考と感情を全部抱えたまま価値に沿って生きるのは勿論簡単ではありませんし，いくらかでも助けになる戦略も第Ⅳ部でご紹介します。でも，ここでしっかりお伝えしておきたいのは，心の中でつらい経験と悪戦苦闘していても人生には意味を添えられる点です。

心の経験と悪戦苦闘していても人生に意味を添えられます。

第9章　ゴールと人生の方向を変える　261

ゴールと価値の特徴をくらべましょう

ゴール	価　値
未来指向 　恋人がほしい	**「今，この瞬間」指向** 　人間関係で心をひらいて最も深 　い思考や気持ちを打ち明けたい
達成できる 　5kg ほど体重を減らしたい	**到達点がない** 　健康なライフスタイルを維持し 　たい
自分ではコントロールできない **要因（他人など）からの影響を** **受けがち** 　法律事務所で一緒に仕事をす 　るパートナーを3年以内に見 　つけたい	**自分で完全にコントロールできる** 　誠実な姿勢で仕事をしたい
意味深い人生を生きていると言 **えるためには条件を満たさなけ** **ればいけない** 　仕事に意味を見いだすには， 　昇進しなければいけない	**いつでもそれに沿って行動できる** 　今の仕事は理想的ではないけれ 　ども，職場で価値に沿った行動 　ができる

ためしてみよう

　次に挙げる言明の内容を考えて，それが価値だと思うか，それとも
ゴールだと思うかをチェックしましょう。第10章でこの問題に戻っ
てきます。

・マネージャーに昇進したい　　　　　　□価値 □ゴール

・恋におちたい　　　　　　　　　　　　□価値 □ゴール

・頼りがいがあって，自分の行動に責任をもてる人間になりたい

　　　　　　　　　　　　　　　　　　　□価値 □ゴール

・健康な食生活を続けたい　　　　　　□価値　□ゴール
・Ａの成績を取る学生になりたい　　　□価値　□ゴール
・スピリチュアルになりたい　　　　　□価値　□ゴール

あなたにとっての価値をはっきりさせるメリット

　第3章では，感情と行動のつながりを考えました。感情は，ある方法で行動できるように備えさせてくれます。たとえば怒りがあると，身体の状態に一連の変化が起きていつでも攻撃できるように備え，私たち自身もその変化を経験します。また恐怖は，危険な状況から逃げられるように身体を備えてくれます。そのようにして感情は行動を促しますが，ときには，感情が促すとおりに行動しないでおこうと選ぶ理由があるかもしれません。

　◆価値は，選択をするときの指針になります
・怒りや恐怖などの心の状態が「促す」行動が個人的に大切と感じる
　何かに沿っていない場合に，価値が導いてくれます。

　よちよち歩きの息子が遊び友達から玩具を奪い取るのを見れば，リンが怒りを感じるのはもっともでしょう。リンの本能は，息子を大声で叱って，ひょっとしたらお尻を叩きたいとさえ思うかもしれません。でも，リンは，社会的に適切な行動を息子に教えることに価値を感じていますので，本能のままに威圧的な態度で接したり「反撃」で反応したりするよりも，お手本になるような理解とがまん強さの姿勢を見せたいと感じるかもしれません。

第9章　ゴールと人生の方向を変える　263

職場で新しいソフトウェアプログラムを学ぶ機会が訪れたときに，ハンは，本能的にチャンスを見送ろうかと考えるかもしれません。技術的スキルがほとんどありませんし，間抜けに見られるのも周りの人から評価されるのも恐ろしかったためです。でも，ハンは学ぶことに価値を感じていますので，本能には従わずにチャンスをつかむと選ぶかもしれません。

・人生を充実させてくれるはずの活動や経験を，感情が促すように行動し続けていると逃しかねない場合にも，価値が導いてくれます。

アンドレは，愛情に満ちた強い人間関係を築きたいと願っています。他の人に弱い部分を見せると考えると少し怖くて，本能は，安全な範囲で行動するようにと伝えています。でも，深く有意義な人間関係を築くには心をひらいて喪失や拒絶や裏切りの可能性も受け容れなければいけないと理解できます。

ケリーは大学に入学願書を出したいと考えていますが，家族で高校を卒業するメンバーはケリーが初めてです。大学に何を期待していいのかがはっきりとわからなくて，もしかしたら落第するかもしれないと伝えてくる思考もあります。それでもケリーは，刺激的でわくわくする活動に挑戦するのは大抵不安や恐怖もいくらか伴うものだと知っています。

ためしてみよう

感情が促すのに従って行動した結果として大切な機会を逃してしまった経験はありますか？

_____

_____

感情に本能的に反応する代わりに，あなたにとって大切な価値に沿って行動する方法があります。強い感情の波が一気に押し寄せてきて，それぞれの感情が互いに矛盾する方向を示しているように思えるときでも，価値は，方位磁針となって，あなたがどう行動したいのかを選ぶのを導いてくれます。心に湧く一つひとつの感情が何かの行動を促しますが，私たちは促されていることに気づかないまま反応してしまいがちなので，立ち止まって選択肢があると認識するのが難しくなります。そうしたときに第6章でご説明した「気づき」を身につけていると，立ち止まりやすくなります。あなたにとって何が本当に大切なのかの価値をはっきりさせて，それを忘れないでいられると，困難でも人生を豊かにしてくれる選択ができるでしょう。

> 強い感情がそれぞれに別な方向を促しても，価値は方位磁針となって，あなたらしい人生の方向へ導いてくれます。

◆価値は，生活の質を高めてくれます

　価値をはっきりさせると，日々の生活の質をよりよくする機会が生まれます。私たちは，どう行動するのかを普段から日に何百回と選択して

第9章　ゴールと人生の方向を変える　265

います。そうした選択は，習慣にまかせてできますし，義務感からでも，ストレスや不安や葛藤を追い払おうとしてもできます。そうした中で，価値に沿って選ぶ方法があります。

　自分にとって何が本当に大切かの価値をはっきりさせて，その価値に沿った行動を選ぶ機会がいくらでもあることにもっとよく気づけるようになると，どんな小さな行動にも意味を感じられるようになります。

・朝食の用意は，ただの雑用ではなく，自分を大切にして養うことや家族を気遣うことにどれほど価値を感じているかを自分自身に示す機会にできます。
・家族がそれぞれの日課でばらばらに活動し始める前に一人ひとりを気遣う——娘が語る話に心から耳を傾ける，出がけにパートナーの頬にさっとキスをするなど——時間を少しつくると，気持ちが満たされて豊かになるでしょう。
・料金所の係員と目を合わせてほほ笑むと，たいくつな瞬間を，周りの人を気遣っていることに気づく瞬間に変えられます。
・請求書の支払いも，毎月発生する面白くない作業ではなく，家族を思いやる方法になるかもしれません。

　価値をはっきりさせると，理想的とはいえない状況でもその瞬間に意味を感じやすくなります。ハリエットは，現在の仕事にちっとも満足していません。挑戦し甲斐はないし，上司とたくさん対立していますし，組織内で昇進できそうな余地もほとんどありません。新しい仕事を見つけるゴールを設定して積極的に探していますが，暮らすための収入は必要です。そんな状況ですから，ハリエットが自分は身動きがとれなくなったと結論するのは簡単でしょう。この苦しい時期を「ともかく切り抜けられさえしたら」仕事でもっと充実した経験ができると感じるかもしれません。

266 第Ⅲ部 あなたらしい人生を見つけよう

ハリエットは，選択肢が二つあることに気づいていません：

1. 一つ目の選択肢は，現在の仕事に意味を見つけようとするのはあきらめて，注意とエネルギーを新しい仕事探しに振り向ける方法です。現在の仕事にそれほど力を入れず，上司の理不尽さには誠意のない反応で返せるでしょう。ただ，上司の行動を考えれば当然な反応だと考えるかもしれませんが，気持ちが満たされるのは束の間にすぎないとも気がつくでしょう。後から気持ちがますます落ち込んで楽しくないだけでなく，少し恥ずかしいとも感じるかもしれません。

2. もう一つの選択肢として，たとえ状況に大いに問題があっても，自分が大切と思う価値に沿って生きる方法を見つけられます。不満な気持ちを上司に伝えるためには仕事をするときの姿勢を変えなければいけないと感じるよりも，価値に沿った姿勢のまま普段どおりに一生懸命働き，頼れる人間でい続けながら気持ちを満たす方法があります。上司に向かって非難の——その瞬間には力があって正当な感じがしても後から自分の行動を振り返ったときに恥ずかしさと心地悪さを感じさせる——コメントを投げつけるのではなく，本当に大切と感じる人間関係の価値に沿った方法で苛立ちを伝えられるでしょう。上司に向かって率直だけれども敬意を払う姿勢で話をしても，上司の行動はまったく変わらないかもしれません。それでも，ハリエットは，理想的とはいえない仕事環境でも大切と感じる価値に沿って行動できたことを誇りに感じて力が湧きます。

一つ目と二つ目のどちらの反応を選んでも，ハリエットはおそらく新しい仕事を探し続けるでしょう。でも二つ目の反応のシナリオでは，ハ

第9章　ゴールと人生の方向を変える　267

リエットは，人生をお預けにしていません。現状の中で意味を探そうとしながら同時に状況をよりよくするためのステップも踏んでいます。

ためしてみよう

　第5章では，願いどおりの人生をあなたが生きるのを恐怖と不安との悪戦苦闘がどのように**妨げている**かを具体的に考えてくださいとお伝えしました。あなたらしい人生を勇気を出して生き始めるための次のステップは，あなたが何を最も大切と感じているかを，価値に沿った人生の重要な三領域のそれぞれではっきりさせることです。これはあなた個人の大切な価値をはっきりさせるプロセスの中でも特に重要な部分です。

　まず，あなたにとって最も大切な何かに意識的に注意を集中できる場所をつくりましょう。第8章でご紹介した呼吸のマインドフルネスのエクササイズを実践して，注意を日頃のストレス要因やしなければいけないことなどから引き離してエクササイズに向けるのを助けましょう。次に，以下でご説明する人生の三つの領域のそれぞれについて，その領域で何を最も大切と感じるかを20分かけて書き出しましょう。他の課題で忙しいときなどは特に，考えるだけで書き出さないでおこうと思ったり，書き出している時間を短縮したくなったりしやすいものです。また，何が最も大切かを考えていると，手がとても届きそうもないように思えてきたり，どれほど多くの時間を「こうしたい」状態ではなく「こうあるべき」状態で過ごしているかが思い出されたりして，つらくなるときもあるでしょう。でも，私たち著者の経験では，人生をいくらか意味深く変えるためになら，時間を投資するのも，痛みに心をひらくのも，それだけの価値が十分あるといえます。

268 第Ⅲ部　あなたらしい人生を見つけよう

一日目──人間関係[注55]

　あなたにとって重要な人間関係を2つか3つ選んでください。実際の人間関係（たとえば兄との関係）でもかまいませんし，理想や希望の人間関係（誰かとカップルになりたい，友人がもっと大勢ほしいなど）でもかまいません。そうした人間関係の中であなた自身はどう生きたいかを簡単に書きましょう（p.269の空白では足りないようでしたら紙を追加してかまいませんし，パソコンを使って書いていただいてもかまいません）。どのように周りの人たちと交流したいですか（どの程度私生活を見せてもいいまたは見せたくないか，必要な何かをお願いしたり誰かにフィードバックしたりするときにどれほど率直または控え目でいたいか，など）？　あらゆる人間関係の形──思いやりがある，支援的，誠実，心をひらいている，正直，心遣いがゆきとどいている，尊重し合っている，受容的など──を考えて，あなたにとって何が最も大切かを見つけましょう。

二日目──家／職場／学校

　こなしたいと思う仕事，トレーニング，教育，家事の種類を簡単に書き出してから，なぜそれがあなたにとって魅力的なのかも書きましょう。次に，こなすときの自分の姿勢や周りの上司／同僚や学生仲間との人間関係も考えあわせたときに，あなた自身がどんな社会人／学生／家事責任者になりたいと感じるかを書いてください。仕事に向き合う姿勢では何があなたにとって大切ですか？　学ぶ，教える，信頼される，創造的になる，困難にも立ち向かう，問題を解決する方法を探す，責任を持つ，一生懸命取り組む，などに価値を感じますか？何が最も大切でしょう？　周りの人にはあなたがこなしていることについて何を伝えますか？　フィードバックをされたら，どんな姿勢で受け止めたいですか？　他に何に挑戦したいと考えていますか？（p.270の空白では足りないようでしたら紙を追加してかまいません

第9章　ゴールと人生の方向を変える　269

し，パソコンを使って書いていただいてもかまいません）

三日目──自分を大切にする／楽しみ／地域
　人生の今の時期に実際に時間をつくれるかどうかは別として，もし**時間があったら**どのように自由時間をすごしたいですか？　創造的な活動，身体を動かす，自然と結びつく，スピリチュアルな面を深める，自分を大切にする，政治観や社会観に沿った行動をする，地域にいる人たちを助ける，などは楽しいですか？（p.270 の空白では足りないようでしたら紙を追加してかまいませんし，パソコンを使って書いていただいてもかまいません）

自由記述エクササイズ

（人間関係で最も大切なもの）

270 第Ⅲ部　あなたらしい人生を見つけよう

自由記述エクササイズ

（家／職場／学校で最も大切なもの）

自由記述エクササイズ

（自分を大切にする／楽しみ／地域で最も大切なもの）

ここまでで質問はありますか？

Q：これまでに人生で成し遂げてきたことの多くが，ゴールを設定して達成したおかげでした。ゴールを設定するのをやめるようにとおっしゃるのですか？

A：ゴールは，自分を前に推し進めるときにとても役立ち，私たちの人生で重要な位置を占めます。確かにそれはそうなのですが，この第9章では，あなたらしい人生を築いていくときに，ゴールを達成することに重きを置きすぎると失うものについて，少し考えていただきたいと思います。未来に注目していると，現在の気持ちが満たされにくくなりませんか？　効果のある何かをやめるよう求めているのではなく，役立つかもしれない別な何か（価値に注目する方法）を加えることをご提案しています。「今，この瞬間」に何が大切かに注目する感じを探るうちに，ゴールが役立つ状況もあればそうでもない状況もあるのがわかるでしょう。

Q：価値をはっきりさせてその通りに行動するだけで自分らしく生き始められるとおっしゃるのですか？

A：「はい」でもあり，「いいえ」でもあります。価値をはっきりさせると，罠に落ちやすくなって，下手をすると，耐えられないまたは身動きが取れないと感じる状況になりかねません。続く第10章と第11章では，そうした罠をいくつかご説明し，罠にはまるのを避ける戦略もお伝えします。また，価値に沿って生き続けようとするときに最も妨げになるのは，不安や恐怖などのつらい思考や感情との悪戦苦闘です。第Ⅳ部では，そうした妨げが発生したときにどうするのがよいか，切り抜けるコツとご提案をいくつかお伝えします。

第 10 章
抜け出せなくなりがちな罠

　価値をはっきりさせるのは，充実した自分らしい人生を生き始める方向への初めのステップです。ただ，本物の価値——第9章「価値の一般的な特徴」の節（p.255）でご説明した三つの特徴を明らかに満たすもの——をはっきりさせようとすると，思ったほど簡単ではないかもしれません。感情の機能と，感情や他人や未来の出来事をコントロールする私たちの力には限界があることと，価値とゴールの違いとを，全部新しく学んで理解したとしましょう。それでも，意味深い人生を生きるのに最もよいと思う方法について長年もち続けてきた信念が影響を及ぼし続けるかもしれません。また，もし人生の方向を定めてみてもそれが実際には価値になっておらず，古い反応パターンを表しているにすぎなかったなら，結局は欲求不満になって，絶望し，満たされない気持になるでしょう。

274　第Ⅲ部　あなたらしい人生を見つけよう

> **この章では……**
>
> 1. 価値をはっきりさせようとするときに陥りがちな罠をご説明
>   します。
> 2. 第9章で書き出した内容を振り返りながら，罠に落ちかねな
>   い考え方などを見分けるのをお手伝いします。

　さまざまな文化や背景をもつ大勢のクライエントたちと取り組んでく
る中で，大切な価値を見つけて意味深く行動し続けるのを妨げる罠がわ
かってきました：

- ゴールを強調する
- コントロールできないもの——内面の状態，未来，他の人——をコ
  ントロールしようとする
- 完璧またはスーパー人間になりたいと願う
- 特定の行動に注目しすぎる
- 何が最も大切かをはっきりさせるプロセスを恐れてなかなか決めら
  れない
- 何を最も大切と感じるかに他の人が影響を及ぼしているかもしれな
  い点を無視する

第1の罠——ゴールを強調する

　第9章では，何があなたにとって最も大切かをはっきりさせるための
書き出しをする前に，価値とゴールを比べて違いを見ました。ゴールは
私たちの人生でとても重要な役割をはたしますので，充実した人生を生
きるにはどうするのが最もよいかを考えていると，うっかり「ゴール中

第 10 章　抜け出せなくなりがちな罠　275

心の話し方」をしやすくなるものです。自分にとって何が最も大切かを
深く考えたり書き出したりしているうちに，いつのまにかゴールが忍び
込んでいないかどうかを見つけようとするときには，価値の三つの特徴
を確認しておくとよいでしょう：

・「今，この瞬間」にそれに沿って行動できる
・決して完全に達成されたり完了したりするものではない
・完全に自分でコントロールできる

　第 9 章で，言明が価値かゴールかを見分けるリストをチェックしました。次ページのフォームを見ながら，価値を表しているものとしてあなたがチェックした言明がフォームと一致しているかどうかを確認しましょう。

ためしてみよう

　第 9 章（p.269 ～ 270）で書き出した「……で最も大切なもの」を見
返しましょう。人生の三つの領域のどれでもかまいませんので，あな
たが書き出した内容に含まれる表現やアイデアがゴールを表していそ
うな箇所がないかを探して，以下に書きましょう。他にも，何が大切
かを考えているときに浮かぶ表現でゴールに関連するものがありまし
たら，それも書きましょう。

_____

_____

_____

_____

276　第Ⅲ部　あなたらしい人生を見つけよう

価値かもしれない言明	この価値に沿った行動を今日からでもできますか？	この価値は，いつか終わったり完全に達成したりできるものですか？　いつか完了しますか？	この価値を実行するかどうかを完全にコントロールできますか？	価値ですか？
	価値の場合は答えが「はい」になります。	価値の場合は答えが「いいえ」になります。	価値の場合は答えが「はい」になります。	
マネージャーに昇進したい	はい——上司に伝えられます。	はい——はっきりした到達点があります。	いいえ——最終的な決定権は上司にあります。	いいえ
恋におちたい	はい——出会い系サイトを閲覧できます。	いいえ	いいえ——感情を感じるようにはできません。	いいえ
頼りがいがあって，自分の行動に責任をもてる人間になりたい	はい——仕事に関連したプロジェクトに取り組む時間を取れます。	いいえ	はい——そう行動するかどうかを選べます。	はい
健康な食生活を続けたい	はい——何を食べるかを選べます。	いいえ	はい——何を食べるかを選べます。	はい
Aの成績を取る学生になりたい	はい——勉強できます。	はい	いいえ——理解する力には自然な限界があるかもしれません。先生が偏った採点をするかもしれません。	いいえ
スピリチュアルになりたい	はい——お祈りをしながら過ごせます。	いいえ	はい——私の選択です。	はい

第2の罠──コントロールできないものを
##　　コントロールしようとする

◆内面の状態

　何が自分にとって最も大切かを考えたり書き出したりしていると，心
の状態をコントロールできるはずだと習慣からついつい信じ込みがちで
す。つまり，気持ちや考えをコントロールできれば人生がもっと納得で
きて豊かになると信じます。そうした信念は，たとえば「兄弟たちに心
無いことを言われても落ち込みたくない」という形をしたゴールとなっ
て表れる場合があります。または，「落ちついて自信に満ちあふれてい
たい」というように，ほぼいつでもある気持ちを感じていたいと願う場
合もあります。他にも：

・「子どもたちに対して堪忍袋の緒を切りたくない」
・「恋におちたい」
・「いつも心配しているのは嫌だ」

　プラスの気持ちをもっと増やして明るい気持ちになりたいと感じるの
は，とてもよく理解できます。ただ，第4章でご説明したように，思考
や気持ちは，遠くへ押しやろうとすればするほどますます強く感じるよ
うになります。また，こんな気持ちになりたいと願ってやまないプラス
の気持ちにも，ただ単に意志の力でなれるものではありません。次の例
を考えてみましょう：

　　カルロスは，この一カ月リアとデートをしてきました。リアといる時
　間をとても楽しんでいます。彼女は賢く，楽しくて，心の広い優しい女
　性です。見た目にも美しいと思います。二人が一緒にいると完璧なカッ

プルだと両親や友人たちの何人もが言ってくれましたし，リアも二人の関係をもう一段深める心の準備ができているようです。ところが，彼女のすばらしい特徴をぜんぶ認識しているものの，カルロスは，リアに恋人としての魅力を感じません。他方で，アンジェラのことが頭から離れず，彼女には強い，ほとんど磁石のように吸い寄せられる魅力を感じます。アンジェラがどれほど自分を傷つけて不誠実に振る舞ったかを実際にメモしたリストがいくつもあります。それなのに，リアを好きになるほうがよほど理にかなっているとわかっていても，どうしてもアンジェラにしか愛情を感じられません。

　この一カ月，エレノーラは，孫たちが遊びに来てくれるのを首を長くして待っていました。孫たちが前回エレノーラの家で週末を過ごして行ってくれたときは，とても楽しい時間で，心から気持ちが通じ合う感じがしました。先の訪問を思い出しながら，エレノーラは，今回も必ず楽しい時間になるように気を配りながら，孫たち全員が絶対に好きだと知っているイベントや活動を計画します。ところが，実際に孫たちが訪ねてくると，なぜか期待したとおりになりません。前回は何時間も一緒にパズルに夢中になり，エレノーラは，気心が知れて満ち足りた気持ちになりました。今回は，子どもたちがそわそわしているようで，何度も我慢できなくなりました。中華料理の出前を注文してソファーでアニメを見ながらみんなで食べたのも前回とまったく同じです。でも，なぜだか今回は，アニメは先日ほど面白おかしくないようだし，気持ちが先日のように軽やかになりません。エレノーラは，前回と同じ経験をつくりだせなくてとてもがっかりします。

　第3章でご説明したように，感情は，経験に対する私たちの反応で，何かしらの情報を伝えています。考え次第で持ち続けたり手放したりできる所有物ではありません。私たちは，穏やかで前向きな思考や気持ち

第10章　抜け出せなくなりがちな罠　279

を起こしてくれると願って特定の条件をつくりだそうとするかもしれません。計画が実際にうまくいく場合もあります。たとえば，雑用をこなしているときよりも友人と一緒にすごしているときのほうが気持ちが楽しくなる見込みは高いでしょう。また，仕事中よりも休暇中のほうが気分がリラックスする見込みが高いでしょう。でも，いつもそうなるとはかぎりません。私たちは自分の心の状態を完全にはコントロールできません。

　特定の心の状態——思考または感情——に価値を感じる罠に落ちると，本来コントロールできないものをコントロールしようとし続ける終わりのない悪循環から抜け出せなくなります。そうした効果のない努力を続けると，いつまでも気持ちが満たされずに欲求不満を感じたままになります。

心の状態は完全にはコントロールできません。

ためしてみよう

　第9章（p.269 ～ 270）で書き出した「……で最も大切なもの」を見返しましょう。心の経験をコントロールしようとしているのが表れているかもしれないと感じる表現がありましたら，以下に書いてください。中にはゴールを書き出している箇所として，先ほどすでに書いたものもあるかもしれません。心の経験をコントロールしようとするゴールは取り組むのが特に難しいので，ここにも書いておくと役立つでしょう。また，本書でご紹介した登場人物たちの例などを読みながら心の経験をコントロールすることに関連した思考が浮かんだり，先

の章では書かなかったけれども心の状態をコントロールしようとしているのがあなたの人生に表れている例が他にもありましたら，それも書きましょう。

_____

_____

_____

_____

◆未来

　私たちにとって何が最も大切なのかを考えたり書き出したりしていると，未来をコントロールしたいと願っているのを示す主題が表れる場合があります。たとえば：

- 「子どもたちの将来を安全で安心できるものにしたい」
- 「キャリアでは絶対に正しい選択をしたい」
- 「この人だと決める相手が自分に最も合った人生のパートナーだと確信したい」
- 「住人たちが友好的な雰囲気の地域に住みたい」

　第2章で見たように，私たち人間には，未来予想図を想像できる見事な力があります。その力のおかげで，さまざまな選択をした場合にそれぞれがどんな結果を意味しそうかを考えられます。会計士になった場合の人生を想像して，芸術家になった場合を思い描いた人生と比べられます。親になるのがどんな感じかを考えたイメージを，子どもをもたずに暮らし続ける人生と比べられます。今デートをしている相手の特徴を考えて，その人と結婚するとどんな配偶者になるかを想像できます。

第 10 章　抜け出せなくなりがちな罠　281

　問題は，未来予想図を想像できても，コントロールはできない点です。親なら子どもの安全確保に大きな価値を感じるのはまったく理にかなっていますし，よく理解もできます。でも，親があらかじめ対策できること——ヘルメットとシートベルトを必ず使う，見知らぬ人への対応を教えるなど——はいくつかあるものの，事故が起きるのを完全に予防できる人はいません。同じように，職業訓練プログラムを受講し始める前にキャリアをどう積もうかと慎重に考えておくのがよいのは誰もが認めるでしょう。でも，本当にその仕事が正しい選択だったのかどうかをいくらかでも確かに「知る」ことができるのは，実際に新しい仕事に就いて何が起きるかを見てからです。

　人生の目的が，実際にはコントロールしようのない将来的な何かを達成することになってしまうと，いつも不安を抱えてぎりぎりのところを生きている気持ちになるでしょう。心が何度でもこの「価値」に戻ってきては望む結果が保証される行動を選ぶべく判断しようとし続けます。コントロールできないものをコントロールしようとする悪戦苦闘をやめて，代わりに本当の価値を見つけると，価値に沿って行動するかどうかを決める力は私たちにあるのですから，意味と充実感がどんどん湧いてくるでしょう。

> 未来を想像して備えようとしていると，未来はコントロールできると誤解しやすくなります。

ためしてみよう

　第 9 章（p.269 ～ 270）で書き出した「……で最も大切なもの」を見

返しましょう。未来をコントロールしようとしているのが表れている
かもしれないと感じる表現がありましたら，以下に書いてください。
中にはゴールを書き出している箇所として先ほどすでに書いたものも
あるかもしれません。未来をコントロールしようとするゴールもまた
見つけて取り組むのが厄介なものの一つですので，ここにも書いてお
くと役立つでしょう。あなたにとって何が大切かを考えるときに未来
をコントロールしようとしているのを表していると感じる例が他にも
ありましたら，すべて書きましょう。

_____

_____

_____

◆他の人

　行動を導いているのが，他の人をコントロールしたいという願いの場
合もあります。たとえば：

・「上司からもっと尊重されたい」
・「パートナーにもっと受け答えをしてほしい」
・「両親に私のことを誇りに思ってほしい」
・「友人たちに，応援されて気にかけてもらっていると感じてほしい」

　人間は社会的な存在です。だから，周りの人たちが自分にどう反応す
るかによって自分の人生の質を判断しがちになるのは不思議ではありま
せん。また社会的だからこそ，両親，子ども，孫，友人，同僚たちの発
言や行動が私たちの中に強い感情を引き起こします。そして，人生で重
要なそうした人たちに特定の仕方で反応してもらわないかぎり満たされ

第10章　抜け出せなくなりがちな罠　283

て充実した気持ちにはなれそうもない，と感じるかもしれません。

　私たちの行動が周りの人たちにいくらか影響を及ぼすのは間違いありません。他の人が何を考え，何を感じて，どう行動するかをコントロールする私たちの力は限られています。次の例を考えてみましょう：

　アーメドは，一生懸命仕事に励めば上司が気づいてよい印象をもってくれるはずだと信じているかもしれません。やがて，どの仕事も期待以上に応えようとし続けるうちに，個人の領域までかなり犠牲にし始めます。でも，上司は，アーメドの強い職業倫理にまったく予想できない仕方で反応するかもしれません。ひょっとすると，自分から仕事を奪おうとしていると考えてアーメドを脅威だと感じるかもしれません。あるいは，上司は上司でうまくいっていない結婚生活についての思考に気を取られていて，アーメドの仕事の姿勢に気づきもしないかもしれません。

　ミシェルは，この2年の間，軽度のうつ病に苦しんできました。ビルと30年以上結婚していますが，二人の間のコミュニケーションの形に満足したことはありませんでした。ミシェルを支える価値の一つは，夫と心をひらいたコミュニケーションをすることです。でも，ミシェルがどれほど努力しても，ビルは最も深いところの考えや気持ちを打ち明けて話すほど心をひらいてくれません。

　レンとマークはとても深く愛し合っています。困難な時期を支え合いながら乗り越えてきて，一緒にいると喜びと幸せでいっぱいになります。ところが，レンの両親はマークを家族の一員として受け容れてくれません。両親の家に招き入れてくれないので，祝日や特別な行事があるたびに，レンは，両親と祝うのかマークと祝うのかを選ばなければいけません。レンは両親に考えを変えてもらおうとしてできるかぎりのことをしましたが，両親の信条は完全に固まっています。

> 周りの人を私たちの願いどおりには変えられませんが，他の人を
> コントロールできないことをアクセプトしながらでも人生に意味
> を添える行動を選べます。

　一生懸命に仕事をした分だけ職場で報われるのを期待するのは当然で
す。同じように，ミシェルがパートナーに気持ちをたくさん表現してほ
しいと願うのも，気持ちを伝えてもらう資格があるのも，よく理解でき
ます。またレンの両親が彼の同性パートナーを義理の息子として受け容
れてくれないのはまったく不公平ですし，心が痛みます。でも残念なが
ら，不公平で，誠実ではなく，欲求不満になることはいくらでも起きま
す。そうしたときに湧く感情とそれに関連した反応も，物事が違ってい
ればと願う思考も，どれも完全に当然です。考えるべき問いは，ほとん
どコントロールできない困難な状況が珍しくない現実の中でも，人生に
意味を添えて気持ちを豊かにしてくれる行動を選べるか否かです。その
類の困難に直面したときに，どう反応するのがベストでしょう？

アーメドにできる行動：
・上司にミーティングを申し込む
・職場に貢献した成果の例を具体的に示す
・昇進を願い出る
・自分にとって大切な価値に沿った姿勢で働き続ける
・別な仕事を探す

ミシェルにできる行動：
・ビルに気持ちを伝える

・カップルカウンセリングを一緒に受けてくれるように頼む

・自分はこうありたいと感じるパートナーになる

・ビルとは別れる

レンにできる行動：

・両親に自分の気持ちを伝える

・両親に振る舞い方を変えてくれるように頼む

・両親との関係でも，パートナーとの関係でも，自分はこうありたいと感じる姿勢で振る舞う

・両親との縁を切る

　ここに挙げた行動はどれも完全にコントロールでき，その人にとって大切と感じる価値に沿っているものもたくさんあります。でも行動したからといって周りの人が振る舞い方を変えてくれるとはかぎりません。

　困ったことに，他の人の行動を直接コントロールすべく努力してうまくいかなかったときに，必死なあまり，大切と感じる価値に沿わない仕方で振る舞う場合が頻繁にあります。次のケースを考えてみましょう。

> 他の人をコントロールしようとすると，自分の大切な価値に沿わない行動へと押しやられる場合があります。

　ノアは，打ち解けた親密な関係に価値を感じ，ルーシーとの関係を深めたいと思っています。ルーシーが心を閉ざしていると感じる瞬間がたまにあって，そうしたときには大抵口論になります。ノアは，もっと打ち解けられないのが悲しくて，ルーシーに気持ちを伝えたいと思います

が，ルーシーが打ち解けてくれないかぎり自分から心をひらいて弱い部分を見せようとは思いません。口論していて，ルーシーが心を閉ざすのなら自分もそうしようと考え，本気で思っているわけではない辛辣な言葉を言ってしまうことがあります。そのときは強くなって正当化された気持ちになりますが，大抵後から罪の意識を感じます。そんなふうに振る舞っていても打ち解けた親密な関係を育めそうもないとわかっていますが，ルーシーが変わってくれないので身動きが取れない気分です。

　ジェームズは，社員たちを指導することに価値を感じていて，またそうした努力をしたときに上司のロナルドにはそれに気づいて認めてほしいと思っています。認めてもらうに値すると感じる活動をするたびに，上司が気づいていなかったり考慮してくれる気がなさそうだったりすると失望します。最近，上司のあまりに関心がなさそうな様子に欲求不満が強くなって，社員たちを指導する機会があっても見送り始めました。結局上司が気づいてくれないのなら，骨を折る必要もないでしょう？そのように振る舞っていれば仕事に対する気持ちがもっと満たされるだろうと計画したはずだったのですが，仕事をしたいと思う気持ちをあまり感じなくなり，不満になってきました。

　ノアもジェームズも，他者の反応次第で自分の行動を影響される罠に落ちています。彼らが自分は身動きが取れないと感じるのは，自分らしく生きるのを他者が妨げていると理解しているためです。そして，他者の行動をコントロールできないと認識すると，二人とも，本当に大切と感じる価値にはまるで沿わない姿勢で行動しています。
　他の人の行動を変えられない現実をアクセプトするのはとても難しいでしょう——相手の行動が明らかに間違っている，誠実でない，不公平などの場合は特にそうです。そうした状況でその人をコントロールできない現実をアクセプトするのは，まるで，降参する，自分のニーズを無

視する，相手の行動を大目に見る，追及しないで逃がすような気持ちになるかもしれません。ところが，降参しているように感じられても，アクセプトしてからコントロールできる行動に注意とエネルギーを振り向けると，むしろ私たち自身が苦境から脱することができます。価値をはっきりさせると，それに沿って行動するのは自由ですので，身動きが取れなくなったと感じずに——自分らしく生きるには他者を変えるしかないと信じ込まずに——人生をもういちどコントロールできるようになります。他の人をコントロールできないとアクセプトするのは難しいかもしれません。でも，それをアクセプトしたときに得るものは，人生そのものを変えるほど大きいでしょう。

ためしてみよう

　第9章（p.269〜270）で書き出した「……で最も大切なもの」を見返しましょう。他の人をコントロールしようとしているのが表れているかもしれないと感じる表現がありましたら，以下に書いてください。中にはゴールを書き出している箇所として先ほどすでに書いたものもあるかもしれませんが，ここにも書きましょう。次の第11章では人間関係にかかわるゴールに取り組むときのコツをいくつか具体的にご紹介して，第14章では人間関係の領域で経験するかもしれない複雑さを探ります。価値に沿った人生を生きる方法を考えるときに周りの人をコントロールしようとしているのが表れていると感じる思考が他にもありましたら，それも書きましょう。

288　第Ⅲ部　あなたらしい人生を見つけよう

ためしてみよう

　この節では，人間関係と，他の人が私たちの望みどおりに反応して
くれればと考える自然な願いとにたくさん注目しました。価値をはっ
きりさせることを中心に考えましたが，人間関係の中でマインドフ
ルネスを実践するのもとても効果的です。誰かと交流しているときに
マインドフルネスを実践すると——**マインドフルに会話をすると**——
「今，この瞬間」の中でその人と心からつながり合う機会になりま
す。マインドフルネスを実践すると，目の前の人が別な振る舞い方を
してくれればと願っていることに関連した思考や気持ちが湧いたとき
にも，自分で気づいて認めやすくなります。

　第Ⅰ部では歩きながら，また音を聞きながら，第Ⅱ部では日課をこ
なしながら，それぞれ注意を向けました。それと同じ，フォーマルで
はない形のマインドフルネスを，誰かと会話をするときにも向けてみ
ましょう。その人をよく知っているのでしたら，あえて初心から眺め
られるかどうかを試しましょう。初めて会う人のように眺めます。次
になんと言うと予想するか，または過去になんと言ったかに心が跳ん
でも，その人が今実際に何を話しているかに注意を戻してきて耳を傾
けます。心がさまよいだして，目の前の人がもっとこうだったらよ
かったのになどと考え始めたり，別な場所へ行ったりしたら，ふらふ
らする心を優しく認めて，会話へと連れ戻します。

第３の罠──完璧またはスーパー人間になりたいと願う

　何が最も大切かを立ち止まって考えていると，完璧またはスーパー人
間になりたいという願いを示したくなる場合があります。たとえばこう

書くかもしれません：

- 「仕事で抜きん出たい」
- 「パートナーのためなら必ず駆けつけたい」
- 「地域から貧困を撲滅したい」

　何が最も大切かを真剣に考えていれば目標が高くなるのも驚きではありません。最も深く気にかける問題なら，ベストを尽くそうと考えないはずはありません。私たちの文化では「月をねらえ。そうすれば，はずれても星くらいは取れる」のバリエーションと言えるメッセージをよく耳にします[注52]。ところが，このアドバイスは，人生の方向を決めようとするときには残念ながらあまり役立たないでしょう。

　仕事で抜きん出られるかどうか，自分で完全にコントロールすることはできません。
- 抜きん出るために必要なスキルがなかったらどうなるでしょう？
- あるいは上司が私たちにはとてもこなしきれないほどの課題をよこしたら？
- または相棒に指定された同僚がたくさんミスをしたら？

　頼りがいのある人間になる，信頼される，一生懸命働くなどの価値でしたら，それに沿った姿勢で確かに取り組めます。でも，「抜きん出たい」を価値として掲げると，自分ではコントロールできない何かをこなさなければいけない立場に自分を置きかねません。

　「必ず」パートナーのために駆けつけるのは何を意味するでしょうか？
- パートナーが必要だと言ったらどんなときでも——用事の大小にか

かわらず——仕事の義務を放り出しますか？

・パートナーのニーズをいつでも優先して自分を大切にするのを二の
次にしていると，失うものはありませんか？

・パートナーが必要だと言うたびに他の人との関係をほったらかすの
は賢いことでしょうか？

貧困のような複雑な社会問題をたった一人で解決できますか？

・問題に荷担している要因がたくさんありませんか？

・広い範囲で変化を起こすには資金源，政治活動，地域からの支援が
必要ではありませんか？

もしかしたらこう考えていらっしゃるでしょうか，「目標に手が届か
なくても，目標を高く設定しておいて何がいけないのか——貧困撲滅の
類の問題なら特に」と？　手が届かないところに目標を設定することの
マイナス点は，そうした目標は初めは行動を動機づけてくれるかもしれ
ませんが，最終的には絶望感や燃え
尽きた感じ，さらにはかなりの自己
批判につながりかねないことです。
そうした大きな願いの根底にある大
切と感じている価値を見つけられる
と，行動し続けやすくなります。た
とえば，周りの人を気遣うことに価
値を感じられますし，住んでいる地
域の貧困とそのマイナスの影響を減
らす活動に取り組むことに価値を感
じられます。こうした価値を抱く
と，価値が行動を導くことができ，
コントロールできる範囲の活動に注

研究者のブレネー・
ブラウンが，本書巻
末の参考資料でもご紹
介する『The Gifts of
Imperfection』［「ネガ
ティブな感情」の魔法.
三笠書房，2013］の
中で，完璧になろうと
すると失うものを他に
も（完璧ではないこと
の効能とも合わせて）
探っています。

意を向けられます。第 11 章では，完璧またはスーパー人間になりたい願いを表す目標に一工夫加え，最も大切と感じるものをしっかりとらえつつ，もっと理にかなっていて達成できる願いを設定する方法をお伝えします。

価値は，その人にとって意味深くあると同時に，手が届くものでなければいけません。

ためしてみよう

第 9 章（p.269 〜 270）で書き出した「……で最も大切なもの」を見返しましょう。スーパー人間になりたいまたは完璧を達成したい願いが表れているような表現がありましたら，以下に書きだしてください。極端な言葉（「必ず」「決して」など）を含む表現にはよく注意を向けましょう。先ほどゴールを表している箇所として書いたものの中に，完璧になろうとする類の努力を指していそうなものがありましたら，ここにも書いておきましょう。また，他にもよく湧く思考でこの分類に入りそうなものがありましたら，次の第 11 章でとりあげて根底にある価値を見つけるために取り組めるよう，ここに書いておきましょう。

_____

_____

_____

_____

292　第Ⅲ部　あなたらしい人生を見つけよう

第４の罠──特定の行動に注目しすぎる

　何が最も大切かを考えたり書き出したりしているときに陥りやすい罠には，特定の行動に注目しすぎるパターンもあります。たとえば：

・「夕食は毎晩家族と一緒に食べたい」
・「娘の学校行事には必ず参加したい」
・「日曜日には毎週教会に行きたい」
・「日頃から親友たちと時間をすごしたい」

　価値を言葉にするときには，行動の指針になるように，なるべく一般的な原理に近い形で表現するほうがよいでしょう。その価値に沿った行動をいくらでも引き出せる形でなければいけません。そのような形になっていると，状況が願いどおりではなくても柔軟に反応できます。たとえば，グレースが，意味深い人生を生きるには毎晩家族と一緒に夕食を食べることが欠かせないと信じていると，仕事で週に何日も帰りが遅くなったときに，人生で身動きがとれなくなったと感じるかもしれません。もしグレースがもう少し一般的な原理に近い形で，たとえば家族を大切にしている気持ちを示すことに価値を感じられると，仕事で帰りが遅くなった週の週末には家族で楽しむ特別なイベントを計画できるでしょう。ドレークが自分にとっては娘の学校行事に必ず参加することが何よりも大切だと表現していると，国際会議で招待講演を引き受けようと選んだときに悪い親になった気持ちが湧くかもしれません。もしドレークの根底の価値がもう少し広い形で，娘とその人生を気にかけているのを示し続けることだと表現されていたら，朝に車で娘を学校まで送るときにスペル・テストについて質問できるでしょう。カーメラがスピリチュアルでいることを大切な価値と感じるなら，認知症の症状がいよ

第10章　抜け出せなくなりがちな罠　293

いよ重くなった夫を置いていけないために日曜日ごとに教会へ行けなく
なっても，静かな時間を見つけて祈りを捧げたり内省したりできます。
ハンクが周りの人に考えや気持ちを伝えることを大切な価値と考えるな
ら，親友たちが遠くへ引っ越したり結婚したりして以前ほど一緒に時間
をすごせなくなっても，代わりに同僚や新しく知り合った人たちに考え
や気持ちを伝えられるでしょう。

　価値に特徴的なメリットの一つは，日頃の生活の中で何度でも意味を
感じられるようにしてくれる点です。でも，価値を狭く絞り込みすぎて
特定の行動として表現してしまうと，価値のせっかくの性質を生かせな
くなってしまいます。

> 価値は，それに沿った行動をたくさん引き出せるくらい一般的で
> 広い表現でなければいけません。

ためしてみよう

　第9章（p.269〜270）で書き出した「……で最も大切なもの」を見
返しましょう。特定の行動に注目している表現がありましたら，ゴー
ル（「娘の幼稚園のクラスで先生とPTAのまとめ役になる」など）で
も状態（「週末ごとに友人たちと会いたい」など）でもかまいません
ので，以下に書いてください。先ほどすでにゴールとして書いたもの
があっても，ここでも書いておくと役立つでしょう。価値に沿った人
生を生きるときに必要と考える具体的な行動を他にも考えていました
ら，全部書きましょう。

294　第Ⅲ部　あなたらしい人生を見つけよう

_____

_____

_____

_____

　第5と第6の罠は，この章でご紹介した他の罠と少し違います。これ
までの罠は，落ちると到底それに沿って行動できるはずのない価値を掲
げるようになりました。でも，自分にとって最も大切なことやどの価値
が正しいのかをはっきりさせるプロセスそのものを恐れて決められなく
なる，または何かに価値を感じるためのしっかりした「理由」を探すの
に忙しくなる，あるいはその両方で身動きがとれなくなった場合でも，
人生を先に進めなくなります。

第5の罠──何が最も大切かをはっきりさせる　　プロセスを恐れてなかなか決められない

　自分にとって何が最も大切なのかを考えたり書き出したりするのは，
とても難しい作業になるかもしれません。絶対に正しくなければいけな
いという思考に巻き込まれがちです。巻き込まれると，心配し，反芻
し，結局行動しないかもしれません。また，たとえいったんは価値を
はっきりさせても，考え直す場合もあります。次の例を考えましょう：

　　ブレンドンは，知識を持つ喜びを人々に伝えることに価値を感じると
　　考えています。ただ，確かではありません。はたして教えることを本当
　　に大切と感じているのだろうか，それともただ単に教える活動に伴う権
　　威の感じが好きなだけなのだろうか，と考えます。

第 10 章　抜け出せなくなりがちな罠　295

　ダリウスは，自律していることに価値を感じて，仕事でも人間関係でも価値に沿った選択をたくさんしています。それでも，それが本当に価値なのか，それとも周りの人とつながり合って親密になるのを避けるために身につけた習慣にすぎないのかを考えます。

　アミーナは，3 週連続で大切と感じる価値を書き出そうとしました。でも，腰を下ろして価値について深く考えようとするたびに，心が恐ろしさでいっぱいになります。「私は 45 歳よ。何に価値を感じているのかをいまだに見つけられないとしたら，かなり悲惨ね」と考えます。他にも不安に関連した思考が湧いて，「人生でこれまでにしてきたことは何一つ意味がなかったとわかったらどうしよう」とも考えます。

　価値が役立つのは方位磁針となって行動を導いてくれるためで，恐怖や不安や他の困難な思考や気持ちが湧いているときには特に威力を発揮します。でも，価値がはっきりしていなかったり価値にいつも疑問を感じたりしていると，必要なときに方向性を示してくれないでしょう。

いつも疑問を感じる価値では，価値が本来なら提供できる方向性を示せません。

第 6 の罠──何を最も大切と感じるかに他の人が影響を及ぼしているかもしれない点を無視する

　研究からは，価値に沿って生きたときに人生が最も豊かになるのは，価値がその人自身にとって本当に意味があるからこそ選ばれている場合

だ，と示されています。他の理由で，たとえば「別な人が私にこの価値をもってほしがっている」「この価値をもっていないと罪の意識や恥ずかしさを感じる」などからは，そうした価値に沿って行動しても気持ちが豊かにならず，満足できないでしょう。

たとえば：

アヴァは，自分にとって何が最も大切な価値なのかをはっきりさせようとして，セラピストと取り組んでいました。他の人の権利を守るために行動するのは大きな価値の一つだとセラピストに話しました。でも少しごまかしている気分です。なぜなら，その価値をあげたのは自分をよい人間だとセラピストに思ってもらいたいからだと，かなり確信しているためです。

レイは，人生を通じてほとんどずっとピアノを弾き続けてきました。習い始めたのは5歳のときです。それだけしてきたのですからおそらく自分は創造的な活動が好きなのだろうと考えますが，本当に心から大切と感じているのか，それとも両親から教え込まれたことなのかが，なかなかはっきりとわかりません。

その価値を選ぶ理由を理解するのは難しいかもしれません。ところが，大切と感じるものを大切と感じるのに理由は必要ないのです。これは価値をはっきりさせるにあたってなんとも気楽な点です。それでも，はっきりにせよ目立たない形にせよ，人生で大切な人たちが私たちの価値にどんな影響を与えた可能性があるかを考えたくなるかもしれません。そこを吟味しておくと，これから先の人生で選択をするときに，考える参考になるでしょう。

家族にとって大切だと知っているためにあなたも大切にする価値を調べるという場合には，あなたが家族も大切にしているなら，特にややこ

第10章　抜け出せなくなりがちな罠　297

しいかもしれません。たとえば，クオンが難易度の高いキャリアを選んだことを両親がとても喜んで誇りに感じてくれています。そして，クオンにとって大きな価値の一つは，家族の気持ちを満たす活動をすることです。一方で，そのキャリアを積むことがクオン自身にとって本当に大切な価値でなければ，そのキャリアの道を進むとクオンの気持ちは空虚になって満たされないかもしれません。他方で，家族に誇りをもたらすことはクオンにとって最も大切な価値の一つですから，その人生の方向へ進んだときに気持ちが深く満たされるかもしれません。

　第11章でさらにご説明しますが，価値は，決して表面的には判断できません。ある価値を抱くと人生が豊かに広がるかどうかを判断するベストな方法は，その価値に沿って何かを選び，選んだ結果を観察してよく考えることです。

ためしてみよう

　あなたにとって何が大切かを書き出したときにどの罠に落ちたかを全部見返しましょう。何度も同じパターンでくり返し落ちたかもしれない罠はありましたか？　罠だとはとても思えないものはありますか？　次の章では，あなたが書き出しながら落ちた罠に一つずつ取り組んで，あなたにとっての大切な価値をさらにはっきりさせましょう。でも先へ読み進める前に，それぞれの罠に取り組むためのアドバイスをまとめておきます。

第1の罠：ゴールを強調する

・第9章を読み返しましょう。

第2の罠：コントロールできないものをコントロールしようとする

・「困難を招き入れる」などのマインドフルネス・エクササイズを実

践しましょう。

・特に心の状態に悪戦苦闘しているのでしたら：
　　−第3章と第4章を読み返しましょう。
・未来をコントロールしようとして悪戦苦闘しているのでしたら：
　　−第2章と第4章を読み返しましょう。
・他の人の行動や反応をコントロールすることに関連した悪戦苦闘
　でしたら：
　　−第4章を読み返しましょう。また，先を読み進めて第14章
　　までできたら時間をかけて取り組みましょう。

第3の罠：完璧またはスーパー人間になりたいと願う
・第9章を読み返しましょう。
・第7章の「自分への思いやり」に関連した節を振り返りましょう。
・「困難を招き入れる」などのマインドフルネス・エクササイズを実
　践しましょう。

第4の罠：特定の行動に注目しすぎる
・第9章を読み返しましょう。

第5の罠：何が最も大切かをはっきりさせるプロセスを恐れてなかなか決められない
・第9章を読み返しましょう。
・「空に浮かぶ雲」や「困難を招き入れる」などのマインドフルネ
　ス・エクササイズを実践しましょう。

第6の罠：何を最も大切と感じるかに他の人が影響を及ぼしているかもしれない点を無視する
・マインドフルネス・エクササイズを実践して，人生で影響を受け

第 10 章　抜け出せなくなりがちな罠　299

る人たちと交流するときに注意を向けて気づきを高めましょう。
・先を読み進め，第14章まできたら時間をかけて取り組みましょう。

ここまでで質問はありますか？

Q：価値をはっきりさせるときに落ちるかもしれない罠がずいぶんた
　　くさんあるようですね。それでも価値をはっきりさせたほうがよ
　　いでしょうか？

A：こうした罠をご説明するのは，価値をはっきりさせようとする気
　　概を崩そう，ひどく大変な作業だと思わせよう，などと思ってい
　　るのではありません。生きていくときにあなたにとって何が最も
　　大切かをはっきり言える人はあなた自身だけですので，本書でお
　　伝えしていることはすべてアドバイスにすぎません。そのうえで
　　お伝えします。これまでに大勢の人たちが人生を導く価値をあま
　　りに厳密に，狭く，またはなんらかの意味で手が届かないところ
　　に設定してしまったために耐えられそうもなく，なすすべがない
　　ように感じる様子を見てきました。逆に，大勢の人たちがその人
　　にとって大切な価値をはっきりさせて人生の方位磁針にしたとき
　　に力強さと深く満ち足りた気持ちになる様子も見てきました。

Q：パートナーを選ぶにあたっては，私と一緒にすごすのを楽しんで
　　くれて，私を笑わせてくれて，私が感じている冒険のわくわくす
　　る感じを共感してくれる人がよいと思っています。こうしたこと
　　は，あなたがおっしゃる価値の規準では，私の人生に意味を添え
　　る要素ではないということでしょうか？

A：どんな特徴をもつ人を尊敬できるのかを自分ではっきりと知っ

300 第III部 あなたらしい人生を見つけよう

> 第14章では，好みと価値に沿った人生と，人間関係の中で発生する問題とを，どのようにして折り合いをつけるかの機微を見ます。

ているのはとても大切で役立つでしょう。周りにいる人たちと友人になるとき，一緒に仕事をするとき，人生を共にしようと決めるときに，どんな人とそうしたいのかをはっきり知っておくと，どの人間関係を大切にしてどれを打ち切るかを選びやすくなります。同じように，あなた

にとって生き生きと仕事ができる職場環境を考えておくメリットも大きいでしょう。小規模な家族経営事業が好きかもしれませんし，社員のスキルアップや昇給チャンスの制度などがたくさんある会社がよいかもしれません。この第10章では，個人的な好みをはっきりさせることよりもむしろ，生きていくときに意味と目的の感じを高めるために選べる行動に多く注目してきました。第IV部では，意味深い人生を生きるときには，何を本当に大切と感じているかの個人的な価値を知って，状況の現実をアクセプトして，自分の好みをはっきりさせておくのがどれも必要な要素だという点を見ていきます。

Q：第10章ではいくつも罠を教えていただきましたが，どうしたらそれを避けられるのでしょうか？

A：まず，p.297の「ためしてみよう」を見て，あなたに当てはまりそうな箇所を読み返し，私たちからの提案を試してみてください。それから第11章を読み進めましょう。第11章では，ありがちな罠を避けるためにおすすめの直接的な方法をお伝えします。

第 11 章
罠から抜け出して，あなたの価値を言葉にして掲げる

　価値をはっきりさせるのは，まぎれもなくプロセスです。途中には第 10 章でご説明したようにたくさんの罠がありますので，時間をかけて慎重に考えながら，自分にとって何が本当に大切かを整理し，コントロールできないものをアクセプトし，コントロールできる部分――価値――へと注意の焦点を移していくことになります。第 9 章で人生のそれぞれの領域で何が最も大切かを書き出しましたので，大切と感じている価値が領域ごとに少しずつはっきりしてきたかもしれません。また第 10 章では，第 9 章で書き出した内容を振り返って，人生で大切な方向へ進もうとするときに苛立ちを感じさせたり制限になったりする罠を発見しようとする視点から改めて眺めました。第 11 章では，「ためしてみよう」エクササイズをたくさんご提案します。エクササイズをすると，罠から抜け出しやすくなって，価値を具体的に書いたリストを領域ごとにつくれるようになるでしょう。あなたにとっての価値を言葉にして，掲げ始めることができます――またはそれに行動を導かせて日々の生活を広げ始めることができます。

302 第Ⅲ部 あなたらしい人生を見つけよう

この章では……

1. 価値に関連してありがちな罠を避けたり抜け出したりしやすくする戦略をいくつかご紹介します。
2. 何を大切に感じるかを書き出した人生の三つの領域のそれぞれで，柱となる価値をいくつかはっきりさせるお手伝いをします。
3. 価値に沿った選択ができる機会があるのに気づく力を高めるための計画をご提案します。

第1の罠（ゴールを強調する）を避ける

　生きていればどうしてもゴールを設定しなければいけません。そして，ゴール設定は，複雑なプロジェクトを簡単なステップに分けて完成させていこうとするときなどには実際にとても役立ちます。ただ，ゴールに頼りすぎると，注意が未来に引き込まれて，不安と心配が強くなり，「今，この瞬間」の経験に含まれる貴重で尊いものがおろそかにされかねません。でも吉報です。人生全体の満ち足りた感じを高めてくれる要素について考えているときに思いつくゴールは，大抵，根底にその土台となる価値があります。たとえば第10章で考えたゴールが表していそうな価値を考えてみましょう：

　ゴール：マネージャーに昇進したい
　　結びついているかもしれない価値：
　　　他の人を助けたり，相談に乗ったりすることに価値を感じる。
　　　困難に立ち向かうことに価値を感じる。
　　　周りの人に考えを伝えることに価値を感じる。

ゴール：恋におちたい

結びついているかもしれない価値：

他の人に考えや気持ちを伝えて共有することに価値を感じる。

他の人に，気にかけていることを伝えるのが大切だと感じる。

気持ちなどを誠実に伝えることに価値を感じる。

他の人たちを尊重することに価値を感じる。

ゴール：Ａの成績を取る学生になりたい

結びついているかもしれない価値：

学ぶことに価値を感じる。

信頼されることと一生懸命でいることに価値を感じる。

新しい考え方に心をひらくことに価値を感じる。

困難に立ち向かうことに価値を感じる。

ためしてみよう

　第 9 章で書き出した内容の中にはっきりとまたは目立たない形でゴールを表している箇所がないかを第 10 章で探しました。見つけた箇所の一つひとつについて，根底にある価値をいくつか見分けられるかどうかを考えて，次ページの「ゴールから探って価値を見つける」フォームに記録しましょう。www.guilford.com/orsillo2-forms からフォームをダウンロードしていただいてもかまいません。

　書いている内容がゴールなのか価値なのかが明確でない場合は，「ゴールそれとも価値？」フォーム（p.305 または www.guilford.com/orsillo2-forms を参照）を使うと区別しやすいでしょう。どちらのワークシートも，取り組まなければいけないゴールがたくさんあるときには，ダウンロードして使っていただくと用紙を増やせます。

304　第Ⅲ部　あなたらしい人生を見つけよう

ゴールから探って価値を見つける

ゴール：＿＿＿＿＿＿＿＿＿＿＿＿＿＿＿＿＿＿＿＿＿＿＿＿＿＿＿＿

結びついているかもしれない価値：

＿＿＿＿＿＿＿＿＿＿＿＿＿＿＿＿＿＿＿＿＿＿＿＿＿＿＿＿＿＿＿＿

＿＿＿＿＿＿＿＿＿＿＿＿＿＿＿＿＿＿＿＿＿＿＿＿＿＿＿＿＿＿＿＿

＿＿＿＿＿＿＿＿＿＿＿＿＿＿＿＿＿＿＿＿＿＿＿＿＿＿＿＿＿＿＿＿

ゴール：＿＿＿＿＿＿＿＿＿＿＿＿＿＿＿＿＿＿＿＿＿＿＿＿＿＿＿＿

結びついているかもしれない価値：

＿＿＿＿＿＿＿＿＿＿＿＿＿＿＿＿＿＿＿＿＿＿＿＿＿＿＿＿＿＿＿＿

＿＿＿＿＿＿＿＿＿＿＿＿＿＿＿＿＿＿＿＿＿＿＿＿＿＿＿＿＿＿＿＿

＿＿＿＿＿＿＿＿＿＿＿＿＿＿＿＿＿＿＿＿＿＿＿＿＿＿＿＿＿＿＿＿

ゴール：＿＿＿＿＿＿＿＿＿＿＿＿＿＿＿＿＿＿＿＿＿＿＿＿＿＿＿＿

結びついているかもしれない価値：

＿＿＿＿＿＿＿＿＿＿＿＿＿＿＿＿＿＿＿＿＿＿＿＿＿＿＿＿＿＿＿＿

＿＿＿＿＿＿＿＿＿＿＿＿＿＿＿＿＿＿＿＿＿＿＿＿＿＿＿＿＿＿＿＿

＿＿＿＿＿＿＿＿＿＿＿＿＿＿＿＿＿＿＿＿＿＿＿＿＿＿＿＿＿＿＿＿

このフォームの出典：Worry Less, Live More by Susan M. Orsillo and Lizabeth Roemer.
Copyright © 2016 The Guilford Press。本書を購入された方はこのフォームをコピーまたは
ダウンロードできます（p.iii の囲みを参照）。

第 11 章　罠から抜け出して，あなたの価値を言葉にして掲げる　305

ゴールそれとも価値？

価値かもしれない言明	この価値に沿った行動を今日からでもできますか？	この価値は，いつか終わったり完全に達成したりできるものですか？　いつか完了しますか？	この価値を実行するかどうかを完全にコントロールできますか？	価値ですか？
	価値の場合は答えが「はい」になります。	価値の場合は答えが「いいえ」になります。	価値の場合は答えが「はい」になります。	

このフォームの出典：Worry Less, Live More by Susan M. Orsillo and Lizabeth Roemer. Copyright © 2016 The Guilford Press。本書を購入された方はこのフォームをコピーまたはダウンロードできます（p.ⅲ の囲みを参照）。

306　第Ⅲ部　あなたらしい人生を見つけよう

第2の罠（コントロールできないものを
　コントロールしようとする）を避ける

◆内面の状態

　思考や気持ちを変えたりコントロールしようとしたりすることに主に
注目する方法を書いている場合，または，最も大切と考える行動をする
ためには「内面」を変えなければいけないと信じている場合には，役立
つ戦略が二つあります。

　1.　自分への思いやりを実践して思い出しましょう：
・幅広くさまざまな思考や感情が湧くのは自然です。
・痛みを避けたいと感じるのは本能です（よく理解できます）。
・思考と感情は完全にはコントロールできません。
・気持ちを厳密にコントロールしようとすると，つらく，濁った，強
　い反応を引き起こしかねません。

　第10章で考えた表現のいくつかに対して，自分への思いやりを実
践すると反応がどうなるかを見てみましょう：

もとの表現：兄弟たちに心無いことを言われても落ち込みたくない。
反応：人とかかわりながら生きていれば，感情の面でも実際的な面
　でも周りの人を頼りにしているものだ。そうした人たちに心無い
　ことを言われれば，気持ちがいくらか落ち込むのは自然だ。

もとの表現：いつも心配しているのは嫌だ。
反応：未来を考えられるおかげでいろいろと計画して問題を解決
　できる場合もあるのだから，心が未来へさまよっていくのは自然

第 11 章　罠から抜け出して，あなたの価値を言葉にして掲げる　307

だ。ただ，心は，明らかな行動が必要でもないのに心配や恐れを
呼び起こすときもある。そうなったら，心が機能する仕組みや性
質をそっと思い出して，注意を「今，この瞬間」に向けなおそう。

ためしてみよう

　第 9 章で書き出した内容の中に心の内面の状態（そわそわ，不安，
心配，ストレスなどをもう感じたくないという思い，もっと自信に満
ちて，幸せで，穏やかで，落ちついた気持ちになりたいという願いな
ど）をコントロールしようとしているのを表す箇所がないかを第 10
章で探しました。思考や気持ちをコントロールしたい願いが表れてい
る部分として書いた箇所の一つひとつに，人間としての限界に配慮し
ながら自分への思いやりがこもった反応を思いつけるかどうかを考え
て，次ページの「内面の経験をコントロールしたくなる願いに取り組
む」フォームに記録しましょう。www.guilford.com/orsillo2-forms か
らフォームをダウンロードしていただいてもかまいません。

2. 心の状態をコントロールする力があったとして，今とは別な状態
にできたら，そのときにはどんな価値が表れるかを考えましょう。
先へ進むには特定の思考または感情がなければいけないと信じ込ん
で，個人的に大切と思う行動を抑えている場合が珍しくありませ
ん。そこで，もしも思考や気持ちが今とは違ったらどう行動すると
思うか，またはどんな活動を選ぶかを問いかけて考えると参考にな
ります。この方法を使うと，さまざまな重要な領域で価値を見つけ
やすくなるでしょう。第 10 章で一緒に考えた表現のいくつかにつ
いて，この戦略を使ってみましょう：

308　第Ⅲ部　あなたらしい人生を見つけよう

内面の経験をコントロールしたくなる 願いに取り組む

もとの表現：＿＿＿＿＿＿＿＿＿＿＿＿＿＿＿＿＿＿＿＿＿＿＿＿

反応：

＿＿＿＿＿＿＿＿＿＿＿＿＿＿＿＿＿＿＿＿＿＿＿＿

＿＿＿＿＿＿＿＿＿＿＿＿＿＿＿＿＿＿＿＿＿＿＿＿

＿＿＿＿＿＿＿＿＿＿＿＿＿＿＿＿＿＿＿＿＿＿＿＿

もとの表現：＿＿＿＿＿＿＿＿＿＿＿＿＿＿＿＿＿＿＿＿＿＿＿＿

反応：

＿＿＿＿＿＿＿＿＿＿＿＿＿＿＿＿＿＿＿＿＿＿＿＿

＿＿＿＿＿＿＿＿＿＿＿＿＿＿＿＿＿＿＿＿＿＿＿＿

＿＿＿＿＿＿＿＿＿＿＿＿＿＿＿＿＿＿＿＿＿＿＿＿

もとの表現：＿＿＿＿＿＿＿＿＿＿＿＿＿＿＿＿＿＿＿＿＿＿＿＿

反応：

＿＿＿＿＿＿＿＿＿＿＿＿＿＿＿＿＿＿＿＿＿＿＿＿

＿＿＿＿＿＿＿＿＿＿＿＿＿＿＿＿＿＿＿＿＿＿＿＿

＿＿＿＿＿＿＿＿＿＿＿＿＿＿＿＿＿＿＿＿＿＿＿＿

このフォームの出典：Worry Less, Live More by Susan M. Orsillo and Lizabeth Roemer.
Copyright © 2016 The Guilford Press。本書を購入された方はこのフォームをコピーまたは
ダウンロードできます（p.iii の囲みを参照）。

第 11 章　罠から抜け出して，あなたの価値を言葉にして掲げる　309

もとの表現：落ちついて自信に満ちあふれていたい。

問いかけ：落ちついて自信に満ちあふれていたら，どう行動したいだろうか？

根底にある価値：仕事では困難な課題を新しく引き受けて，友人たちにはもっと心をひらきたい。

もとの表現：子どもたちに対して堪忍袋の緒を切りたくない。

問いかけ：子どもたちにどんな姿勢で接したいのだろうか？　苛立ちに対処する方法として，子どもたちに何をお手本として示したいのだろうか？

根底にある価値：子どもたちを（彼らの振る舞いがよくないときも含めて）愛して気にかけていると伝えたい。子どもたちにはどう振る舞ってほしいと期待しているのかをはっきりと伝えたい。

もとの表現：恋におちたい。

問いかけ：愛情を感じる人たちに対してはどう振る舞うだろうか？

根底にある価値：心をひらいて，考えていることや気持ちを伝えて共感したい。

ためしてみよう

　今とは違う考え方や気持ちになりたいという願いが表れていると感じて第 10 章で書いた内容を，どれでもよいので振り返りましょう。

1. 願いが表れている表現を「コントロールしたい衝動の根底にある価値を見つける」フォームに書きましょう（p.311 または www.guilford.com/orsillo2-forms にあります）。
2. 一つひとつの表現について，その内面の状態を達成できたとした

310 第Ⅲ部 あなたらしい人生を見つけよう

らあなたの行動が今までとはどう違ってくるかを問いかける質問
をつくりましょう。
3. 次に，根底にある価値をもっと正確に表していそうな表現に改変
して，質問に答えましょう。つまり，あなたを導く原理となって
くれるように，「今，この瞬間」に注目し，結果よりもプロセス
を大切にし，個人的に実際に行動できる表現を探しましょう。

◆未来

何が最も大切かを考えて書き出してみると，未来を予想してコント
ロールする力を求めているのがわかるかもしれません。それと気づいた
ら，その願いがあなたの中にあるのをひとまず認めてから，コントロー
ルできる行動へと注意の焦点を移すとよいでしょう。第10章で考えた
ように，私たち人間は未来を想像できますので，先に向けて計画したく
なるのは自然です。残念ながら，選択したときにどんな結果になりそう
かをどれほど慎重に考えても，未来を完全にはコントロールできませ
ん。それなのに，どうしたらコントロールできるかを考え出そうとする
罠には簡単に落ちます。罠に落ちると，決められずに動けなくなった
り，終わりのない心配のサイクルから抜け出せなくなったりします。

コントロールできないものをコントロールしたい願いの根底にあ
りそうな価値を絶えず探りましょう。

そういうときは，一歩離れて，未来をコントロールしたい願いの根底
にあなたにとって大切な価値がないかどうかを考えましょう。自分で何

第 11 章　罠から抜け出して，あなたの価値を言葉にして掲げる　311

コントロールしたい衝動の根底にある価値を見つける

もとの表現：＿＿＿＿＿＿＿＿＿＿＿＿＿＿＿＿＿＿＿＿＿＿＿＿＿＿＿

問いかけ：＿＿＿＿＿＿＿＿＿＿＿＿＿＿＿＿＿＿＿＿＿＿＿＿＿＿＿＿

根底にある価値：＿＿＿＿＿＿＿＿＿＿＿＿＿＿＿＿＿＿＿＿＿＿＿＿＿

もとの表現：＿＿＿＿＿＿＿＿＿＿＿＿＿＿＿＿＿＿＿＿＿＿＿＿＿＿＿

問いかけ：＿＿＿＿＿＿＿＿＿＿＿＿＿＿＿＿＿＿＿＿＿＿＿＿＿＿＿＿

根底にある価値：＿＿＿＿＿＿＿＿＿＿＿＿＿＿＿＿＿＿＿＿＿＿＿＿＿

もとの表現：＿＿＿＿＿＿＿＿＿＿＿＿＿＿＿＿＿＿＿＿＿＿＿＿＿＿＿

問いかけ：＿＿＿＿＿＿＿＿＿＿＿＿＿＿＿＿＿＿＿＿＿＿＿＿＿＿＿＿

根底にある価値：＿＿＿＿＿＿＿＿＿＿＿＿＿＿＿＿＿＿＿＿＿＿＿＿＿

このフォームの出典：Worry Less, Live More by Susan M. Orsillo and Lizabeth Roemer. Copyright © 2016 The Guilford Press。本書を購入された方はこのフォームをコピーまたはダウンロードできます（p.iii の囲みを参照）。

312 第Ⅲ部　あなたらしい人生を見つけよう

を最も大切と感じているのか，根底にあって未来をコントロールしたい
と願わせている価値が何かを見つけられると，努力の焦点を変えて，大
切と感じる価値に沿って「今，この瞬間」に実際に振る舞うことができ
る行動をたくさん思いつけるでしょう。たとえば：

　　もとの表現：子どもたちの将来を安全で安心できるものにしたい。
　　根底にある価値：子どもたちを気にかけて，安心して心地よくすご
　　　せるようにする。

　　もとの表現：キャリアでは絶対に正しい選択をしたい。
　　根底にある価値：周りの人たちにアドバイスをしたり，仕事で難し
　　　い課題に挑戦したりする。

　　もとの表現：相手が自分に最適な人生のパートナーだと確信したい。
　　根底にある価値：心から大切と感じる人と一緒にいる。

ためしてみよう

　第10章のp.281「ためしてみよう」で書いた内容を見返して，何が
大切かを考えて書き出したときに未来をコントロールしたい願いが入
り込んでいたことに気づいたかどうかをみましょう。

1. 願いが表れている表現を「未来をコントロールしたい願いの根底
   にある価値」フォームに記入しましょう（次ページまたはwww.
   guilford.com/orsillo2-formsにあります）。
2. 表現一つひとつについて，未来をコントロールしたい願いの根底
   にあるかもしれない価値を見分けられるかどうか考えましょう。

第 11 章　罠から抜け出して，あなたの価値を言葉にして掲げる　313

未来をコントロールしたい願いの根底にある価値

もとの表現：＿＿＿＿＿＿＿＿＿＿＿＿＿＿＿＿＿＿＿＿＿＿＿＿

根底にある価値：＿＿＿＿＿＿＿＿＿＿＿＿＿＿＿＿＿＿＿＿＿＿

もとの表現：＿＿＿＿＿＿＿＿＿＿＿＿＿＿＿＿＿＿＿＿＿＿＿＿

根底にある価値：＿＿＿＿＿＿＿＿＿＿＿＿＿＿＿＿＿＿＿＿＿＿

もとの表現：＿＿＿＿＿＿＿＿＿＿＿＿＿＿＿＿＿＿＿＿＿＿＿＿

根底にある価値：＿＿＿＿＿＿＿＿＿＿＿＿＿＿＿＿＿＿＿＿＿＿

このフォームの出典：Worry Less, Live More by Susan M. Orsillo and Lizabeth Roemer.
Copyright © 2016 The Guilford Press。本書を購入された方はこのフォームをコピーまたは
ダウンロードできます（p.iii の囲みを参照）。

◆他の人

第10章で見たように，人間関係は私たちにとってとても大切ですので，自分の人生をよりよくするために何ができるかを考えるときに周りの人たちが思い浮かぶのは驚くことでもなんでもありません。ただ残念ながら，周りの人が私たちについて何を考えてどう行動するかをコントロールする私たちの力は限られています。

人間関係をコントロールしようとして身動きが取れなくなる罠に落ちないためには，最も大切と感じる何かが他の人の反応に影響される状態になっているときにそうと気づいて，自分としてはどんな人間になりたいのかに注意を向けなおすとよいでしょう。たとえば：

もとの表現：上司からもっと尊重されたい。
根底にある価値：誠実に責任感のある姿勢で仕事をすることに価値を感じて，率先して取り組むことも大切だと思う。

もとの表現：パートナーにもっとたくさん対話をしてほしい。
根底にある価値：好きなことや気がかりな点を，心をひらいてはっきり伝える。

もとの表現：両親に私のことを誇りに思ってほしい。
根底にある価値：両親を大切にして尊敬しているのを姿勢で示す。

もとの表現：友人たちに，応援されて気にかけてもらっていると感じてほしい。
根底にある価値：友人たちに思いやりのある姿勢で接する。

第11章 罠から抜け出して，あなたの価値を言葉にして掲げる　315

> 価値が他の人の反応に影響されているのなら，あなた自身がなり
> たいと思う人物像へ結びつく行動に注意を向けなおしましょう。

　他の人のどんな特徴を尊敬できるのかに気づいておくととても役立ち
ます。人間関係における自分の好みや願いを知っていると，交流したい
相手を選びやすくなります。第14章では，私たちが勇気を出して自分
らしく生き始めるときに，根底にある価値と，こんな関係であってほし
いという個人的な願いとが影響し合って支えてくれる様子を考えます。
ここではまだ価値をはっきりさせる段階ですので，ひとまず，人間関係
の中であなたがどんな人でありたいのかに注目するとよいでしょう。

ためしてみよう

　第10章のp.287「ためしてみよう」で書いた内容を見返して，自分
に対する他の人の考えと行動に影響を与えたいという誰にでもよくあ
る願いを表している表現を見つけましょう。

1. 願いを表している表現を「他の人をコントロールしたい願いの
   根底にある価値」フォームに記入しましょう（次ページまたは
   www.guilford.com/orsillo2-forms にあります）。
2. その人間関係の中であなたがどんな人でありたいのか，価値を探
   しましょう。相手はあなたの願いどおりに反応するかもしれませ
   んし，しないかもしれません。それが現実ですから，その人間関
   係の中であなた自身の行動やあり方としては何が最も大切です
   か？　その点を上手にとらえた価値を見つけられるでしょうか？

316　第Ⅲ部　あなたらしい人生を見つけよう

他の人をコントロールしたい願いの根底にある価値

もとの表現：_____

根底にある価値：_____

もとの表現：_____

根底にある価値：_____

もとの表現：_____

根底にある価値：_____

このフォームの出典：Worry Less, Live More by Susan M. Orsillo and Lizabeth Roemer.
Copyright © 2016 The Guilford Press。本書を購入された方はこのフォームをコピーまたは
ダウンロードできます（p.iii の囲みを参照）。

第３の罠（完璧またはスーパー人間になりたいと願う）を避ける

　人間である以上，完璧ではありません。スキルも能力もそれぞれです。誰でもさまざまな用事で時間をとられます。そんな中でも人生に納得して満ち足りた気持ちになるには，何が最も大切なのかをはっきりさせるプロセスをたどるときに人間としての限界を認めていると取り組みやすくなります。先ほどもお伝えしたように，コントロールできることの限界を認めると，完璧になりたいという大きな願いを御しやすくなる場合があります。願いを御しやすくなると，自分の力に限界があるのを認めていても，何が本当に大切なのかをうまくとらえた根底の価値を大抵見つけることができます。

　　もとの表現：仕事で抜きん出たい。
　　根底にある価値：責任をもって一生懸命働く。

　　もとの表現：地域から貧困を撲滅したい。
　　根底にある価値：周りの人を助けて，社会の不正を見つけたら指摘
　　　し，行動を起こして立ち向かう。

　完璧になりたいと願う罠に落ちるのを避けるために，価値を言い表すときに極端な言葉（必ず，決してなど）を取りのぞく方法もあります。

　　もとの表現：パートナーのためなら必ず駆けつけたい。
　　根底にある価値：パートナーを助けて支える。

318 第Ⅲ部 あなたらしい人生を見つけよう

ためしてみよう

　第 10 章の p.291「ためしてみよう」で書いた内容を見返して，完璧
またはスーパー人間になりたい願いにかかわる表現を見つけてすべて
書きましょう。

1.　願いを表している表現を「スーパー人間になりたい願いの根底に
　　ある価値」フォームにそれぞれ記入しましょう（次ページまたは
　　www.guilford.com/orsillo2-forms にあります）。
2.　あなたが抱いている価値の中に，私たち誰もが人間として直面す
　　る限界を認めていて，それでもあなたにとって最も大切な何かを
　　うまくとらえたものがあるかどうかを探しましょう。

第 11 章　罠から抜け出して，あなたの価値を言葉にして掲げる　319

スーパー人間になりたい願いの根底にある価値

もとの表現：＿＿＿＿＿＿＿＿＿＿＿＿＿＿＿＿＿＿＿＿＿＿＿＿

根底にある価値：＿＿＿＿＿＿＿＿＿＿＿＿＿＿＿＿＿＿＿＿＿＿＿

もとの表現：＿＿＿＿＿＿＿＿＿＿＿＿＿＿＿＿＿＿＿＿＿＿＿＿

根底にある価値：＿＿＿＿＿＿＿＿＿＿＿＿＿＿＿＿＿＿＿＿＿＿＿

もとの表現：＿＿＿＿＿＿＿＿＿＿＿＿＿＿＿＿＿＿＿＿＿＿＿＿

根底にある価値：＿＿＿＿＿＿＿＿＿＿＿＿＿＿＿＿＿＿＿＿＿＿＿

このフォームの出典：Worry Less, Live More by Susan M. Orsillo and Lizabeth Roemer. Copyright © 2016 The Guilford Press。本書を購入された方はこのフォームをコピーまたはダウンロードできます（p.iii の囲みを参照）。

320　第Ⅲ部　あなたらしい人生を見つけよう

第４の罠（特定の行動に注目しすぎる）を避ける

　価値をはっきりさせると人生が広がる理由の一つは，価値は，人生に
意味と目的の感じを添えてくれる日常的な行動を，大きなものからささ
やかなものまでたくさん思いつくのを助けてくれるからです。ところ
が，価値をあまりにも狭く表現する罠に落ちると，その狭い価値に沿っ
た行動が妨げられるような状況が起きたときに身動きが取れなくなりが
ちです。この罠を避ける方法は，「狭い」価値を広げて，最も大切と感
じるものに沿った行動の種類を，カテゴリーごととらえられる表現にす
ることです。

　次ページのフォームの左側に，第10章でこの罠を説明した際に最も
大切なものを表している狭い表現の例としてご紹介した言葉をもう一度
記入しました。次に，元の表現に含まれる特定の行動をとらえた根底の
価値をそれぞれ探りました。そして，根底の価値に沿った行動として考
えられるものをいくつか挙げました。

ためしてみよう

　第10章では，あなたがしたいと願っているとても具体的な行動や
振る舞いを含む表現を探しました（p.293）。そこで書いた表現を「根
底にある価値とそれに沿った行動を見つける」フォームに記入しま
しょう（p.322または www.guilford.com/orsillo2-forms にあります）。
次に，その特定の行動をしたいという願いの根底にあるもっと広い価
値を見つけられるかどうかを探りましょう。広い価値を言葉にできま
したら，根底の価値に沿った行動として考えられるものを３つか４つ
書きましょう。

第11章　罠から抜け出して，あなたの価値を言葉にして掲げる　321

もとの表現	根底にある価値	考えられる行動
夕食は毎晩家族と一緒に食べたい。	家族と一緒に時間をすごすことに価値を感じる。	・ゲームを楽しむ夕べを企画する ・一緒に映画を観る ・キャンプ旅行に出かける ・森をハイキングする ・ダンスパーティーを開く ・家族の誰かにつき合ってドライブに出かけるときの運転手になる
娘の学校行事には必ず参加したい。	気にかけている気持ちを娘に伝えることに価値を感じる。	・メッセージを書いてお弁当に添える ・一緒に本を読む ・娘がその日にあったことを話しているあいだは携帯電話をしまう ・特別なお出かけを企画する ・早起きをして朝食にホットケーキをつくってあげる
日曜日には毎週教会に行きたい。	スピリチュアリティに価値を感じる。	・祈りや沈思黙考のための時間をとる ・教会の礼拝に出席する ・スピリチュアルな文章を読む ・スピリチュアルな音楽を聞く ・スピリチュアルに信じていることに沿った姿勢で誰かに接する
日頃から親友たちと時間をすごしたい。	周りの人に考えや気持ちを伝えることに価値を感じる。	・同僚と会話を始める ・興味が共通する人たちのグループに参加して，会話を始める ・近所の人とおしゃべりをする ・社交的な集まりに参加して，大切と思っている何かについて誰かに話してみる

322 第Ⅲ部 あなたらしい人生を見つけよう

根底にある価値と それに沿った行動を見つける

もとの表現	根底にある価値	考えられる行動

このフォームの出典：Worry Less, Live More by Susan M. Orsillo and Lizabeth Roemer. Copyright © 2016 The Guilford Press。本書を購入された方はこのフォームをコピーまたはダウンロードできます（p.iii の囲みを参照）。

第５と第６の罠（何が最も大切かをはっきりさせる プロセスを恐れてなかなか決められない，何を最も 大切と感じるかに他の人が影響を及ぼしているかも しれない点を無視する）を避ける

　自分にとって何が最も大切なのかをなかなかうまく表現できない場合には，価値について知っておくとよい点が二つあります。

　1.　**価値は，選ぶかどうかだけの問題です。**人生で直面する困難の中には，正しい答えと間違った答えがはっきりしているものがたくさんあります。理屈で考えて十分時間をかければ，やがて正しい答えにたどりつきます。100 人の賢い判定者を集めて，次の項目がそれぞれ正しいかどうかを判断してもらったとしましょう。

　・2 + 2 = 4
　・アメリカ合衆国マサチューセッツ州の州都はボストンである。
　・イヌは哺乳類である。

　おそらく 100 人の判定者はあなたの結論に合意するでしょう。では，同じ 100 人の賢い判定者たちが次の項目を評価しようとしていると想像しましょう。

　・ジェシカは，子をもつために妊娠する努力をするべきだ。
　・ファデケは，芸術専攻からビジネス専攻に変わるべきだ。
　・ブルックは，母親を介護老人施設へ入所させるべきだ。
　・ビルは，ユダヤ教に改宗するべきだ。

324　第Ⅲ部　あなたらしい人生を見つけよう

　ここにあげられた結論がベストと言えるかどうか，100人の判定者の意見が完全に一致する見込みはかなり低いでしょう。勿論，評価対象である一人ひとりの人物像と置かれている状況について，情報がほとんどない点はあります。でも，仮に参考情報が山ほどあっても，判定者が満場一致でこの結論に合意するとは考えにくいでしょう。

　ここから，私たちがよく落ちる罠がわかります。大勢の人にアドバイスを求めたら，それぞれ対立する意見が返ってきて身動きが取れないと感じた経験はありませんか？　自分にとって最も大切なことをはっきりさせようとしているときに，数学の問題を解くのと同様にアプローチすると，答えが見つからず気分が重くなりがちです。この罠を避けるには，自分らしい人生を生きる方法に「正しい答え」はないと認識しておかなければいけません。何が大切かを決められるのはあなただけです。

ためしてみよう

　第3章で，思考を1，2分観察するエクササイズをしました。「思考のマインドフルネス」[注53] は，瞑想を長年実践してきた人にとってもなかなか大変ですので，あなたが初めて試したときに悪戦苦闘しても不思議はありません。それでも，上手に使うととても重要で力強いマインドフルネス実践になります。思考に巻き込まれているのに気づいたときや，考えて解決できるものではない人生の問題を考え抜こうとしているとき（どの価値が最もよいかを判断しようとしているなど）には特に効果的でしょう。

　次の指示を読んだら，本を置いて目を閉じ，何回か呼吸してから，心に思考が湧いてくるのを一つひとつ気づけるかどうかを観察しましょう。このエクササイズをするときにどんなイメージが役立つと感じるかは人それぞれです。思考が映画のスクリーンやパソコンの画面に映し出されるのを眺める人がいます。ベルトコンベアの上に思考を

第 11 章　罠から抜け出して，あなたの価値を言葉にして掲げる　325

乗せる人もいます。小川に浮かんだ葉っぱが流れていくところを想像し，葉っぱごとに思考を乗せると眺めやすいという人もいます。思考を視覚的にイメージするのが苦手で，面白い声（甲高い声やアニメキャラクターの声など）で思考を聞いているところを想像するほうが向いている人もいます。どんなイメージでもかまいませんので，思考を観察している状態から考えている状態に移ったときに，自分で気がつけるようになりましょう。気がついたら，思考を——どんな内容でも——好奇心と優しさのこもった眼差しでただ眺めていた状態に戻れるかどうか試しましょう。このエクササイズを5分間実践しましょう。

2．価値をはっきりさせるのは終わりのないプロセスだったことを思い出しましょう。中学生の頃を思い出しましょう。おそらく，現在あなたが最も大切と感じるもののうち少なくともいくつかは，中学生の頃に大切と感じていたものとはいくらか違うのではないでしょうか？　人生経験を重ね，さまざまな人のいろいろな視点に触れる中で，私たちは大抵，何を大切と感じるのかを考え直しながら磨き上げていきます。

今日，価値を言葉にしてしまうと，後からはもう変えられないというわけではありません。今抱いている価値があなたが本当に大切と思う何かを表しているかどうかを知るには，試しにしばらく価値に沿って行動してみて何が起きるかに注意を向ける方法がベストでしょう。その価値に沿って行動すると，充実感や目的をもって生きている感じが高まりますか？　それともいくらか空虚で満足できない感じになりますか？

価値は何年もかけてできあがってくるもので，石に刻み込まれたものではありません。

326　第Ⅲ部　あなたらしい人生を見つけよう

　「試し」に価値に沿って行動するときは，価値に沿った人生がいつで
も「気分よい」とは限らない点を忘れないでおきましょう。たとえば人
間関係の中で心をひらいて誠実でいることに価値を感じるなら，間違い
を犯したら正直に認めることや，誰かの行動に怒りを覚えたらどう感じ
たかを相手にはっきり伝えることなどが含まれるでしょう。価値に沿っ
て行動すると，ときには弱さを曝している気持ちや悲しい気持ちにもな
ります。ですので，価値を試すときには，気持ちを明るくしてくれるか
どうかというだけの狭い基準で評価しては必要な情報が得られません。

　価値が本物かどうかを考えるときにベストなのは，たくさんの状況の
中であなた自身の反応に注意を向け，その価値に沿って生きると人生で
感じる意味を全体に深めてくれるかどうかを観察する方法でしょう。ま
た，価値に沿って行動するとつらい感情が引き出されるような状況で
は，全体を大きく眺めて判断するのが大切です。たとえば何か間違いを
犯してしまったのでしたら，価値に沿って誠実に伝えても，またはそう
しなくても，いずれにしても心地悪さを感じるでしょう。また，誰かが
不快に振る舞い続けているのでしたら，価値に沿って行動する心地悪さ
を避けても，当然不快さは続きます。そうした場合には，困難な状況の
中でその価値に沿って行動していると気持ちが勇気づけられたり自分ら
しく生きている感じがしたりするかどうかをよく考えましょう。

柱となっている価値を言葉にして掲げ，何ができるかを見つける

ためしてみよう

　このエクササイズでは，第9章でご説明した人生の三領域のそれぞ
れについて，あなたの大切な価値を言葉で表します。以下のステップ
を踏むとよいでしょう：

第 11 章　罠から抜け出して，あなたの価値を言葉にして掲げる　327

1. 第9章の書き出すエクササイズで書いた内容を見返しましょう。あなたにとって柱となる価値を示している直接的表現または間接的表現はありますか？　ありましたら，p.331 のフォームの当てはまる場所へ記入しましょう。

2. この第11章で書いたエクササイズを見返しましょう。ゴール，コントロールできないものをコントロールしようとする願い，完璧またはスーパー人間になりたい願い，具体的すぎる行動，とそれぞれを示している表現に取り組んでくる中で，あなたにとって何が最も大切かをとらえていそうな価値が浮き彫りになっていますか？　なっていましたら，「価値を言葉で表す」フォームの当てはまる箇所へ記入しましょう（p.331 または www.guilford.com/orsillo2-forms にあります）。

3. このエクササイズをしながらできあがってくるリストを眺めて考えるうちにも，新しい価値が表れるかもしれません。新しい価値が表れるたびに，第10章をざっと読み返して，よくある罠のどれかではないかを考えるとよいでしょう。罠でしたら，この第11章の当てはまるエクササイズに取り組んで罠から抜け出し，あなたの人生に意味と目的の感じを添える価値を探しましょう。

4. このエクササイズに取り組むプロセスでマインドフルネスを実践するとよいでしょう。濁った感情や心配が湧くのに気づいた場合は特におすすめです。

　ここで記入した価値は第Ⅳ部でも使いますので，読み進める前にぜひこのエクササイズに取り組んでおいてください。私たち著者の経験では，価値を言葉にして掲げるのは終わりのないプロセスです。中には，第9章の書き出すエクササイズにもう一度取り組むとこのステップへ進みやすくなる人たちがいます。また，人生の三領域で価値を感じる方向

328 第Ⅲ部　あなたらしい人生を見つけよう

をそれぞれたくさん見つけたのでしたら，全体を見返して，ひとまず取り組み始めようと思うものを領域ごとに一つか二つ選んで印をつけ，価値に沿って行動するのに少し慣れてきたら残りの価値に立ち戻って取り組むとよいでしょう。しばらく焦点を絞ると，そのときに取り組んでいる価値に沿って行動するチャンスに気がつきやすくなります。

機会に気づくようになる

　価値が備えている性質の中でも私たちにとって特にうれしいのは，価値は，目的を持って意味深く生きている感じを高める機会をいくらでも提供してくれるところです。価値を言葉にして頭の片隅に置いておくと，注意を向けてさえいれば，普段の生活の中で価値に沿って行動するあらゆるチャンスを見つけられます。

ためしてみよう

　あなたにとっての価値をはっきりさせたら，その中でも最も重要なものを選んで，次のエクササイズをしてみましょう。今日から数日は，価値に沿って行動できる機会があったときになるべく気づくように取り組みましょう。p.332の「価値に沿って行動する機会を観察する」[注54]フォームを見ていただくとおわかりになるように：

1. 価値に沿って行動できた機会を書きます。
2. 実際に行動した場合は「○」，行動しそびれた場合は「×」を記入します。
3. 機会が訪れたときにどれほど気づいていたかを考えて評価します。
4. 行動するのを妨げた（妨げかねなかった）要素に気づいたかどうかを考えて記入します。

第11章　罠から抜け出して，あなたの価値を言葉にして掲げる　329

　　価値を同時に二つ観察したいと思われましたら，www.guilford.
com/orsillo2-forms からフォームをダウンロードできます。この課題
に取り組むときは，自分を思いやって気遣うことがとても大切です。
価値に沿った姿勢で行動できる機会があっても，そのたびに必ず行動
する人はいません。よく注意を向けておらず，機会を見逃す場合もあ
ります。機会に気がついても，たとえ価値に沿った行動のためでも嫌
な気持になりたくなくて，その行動をあえて避けようと選ぶ場合も
あります。日頃の生活の中で機会に注意を向け始めるのは，こうなっ
てほしいと願う人生を勇気を出して生きる道筋で踏むステップの一つ
にすぎません。

ここまでで質問はありますか？

Ｑ：人生のそれぞれの領域でだいたい満足しているのですが，エクサ
　　サイズをするときに，三つともではなく，一つの領域だけに注意
　　を向けるのではいけませんか？

Ａ：人生の三つの領域のそれぞれで何が本当に大切かにマインドフ
　　ルでい続けられると，人生のバランスをとりやすくなるとわかっ
　　ています。状況によっては注意とエネルギーを一つの領域に奪わ
　　れる時期もありますが，他の
　　二つの領域をそれほど長くは
　　ほったらかしにできない点を
　　忘れずにいられると役立ちま
　　す——私たち人間は，どの領
　　域も生きています。価値に
　　沿って振る舞っている行動の

> それぞれの価値が違う
> 方向を差しているよう
> に思えるときに選択
> をする場合の戦略を第
> 13章でご紹介します。

330 第Ⅲ部 あなたらしい人生を見つけよう

他に，逃している行動にも注意を向けるのが効果的です。

Q：書き出した内容を何回も見返して，罠に落ちている部分がないか
　を探しました。それでも，価値をはっきり言葉にできたかどうか
　がまだ自信ありません。どうしたらよいでしょうか？

A：価値を言葉で表すときには慎重でなければいけませんが，その作
　業そのものに巻き込まれないようにするのも大切です。気づきの
　スキルがしっかりしてくると，どの行動が回避戦略でどれが価値
　に基づいた行動を表していそうかを，どんどん見分けられるよう
　になります。第Ⅳ部でご紹介するエクササイズにいくつか取り組
　むのも役に立つでしょう。

第 11 章　罠から抜け出して，あなたの価値を言葉にして掲げる　331

価値を言葉で表す

1. 人間関係

価値：_____

価値：_____

価値：_____

価値：_____

価値：_____

2. 家／職場／学校

価値：_____

価値：_____

価値：_____

価値：_____

価値：_____

3. 自分を大切にする／楽しみ／地域

価値：_____

価値：_____

価値：_____

価値：_____

価値：_____

このフォームの出典：Worry Less, Live More by Susan M. Orsillo and Lizabeth Roemer.
Copyright © 2016 The Guilford Press。本書を購入された方はこのフォームをコピーまたは
ダウンロードできます（p.iii の囲みを参照）。

332 第Ⅲ部 あなたらしい人生を見つけよう

価値に沿って行動する機会を観察する

価 値：＿＿＿＿＿＿＿＿＿＿＿＿＿＿＿＿＿＿＿＿＿＿＿＿＿＿＿＿＿＿＿

行動／機会	行動した（○），行動しそびれた（×）	どれほど気づいていたか（0-100）	妨　げ

このフォームの出典：Mindfulness- and Acceptance-Based Behavioral Therapies in Practice by Lizabeth Roemer and Susan M. Orsillo. Copyright © 2009 The Guilford Press から改訂して Worry Less, Live More by Susan M. Orsillo and Lizabeth Roemer. Copyright © 2016 The Guilford Press に再掲。本書を購入された方はこのフォームをコピーまたはダウンロードできます（p.iii の囲みを参照）。

第Ⅲ部　まとめ

　第Ⅰ部から第Ⅲ部まで，多くの材料をご紹介しました。感情をより深く理解することで，またマインドフルネス実践をいくつか身につけることで，恐怖，不安，心配，心の内面にあるその他のつらい経験との関係をいくらかでも変え始めた手応えを感じていただけているでしょうか？あなたにとってのゴールと価値を考える機会がありました。また，不安に対処すること，有意義な活動をすることのそれぞれに，これまでどれほどの時間とエネルギーをかけてきたかを比べて考える機会もありました。第Ⅲ部でエクササイズに取り組みながら，より充実した人生へと導いてくれそうな価値をいくつかでもはっきりとできていましたら幸いです。

　第Ⅳ部では，あなたが望む人生を勇気を出して生きるためにこれまでに学んだ内容を結集するお手伝いをします。自分らしく生きようとするときにありがちな妨げをいくつか取り上げて，学んだスキルを使って勇敢にステップを踏んでいきましょう。最後に，人生を先へと進みながらこれまでに学んだ内容を使い続けるコツもお伝えします。

第Ⅳ部

勇気を出して，あなたらしい
人生を生き始める

第 12 章
スキルを使って大胆に踏み出そう

　こうなってほしいと願う人生を勇気を出して生きるときには，ステップをいくつか意識的に踏むことになります。あなたらしい人生を生き始める道を拓くためにあなたにとって何が意味深いのかをはっきりさせて，価値に沿った選択をするチャンスを日頃の生活の中で探します。また，不安と心配とそれに関連した感情が強すぎる，またはそうした感情が行動を妨げていると感じるときに効果的に反応するためのスキルを身につけます。それから，これまでに学んだものを結集して前に向かって勇気を出して踏み出す段階になります。

この章では……

1. 自分らしい人生を生きようとウィリングになるのはどういうことかを考えます。
2. 不安と心配とそれに関連した感情が湧いたときに効果的に反応する方法をご紹介します。
3. 価値に沿った行動を選ぶための戦略を身につけるお手伝いをします。

338　第Ⅳ部　勇気を出して，あなたらしい人生を生き始める

ウィリングになろうとコミットする

　時間をどう過ごすのかについて，私たちは毎日，無数の選択を迫られます。朝起きるとまずできる活動の選択肢は，携帯のメールや着信履歴を確認する，テレビをつける，インターネットに接続する，タバコに火をつける，マインドフルな呼吸を少し実践する，同居人を抱きしめてキスをするなど。朝食をどうするかの選択肢は，本格的な朝食を料理する，ヨーグルトとシリアルで手軽にすませる，途中でドーナツかベーグルでも買う，朝食を抜く，誰かとレストランで待ち合わせて朝食をいっしょに食べるなど。いくらか腹ごしらえをしたら，次にできるのは，仕事か学校へ向かう，友人を訪ねる，本を読む，庭仕事をする，ギターを弾く，ビデオゲームをする，何かを楽しむために出かけるなど。

私たちの行動に影響を与える要素

・習慣　　　・感情　　　・価値

　瞬間ごとにどう行動するかを，私たちはどのように選んでいるでしょう？　私たちの行動には，身についた習慣が表れているものがたくさんあります。たとえば，朝起きたとたんに習慣的にメールや携帯メールをチェックしているのでしたら，あまり考えずにこれからもそうし続けるでしょう。また，第5章でご説明したように，感情の状態に「促された」行動を自動的にしている場合もたくさんあります。朝起きたときに最近失った何かを思い出して悲しい気持ちを感じた人は，感情に促されてベッドにもぐったままでいようと選ぶかもしれません。ルームメイトがやかましくて目を覚ましたときに怒りを感じた人は，怒鳴り声をあげ

第 12 章　スキルを使って大胆に踏み出そう　339

たり大きな音を立ててドアを閉めたりするかもしれません。習慣や感情に基づく他に，価値に沿って意識的に行動を選ぶ方法も選択肢としてあります。

　価値に沿って行動すると選ぶためには，ウィリングネスの姿勢が必要になります。ウィリングネスは[注55]，つらい思考や気持ちも含めて経験全体に心をひらいたままにして，意味深いと感じる活動を積極的に意識的に選んで行動する姿勢です。ウィリングネスの状態では，意味深く自分らしい人生を生きる手応えを感じようと思うのなら，つらい場合も多いきれいな感情も全部含めて経験することになる，という事実を認めます。また，行動すれば，それまでに学習した考え，つらい出来事の記憶，未来についての心配も引き出されるかもしれない点も認めます。ウィリングになると，人間としての経験をすべて丸ごとアクセプトして認めるので，自分にとって大切な何かに沿った活動にたとえつらさが伴っても，そのつらさを認めて，大切な活動を選んで行動できるようになります。

　ウィリングになるのは，わざわざつらさを求めて苦しい経験をすることではありません。また，内面に湧く経験を必ず楽しまなければいけないのとも違います。特定の思考や気持ちを経験するのにウィリングでいて，それと同時にそうした思考や気持ちなんてなければよいのにと願っているのにはっきり気づいていてもかまいません。ウィリングに感じていなくても，ウィリングになれます。

ウィリングに感じていなくても，ウィリングになれます。

　ナディアは，妊娠しようとしています。そして，注射が恐ろしくてた

340　第Ⅳ部　勇気を出して，あなたらしい人生を生き始める

まりません。注射を受けるたびに血管迷走神経反応が起きて，血圧が急に下がり，気を失うリスクが高くなります。注射を受けると苦しい思考や感情や感覚を経験しますが，それでも7日間続けてホルモン注射を受けようとウィリングなのは，妊娠したいと思っていて，それが他の人を気遣うことを大切に思う価値に沿った振る舞いだからです。ナディアは，めまいがしてパニックになりそうな思考が浮かび始めるとマインドフルネスを使います。思考がやってきたら呼吸をし，呼吸が満ちては引くのを観察して，この意味深い活動に取り組んでいるときには自分に優しくします。

　ブロックは，幼少期に虐待されました。そのトラウマの記憶がガールフレンドと親密になるたびによみがえって，つらい思考と感情も伴います。無理もありませんが，ブロックは，あんな経験をしないですめばよかったのにと願います。またセックスのときに苦しい記憶が湧かないでほしいとも願います。これまで長い間そうしたつらいイメージを無視して遠くへ押しやろうとしてきましたが，あまり効果がありませんでした。誰かと親密な関係になるのをあきらめた時期もありましたが，寂しくて悲しい気持ちがますます強くなっただけでした。誰かとつながり合っていることに大切な価値を感じると認識したので，ブロックは，日頃からガールフレンドをセックスに誘おうと選びました。それは，セックスに伴って自分の中に起きる一連の反応がたとえ苦しくても経験しようとウィリングになることを意味しました。親密になる瞬間には，愛情や喜びの気持ちと満ち足りて力強い思考だけを感じることもあります。でも，虐待の記憶が強い痛みを引き出して，自動的に自己批判で反応していることもあります。記憶や批判的な思考の両方を心から押し出そうとすると，注意の焦点が狭くなりかねません。反応が濁っているのに気づくと，ブロックは，気づきを広げて，パートナーとつながり合っている経験全体にマインドフルに注意を向けます。自分への思いやりを意識

第12章 スキルを使って大胆に踏み出そう　341

的に実践しながら，価値に基づいた行動をウィリングに選んだときに引き出されてくるきれいな痛みをありのままに認めます。

ウィリングネスは忍耐と混同される場合があります。忍耐は，経験をやり過ごすために避けられない何かを我慢することを意味します。ともかくしなければいけない物事がある，行動したらみじめになるとしても「するべき」ことがある，という事実へのあきらめの境地を指します。表面だけを見るとウィリングネスと忍耐とはとてもよく似ていることもあるので，ややこしいかもしれません。でも心の状態として，ウィリングネスと忍耐は正反対です。忍耐も確かにそれがなければ避けていただろう行動をたくさんできるようにしてくれるかもしれませんが，人生に意味と納得の感じを添えてくれることはまずありません。

　ホルモン注射を受けに向かいながら，ナディアは，恐れの気持ちでいっぱいです。選択の余地はない気分です。どんどん年齢が高くなっていきますが，これまでちっとも妊娠できませんでした。ホルモン注射は受けなければいけませんでした。めまいを感じているのに気づいて，あれこれ心配するのをやめるようにと自分に言い聞かせます。「こうした感覚は危険じゃない——ともかく対処するのよ」と自分に語りかけます。歯を食いしばって目を背け，ベストをつくして処置を切り抜けようとします。

　ブロックは，ガールフレンドが上の階でベッドの用意をしているのを聞きながら，彼女のところへ行くことを考えて胃の辺りが締めつけられる感じをおぼえます。自分に言い聞かせます，「ほら，男だろうが。ガールフレンドとセックスをするのが男の務めだ。レイプの記憶なんかに自分らしい人生を邪魔させないぞ」。しぶしぶとベッドルームに向かいながら，心は重たさと義務感でいっぱいで，期待どおりに振る舞えること

を願うのみです。

ウィリングネスの特長には，ウィリングかウィリングでないかにつきる，つまり「全か無か」という点もあります。何かの活動または行動をすると選んでコミットするのでしたら，ウィリングになるのは，たとえどれほどつらい思考，気持ち，感覚が湧いても最後まで行動し通すことを意味します。ただ，ウィリングになろうと選ぶ活動そのもの，または行動そのものは制限できます。たとえば，社交的な場面で不安になるのでしたら，友人の出産お祝いセレモニーには出席するとウィリングになっても，デートに出かけようとウィリングにはならないかもしれません。高い場所が怖いのでしたら，子どもの卒業式会場の急階段は登ろうとウィリングになっても，梯子の天辺で手を離して立とうとウィリングにはならないかもしれません。どの行動を選んでも，ウィリングなら，その行動をするときに心に湧く思考，気持ち，身体感覚をすべてアクセプトしてあるがままにします。

どこまでウィリングになってよいかを自分の中で交渉しようとする場合が珍しくありません。たとえば，デニスは映画館へ出かけようと「ウィリング」で，普段からパニック発作が起きるかもしれないサインの心臓がドキドキする感じを経験し始めないかぎりはそこにいようと考えるかもしれません。カティアは友人たちとディナーを食べに出かけようと「ウィリング」ですが，たとえば「気の利いたことを何も話せない」「間抜けなことしか言えない」などの思考が浮かび始めたら退席させてもらおうと考えるかもしれません。こうした計画は合理的に見えても，どちらも逆効果になりかねません。下手をすると恐怖を強めて，デニスもカティアも，活動をこれからも避けたりもっと早く立ち去るようになったりする見込みが高くなります。

考えてみましょう。デニスが映画館へ出かけて，心臓がドキドキし始め，立ち去るとします。デニスがおそらく学習するのは：

第12章　スキルを使って大胆に踏み出そう　343

・混雑した場所へ出かけると心臓がドキドキするかもしれない。
・心臓がドキドキするのは，何か恐ろしいことが起きようとしている
　サインだろう。
・混雑した場所から去ると安全だ。

では，デニスが映画館へ出かけて，心臓がドキドキし始め，そこにい
続けるとします。このときにデニスが学習できるかもしれないのは：

・混雑した場所へ出かけると心臓がドキドキするだろう。
・そして：
　　－心臓がドキドキする感じは，時間がたつと落ちつく。そして
　　　／または
　　－まだ外にいて映画を楽しんでいられる。そして／または
　　－心地悪いパニック発作に時々襲われる。そして，あるがまま
　　　外で映画を楽しんでいられる。

マインドフルネスを実践して好奇心を向けてアクセプトできるように
なり，心の経験をそれほど恐れずに批判しないでいられるようになって
くると，ウィリングネスの姿勢を身につけやすくなります。同様に，価
値をはっきりさせてもウィリングになろうと思いやすくなります。ま
た，恐怖と不安のためにこれまでずっと人生を狭めてきてしまっていた
かもしれないと気づき始めたときに湧くきれいな悲しみや恐怖や怒りの
感情を感じるだけでも，ウィリングになろうと動機づけてくれます。

ためしてみよう

　まず，落ちつける場所をつくって[注56]，あなたのウィリングネスと，
人生で変えようと思っていることに注意を意識的に集中しましょう。

344　第Ⅳ部　勇気を出して，あなたらしい人生を生き始める

先にマインドフルネス・エクササイズを実践しておくと，このエクサ
サイズに取り組んでいるときに細やかに気づきやすくなるでしょう。
次に，毎日20分ずつ，3日間かけて，以下の問いを考えて記入してく
ださい。これまでにご紹介した書き出すエクササイズと同じで，この
エクササイズをしていてもつらい思考や感情が湧くでしょう。湧いて
きた思考や感情を認めてあるがままにするのは，先にご説明したウィ
リングネスの姿勢を実践するよい機会です（本書以外の紙にもっとた
くさん書いていただいても勿論かまいません）。

　一日目
　こうなってほしいと願う人生をウィリングな姿勢で勇気を出して生
きることを考えると，何が心に浮かびますか？

　　_____

　　_____

　　_____

　二日目
　あなたが選んだ価値は，どこがどのように大切ですか？　それぞれ
の価値はあなたにとってどんな意味をもちますか？

　　_____

　　_____

　　_____

　三日目
　あなたが変えたいと思うことの前に立ちはだかる最も大きな障害物
は何ですか？

_____

_____

_____

不安と心配とそれに関連する感情に，上手に反応しよう

　本書を通じて，恐怖，不安，心配，またそれに関連した感情に上手に反応するために必要な情報とスキルをお伝えしようと努めてきました。本書のゴールは，心の経験とのつき合い方を変えるお手伝いをすることでした。思考や感情は，危険で，病的な性質で，あなたを身動き取れなくして虚しくするものではありません。むしろ役に立つ経験で（ときにはつらいけれども）自然に過ぎていくもので，知恵を授けてくれることもあるものです。思考や感情をそのように眺められるようになって，さらには有意義で自分らしい人生の一部と感じられるようになっていましたら幸いです。

　どんな人間関係とも同じで，心の経験との関係にも，調子のよいときと不調のときの波があるものです。心の経験との関係と向き合うのは，日頃から注意を向けて気遣い続けなければいけないプロセスです。次にご紹介する「ためしてみよう」エクササイズは，これまでに取り組んだ観察フォームの部分を組み合わせて，自分に問いかけるとよい質問をまとめたものです。恐怖と不安とそれに関連する感情と悪戦苦闘してい

第Ⅰ部の最後（p.147）で，経験との古い関係と新しい関係がそれぞれどんなふうかを表にして比べました。表を見返しましょう。

346 第Ⅳ部 勇気を出して，あなたらしい人生を生き始める

るのに気がついたときに導いてくれるでしょう。取り組むのにおすすめ
なのは：

・特に強い感情やつらい思考と悪戦苦闘していて身動きが取れなく
　なったと感じたとき。
・何かの思考か気持ちが妨げになっていそうで，価値に沿った行動を
　選ぶのにウィリングになれないとき。

ためしてみよう

　つらい感情と悪戦苦闘しているのに気づいたら，一連の質問に答え
てみましょう。次ページの「感情をはっきりさせるための評価」を記
入するとよいでしょう。www.guilford.com/orsillo2-forms からダウン
ロードしていただいてもかまいません。ひとまず時間をかけてすべて
のステップを一つひとつ踏んでいくのがおすすめです。実践を続ける
うちに，状況が繰り広げられているときに心の中でステップを踏む力
がついてくるでしょう。また，誰でもそうですが，これまでにたくさ
ん実践を積んでいても，ペースを落として評価を一歩一歩進めるのが
よいときがあるでしょう。

第 12 章　スキルを使って大胆に踏み出そう　347

感情をはっきりさせるための評価

状況：_____

どんな感情がありますか？　また，感情の強さを 0 から 100 までで評価すると
それぞれいくつになりますか？

感情：_____　　強さ：_____
感情：_____　　強さ：_____
感情：_____　　強さ：_____
感情：_____　　強さ：_____
感情：_____　　強さ：_____
感情：_____　　強さ：_____

感情に関連した反応のどの側面がはっきりしていますか？

_____
_____
_____
_____

きれいな感情が伝えているメッセージはなんですか？

_____
_____
_____
_____

感情を濁らせているかもしれない要因
　　□ 過去の出来事に関連した感情
　　□ 未来に起きるかもしれない何かに関連した感情

348　第Ⅳ部　勇気を出して，あなたらしい人生を生き始める

☐ 感情について批判的または決めつけるような思考

☐ 感情を避けよう，抑えよう，変えようとする試み

☐ 感情に巻き込まれて動けなくなる

感情を濁らせているかもしれない要因を見つけたら，ここでよく調べて，マインドフルネスとアクセプタンスを使った戦略がどう役立ちそうかを考えましょう（この評価は第3章で取り組んだ「感情をはっきりさせるための考察」を短くしたものです。どうしたらよいかがわからなくなったら，第3章のフォームへ戻るとよいでしょう。またこのまま第12章を読み進めていただいても，いずれかのステップで止まってしまった場合にどうするとよいかのコツをご紹介しています）。

_____

_____

_____

_____

_____

_____

_____

_____

行動するにはどんな選択肢がありますか？

_____

_____

_____

_____

このフォームの出典：Worry Less, Live More by Susan M. Orsillo and Lizabeth Roemer. Copyright © 2016 The Guilford Press。本書を購入された方はこのフォームをコピーまたはダウンロードできます（p.iii の囲みを参照）。

身動きが取れなくなったときのコツ

◆感情を見つけてそれが伝えるメッセージを認める

　苦しいときに心にどんな感情がありそうかを全部見分けるのはかなり大変です。感情がつらければ本能的に目を背けるかもしれず，そうすると見つけにくくなります。またたとえしっかり向き合っても，考えられる可能性がいくらでもあって，それも感情を見分ける作業を難しくします。研究者たちでさえ人間が感じる感情の数や種類について議論しているくらいですから，感情を分類しようとして私たちが苦戦するのは驚きではありません。幸い，覚えておくと便利なコツがいくつかあります。

　いくらか意見の違いはありますが，感情の研究者の多くが[注57]，私たちの経験は，たくさんの複雑なバリエーションがあるもののいくつかの基本感情が組み合わさっていると信じています。私たちが生まれつき感じる感情は：

・喜び　　　・驚き　　　・恐怖　　　・悲しみ　　　・嫌悪　　　・怒り

こうした基本感情の強さから派生したさまざまなバリエーションが，私たちが経験する感情の多く[注58]となりました。以下に示す感情グループを眺めてみましょう：

喜び
　　・落ち着いた感じ　　　・満足　　・楽しみ　　　・歓喜　　　・恍惚

怒り
　　・苛立ち　　　・欲求不満　　　・憤慨　　　・激怒

恐怖

　　・心地悪さ　　　・迷い　　　・神経質さ　　　・恐れ

　他にも私たちが経験する複雑な感情には，ここであげた基本感情が組み合わさったものもあるようです[注59]。たとえば：

・失望は，悲しみと怒りにつながっています。
・羞恥は，悲しみ，怒り（自分へ向けられた），恐怖と結びついています。
・正当さの感じは，怒りと喜びの組み合わせといえます。
・傷つく感じは，大抵怒りと悲しみが組み合わさっています。

　基本感情が――純粋にしても，強いか弱いかにしても，組み合わさっているとしても――これだけ広く見られるのですから，感情の状態がよくわからずに混乱したときは基本感情から考え始めるとよいでしょう。複雑な感情をそれぞれの部分に分けられると，感情がどういった機能をはたしているのかを見分けやすくなります。

> そのとき心にある感情を全部見分けられると，困難な状況に上手に反応するために必要な情報が得られるでしょう。

　基本的な6つの感情とそのバリエーションの他に，人生のもう少し後に自己認識ができてきて自分を周りの人たちと区別し始めると，さらに別な感情が現れます[注60]。こうした感情は，他の人との関係の中の自分を考えたときにだけ経験するので，社会的感情と考えられることがあります。悪戦苦闘している状況が人間関係と切り離せない性質のものでし

たら，特にこうした感情がある可能性も考えるとよいでしょう。

・屈辱　　・誇り　　・共感　　・罪悪感　　・嫉妬　　・恥ずかしさ

　簡単に感情に気がつく場合は，普通は感情があまりに強いからですが，気づいたところで気持ちを探る作業をやめてしまいがちです。でも，もっとよく観察して，気づきを広げて心にあるかもしれない感情のすべてに注意を向けてみるだけのメリットが明らかにあります。細かい感情まで全部に注意を向けると，効果的に反応するために必要な情報がすべて得られます。

　　ミゲルは，自宅近くのレストランで友人のゲイブと会う計画を立てました。ゲイブは早めのディナーにしたいと言い，都心にある職場から自宅までの通勤時間が長いミゲルにとっては，実は少し不都合でした。でも，二人が会うのは久しぶりだったので，ミゲルは同意しました。職場を4時半に抜け出すのは，上司がクライエントとのミーティングのためにぜひ残ってほしがっている手前，大変なことでした。なんとか抜けだしたものの道はずっと渋滞していて，運転席に座ったままのろのろとしか進めません。それでもなんとか時間までにレストランに着きました。ところが，ゲイブは来ていませんでした。30分近く待った頃にやっとゲイブから短い携帯メールが来て，キャンセルしなければいけなくなったと伝えていました。ミゲルが初めに感じた感情に関連した反応は「強い苛立ち」です。ミゲルは，感情について学んだことを考えて，少し時間を取ってマインドフルネスを実践しました。

本章のp.355「感情のマインドフルネス」実践は，そのとき心にあるあらゆる感情に気づくためにはとても役立ちます。

心をよく眺めると，確かに強い怒りがあるのがわかりました。感情に関連した反応で次に感じたのは，「傷ついた感じ」です。その反応についてもう少しよく考えると，「傷ついた感じ」が悲しみと怒りに分けられるのがわかりました。気づきの範囲をさらに広げると，頼れる親しい友人がほとんどいない現実を考えたときに恐怖がいくらかあるのにも気づきました。最後に観察した感情は，かすかな誇りでした。必ずしもそれに見合う扱いをしてもらっていなくても，日頃から友人たちを優先すると選ぶ自分の姿勢に満足していました。

◆感情の過去，現在，未来

今の気持ちが心で起きている何かと結びついているのが明らかな場合があります。たとえば，その週末に出かけたハイキングがとても楽しかったのを仕事へ向かうバスの中で思い出しているのでしたら，今の幸せな気持ちをその記憶と結びつけるのは簡単です。来週予約してある歯科治療が痛いかもしれない状況をベッドの中で想像しているのでしたら，今感じている怖さがそうした将来起きるかもしれないと想像するイメージへの反応だと認識しやすいでしょう。

難しくなるのは，今の状況に対して湧いている反応が，過去の記憶や未来への心配の影響で強められている場合です。そんなときは，心の中でそれが起きていると理解するだけでも，役立つ第一歩になります。強い感情が湧いたら，過去の出来事や未来に考えられることが今の反応を強めていそうかを，何はともあれチェックしてみるのを習慣にするとよいでしょう。もしそれが起きているのに気づいたら：

・**認めましょう**——今の感情の強さが，一部には心がさまよっていった先の何かと関連していると認識しましょう。
・**自分を思いやりましょう**——心はそういうものだと自分に語りかけましょう。

第12章　スキルを使って大胆に踏み出そう　353

- 　第1章で見たように，私たちは，生涯学び続けて，学習を通じてさまざまな状況や活動をそれぞれの感情と関連づけるようになります。またひとたび学習が成立すると，学習は解除できません。避けようとどれほどがんばっても，現在の状況は過去の出来事とそれに関連した感情を必ず引き出します。
- 　同じく，第2章でご説明したように未来に何が起きそうかを人間が考えるのは自然で，何かを考えれば，関連した感情がやはり必ず湧くものです。

・**マインドフルネスを実践しましょう**——心が過去，現在，未来を跳びまわっているのは自然な状態です。マインドフルネスをどれほど実践しても，注意を現在に固定できたと言える終着点があるわけではありません。でも，注意がたった今どこに向いているのかに気づいて別な何かへと優しく導き，そちらに方向を変える姿勢を習慣にすることはできます。勿論，心にはうろうろしがちな傾向が元からあるので，気づいては導くのも終わりのないプロセスになります。

困難な感情と悪戦苦闘しているときは，自分への思いやりを思い出しましょう。

◆感情と闘う

　第3章でご説明したように，私たちは大抵特定の感情にマイナスの反応をするように学習しています。

・恐怖を恐れる人が大勢います。恐怖の症状が表れ始めると，危険が迫っているサインとみなし，危険が本当に迫っているものとして反

応するかもしれません。

・恐怖が湧くと自分に怒りを感じる人もいます。恐怖を弱さのサインとして眺めています。

・恐怖が湧くと悲しさや絶望を感じる人もいます。大切と感じる活動をできなくする大きな妨げとして眺める場合があるためです。

・恐怖の感情を恥ずかしいと感じるのもよくある反応です。

マイナスの反応を引き出すのは勿論恐怖だけではありません。怒り，悲しさ，ときには落ちついた感じにさえ，苦しさか恐れかその両方を感じる人が大勢います。

恐怖のような感情にマイナスに反応するにしても，感情を一過性の反応と考えている場合と，感情に巻き込まれてそれが自分がどんな人間かを表すと感じている場合とでは，事情が大きく違ってきます。幸せや充実感を妨げる危険な障害物として感情を眺め，感情が湧くと呑みこまれてしまうと心配しているのでしたら，恐怖などの感情を避けよう，抑え込もう，変えようとして闘うのはもっともなことでしょう。

感情と闘っているのに気づいたときに踏めるステップがいくつかあります：

・感情は人間らしい経験の一部だと思い出しましょう——外側から見えるかどうかとは関係なく，人間なら誰でもすべての感情を経験しています。

・感情には機能があるのを思い出しましょう——生まれたばかりの頃に感情を恐れたりそれで絶望したりした人はいません。ところが，誰もが多かれ少なかれ，ある感情は「よい」もので別な感情は「悪い」ものだという神話を学習しています。

・思考または感情のマインドフルネスを実践しましょう——第11章の「思考のマインドフルネス」，第8章の「空に浮かぶ雲」，ここで

第12章　スキルを使って大胆に踏み出そう　355

ご紹介する「感情のマインドフルネス」[注61]を実践すると，繰り広げられている経験を一歩離れたところから観察できて，感情をいくらかはっきりと眺められるようになる場合もあります。

ためしてみよう

　感情が濁って感じられるときは，感情のマインドフルネスを実践するとよいでしょう。第4章で少し試していますが，もっと本格的なエクササイズを導く音声ガイドが www.guilford.com/orsillo2-materials にあります。音声ガイドの中では実践の材料として悲しさの感情を引き出す出来事を思い出すように促されますが，この類のエクササイズは，悲しさにかぎらず，困難な濁った感情が湧いたときにはいつでも実践できます。以下の説明を読んでから，本を脇に置いて一人で実践してみましょう。

　目を閉じて，呼吸にしばらく注意を向けます。次に，身体のどこかに緊張した感じがないか，他にも感覚がないかに注意を向けます。身体にある感覚にしばらく息を吸いこんで，息を吐くたびに緊張を全部解き放っていきます。次に，気がつく感情に注意を向けて，どうなっているのだろうと好奇心を向けながら優しく観察します……。ただ観察しながら，感情を変えたい，決めつけたい，追い払いたいと感じるどんな衝動にも注意を向けて，呼吸し続けます……。感情が変わっていくかどうか，それともそのままか，注意を向けています……。注意の範囲をどんどん広げながら，他にも感情がないかを見ます……。他の感情にも先ほどと同じ好奇心に満ちた優しい眼差しを向けて観察します。感情の経験全体に気づいていながら，呼吸し続けます。

> 思いやりを育むことについての詳しい説明は，第7章を読み返しましょう。

・自分を思いやりましょう——私たちが生きぬくことを，つらい感情が助けてくれるからといって，必ずしもうれしい経験になるとはかぎりません。また，大抵誰もがそれまでの経験や生い立ちの中で何かしらを恐れるように学習してきているものですが，それが現在はもう脅威ではなくなっているにもかかわらず怖さだけをいまだに感じている状態もよくあります。自分を思いやる方法はたくさんあります：

- 幼い子どもや愛する人がつらい感情を経験していたら，自分が彼らにどう反応して接するかを想像する。
- 温かくて思いやりのある人——親，パートナー，セラピスト，宗教やスピリチュアルな領域で導いてくれる人——があなたの痛みに反応している場面を想像する。
- 第7章でご紹介した「困難を招き入れる——そして身体を通じて働きかける」のようなマインドフルネス・エクササイズを実践する。
- 自分のために何か優しいことをしてあげる。
- ジェリー・マーフィーが提案するフレーズ「今はつらい時だ。つらい時からは逃げられない。つらい時には細やかな気遣いが必要だ。今の自分に必要だし実際にそうしてもらう資格もあるから，自分に優しくしよう」の類のお決まりの言葉を使う。
- 心理学者クリスティーン・ネフのアドバイスを参考にして，自分に語りかけるときには，批判的な呼び方が思い浮かんでも，そうしたものよりもたとえば「愛おしい私へ」「大切な私へ」などの表現を使う。
- http://www.mindfulselfcompassion.org/meditations_

downloads.php からダウンロードできる瞑想をいくつか試す。
- どうしても自分を思いやれないと感じたら，セラピストに相談する。

◆行動の選択肢を考える

人生で重要な三つの領域で柱となる価値をそれぞれ見つけたら，その価値に沿った行動を日頃の生活に組み込む方法がいくつかあります。

1. 第11章では，機会を観察して価値に沿った行動を選べる瞬間に敏感に気づけるようになりましょうとご提案しました。機会を観察しながら，価値に沿った行動を意識的に生活に加えていく取り組みを続けるとよいでしょう。
2. 第11章で見つけた柱となる価値を見返して，それぞれの価値ごとにそれに沿った行動を書き出したリストをつくり，リストの項目を実際に行動するための方向性のある計画を立てるとよいでしょう。
3. つらい感情と悪戦苦闘しているときは，どう反応できるかの選択肢を考えてから，その瞬間にも価値に沿って行動できる余地がないかどうかを考えられます。

悪戦苦闘しているときに内面を探りやすくする取り組みとして先ほどご紹介した「感情をはっきりさせるための評価」の最後に，どんな行動の選択肢があるかを考える項目がありました。理屈としては，これまでお伝えしてきたように，習慣にまかせて反応する，その瞬間の感情状態が促すとおりに行動する，価値に沿った行動を選ぶ，の三つの選択肢があるといえます。でも実際は，三つを区別するのはなかなか複雑です。

・分類が重なっている場合がある。

同僚のグロリアが侮辱的な発言をするのを聞いたとき，パトリースは，グロリアのところへ行って不快に思った自分の気持ちを伝えると選びました。パトリースの反応は，価値に沿った行動であり，怒りの感情が「促す」類の反応でもあります。

・価値に沿って振る舞える行動がはっきりしておらず，習慣にまかせて反応しても失うものがそれほどない場合もあります。

　風邪をひいて自宅で寝ているラジが，テレビで映画を観ようと決めました。候補の映画が二つあり，一つはコメディーで，一つはいくらか暴力シーンを含むドラマでした。暴力を目にすると，ラジは大抵，子どもの頃に経験した身体的虐待の記憶が引き出されます。でも，ラジは，暴力を目にするのを避けるために大切と思う方向をあきらめることはもうしません。たとえば，ジムのテレビのニュースで暴力的な場面や映像が流れていてもトレッドミルでトレーニングを続けようとウィリングです。それでも，今回は，ドラマは避けてコメディーを観ようと選びます。

・状況によっては，価値に沿ってできる行動がはっきりしており，同時にその行動がもたらしてくれそうな特定の結果を望んでいるのにも気づくかもしれません。

　エミリアは，話しにくい内容の話題について，パートナーのノアに心をひらいて考えや気持ちを伝えようと意識的に選びます。エミリアからはじめの一歩を踏み出せばノアもひょっとしたら心をひらいてくれないだろうか，という願いが心にあるのに気づいています。ノアの行動をコントロールできないことはアクセプトしていて，いずれにしても対話を始めようと選びます。

・価値に沿った行動を選ぶとつらさも和らぐと期待できる場合もよくあります。

第12章　スキルを使って大胆に踏み出そう　359

　トムは，ガールフレンドと別れたばかりで悲しさと寂しさを感じています。友人の何人かに声をかけて，マウンテンバイクを乗りに行かないかと誘います。トムは，友人とつながっていること，自然の中にいること，また健康なライフスタイルに価値を感じます。でも，それ以外に，屋外で友人たちと活動していると寂しさや悲しさをそれほど感じないでいられるかもしれないと考えているのにも気づきます。

ためしてみよう

　感情を掻き立てられる状況でどう反応するかを選べるのでしたら，p.362の「価値に沿った行動の考察」（www.guilford.com/orsillo2-formsからもダウンロードできます）に答えてみましょう。

　こうなってほしいと願う人生を生きるのは，意識的に反応しながら価値に沿って行動することです。でも，どの行動が価値に沿っているかは必ずしもいつもはっきりわかっているわけではなく，たとえわかっていても価値に沿った行動を選ぶともかぎりません。この質問用紙を使うと，どんな選択肢があるのかを考えやすくなるでしょう。

ためしてみよう

　これまでに学んだスキルを総動員して，いよいよ願いどおりの人生へと勇気を出して大きく踏み出していくにあたり，ジョン・カバットジンから引用してご紹介する[注62]このエクササイズが特に役立つでしょう。想像力を使って，あなたの存在のしっかりと根づいた不動な感じをつかむと同時に，表面で起こるさまざまな活動を観察します。まず，あなたが山になったところを想像します。山はしっかりと地殻に根づいていて，山の表面では天候が変わり景色が移ろいま

> 「山の瞑想」は，本書巻末の参考資料に挙げた『Wherever You Go, There You Are』の中で紹介されています。

す。www.guilford.com/orsillo2-materials にアクセスしていただくと，エクササイズの音声ガイドを聞けます。その視点から観察すると人生を生きるうえで不安，心配，感情が湧いているときに少しでも上手に反応できるようになるかどうか，試してみましょう。実践を終えたら，必ず経験を振り返る時間をとって，その経験が最も大切と感じる方向へ進めずに悪戦苦闘していることととどのようにつながっていそうかを含めて考えましょう。

ここまでで質問はありますか？

Q：この本にはアドバイスがたくさん書かれていますが，全部を覚えられるかどうか，自信がありません。

A：本書から特に大切な点を三つ学んでいただければと思います。

1. 思考や感情とのつき合い方は変えられます。恐怖と批判が中心の関係から，好奇心と思いやりを中心とした関係にしましょう。
2. マインドフルネスを実践すると，恐怖や他のつらい心の状態もアクセプトしやすくなります。
3. あなたにとって何が最も大切かを見つけると，恐怖を避けるためよりも，大切と感じるものへ向かうための選択ができるようになります。

第12章　スキルを使って大胆に踏み出そう　361

　この三点に導かれながら，こうなってほしいと願う人生を勇気を出して進んでいただきたいと思います。それでもやはり，ときには身動きが取れなくなったり，ちょっと助けが必要になったりするものです。引っかかりやすいことの例をたくさんご紹介して，引っかかったときに前に進みやすくしてくれる具体的な実践をたくさん含めるように努めました。状況に柔軟に反応できるのは自分らしい人生の重要な一部だと私たち著者自身も感じますので，あなたが最も大切と感じる方向に進もうとするときに役立つものを，たくさんの例とエクササイズの中から何かしら選んで使っていただけましたら幸いです。続く二つの章では，価値に沿って生きようとするときにありがちな妨げをご紹介します。最後の第15章では，人生を進み続けるためのあなたの計画をつくりましょう。

362　第Ⅳ部　勇気を出して，あなたらしい人生を生き始める

価値に沿った行動の考察

選択肢の中につらい気持ちを短期的に和らげてくれるものはありますか？
それを選ぶとたとえば（当てはまるものにチェックを記入しましょう）：
　□ 気持ちが落ちつきやすくなる
　□ 他の人を喜ばせる
　□ 対立を避けやすくする
　□ 罪の意識をそれほど感じないですむ
　□ つらさから注意をそらしてくれる
　□ その他：＿＿＿＿＿＿＿＿＿＿＿＿＿＿＿＿＿＿＿＿＿＿＿＿＿

　　そんな選択肢があるのでしたら，それを選ぶと代わりに失うものは
　　ありますか？　何を失いますか？

　　＿＿＿＿＿＿＿＿＿＿＿＿＿＿＿＿＿＿＿＿＿＿＿＿＿＿＿＿＿＿
　　＿＿＿＿＿＿＿＿＿＿＿＿＿＿＿＿＿＿＿＿＿＿＿＿＿＿＿＿＿＿
　　＿＿＿＿＿＿＿＿＿＿＿＿＿＿＿＿＿＿＿＿＿＿＿＿＿＿＿＿＿＿

注意の焦点は，意味深い何かに向いていますか？　それとも痛みから目を
背けていますか？　説明しましょう。

　＿＿＿＿＿＿＿＿＿＿＿＿＿＿＿＿＿＿＿＿＿＿＿＿＿＿＿＿＿＿＿
　＿＿＿＿＿＿＿＿＿＿＿＿＿＿＿＿＿＿＿＿＿＿＿＿＿＿＿＿＿＿＿
　＿＿＿＿＿＿＿＿＿＿＿＿＿＿＿＿＿＿＿＿＿＿＿＿＿＿＿＿＿＿＿

　・その選択肢を選ぶとつらさが和らぎそうなことに，どれほど執着して
　　いますか？

　　＿＿＿＿＿＿＿＿＿＿＿＿＿＿＿＿＿＿＿＿＿＿＿＿＿＿＿＿＿＿

　・その選択肢を選ぶと失うものはありますか？　ありましたら，それは
　　何ですか？

　　＿＿＿＿＿＿＿＿＿＿＿＿＿＿＿＿＿＿＿＿＿＿＿＿＿＿＿＿＿＿

かかわりのある他の人に影響を与えそうな選択肢はありますか？　それは
何ですか？

　＿＿＿＿＿＿＿＿＿＿＿＿＿＿＿＿＿＿＿＿＿＿＿＿＿＿＿＿＿＿＿
　＿＿＿＿＿＿＿＿＿＿＿＿＿＿＿＿＿＿＿＿＿＿＿＿＿＿＿＿＿＿＿

第 12 章　スキルを使って大胆に踏み出そう　363

・選択肢があるのでしたら，それを選んだときに起きると期待できる結
　果にどれほど執着していますか？　コントロールできることの限界を
　アクセプトしていますか？

＿＿＿＿＿＿＿＿＿＿＿＿＿＿＿＿＿＿＿＿＿＿＿＿＿＿＿＿＿＿

・その選択肢を選ぶと失うものはありますか？　それは何ですか？

＿＿＿＿＿＿＿＿＿＿＿＿＿＿＿＿＿＿＿＿＿＿＿＿＿＿＿＿＿＿

好ましくない何かが起きる見込みを減らしてくれそうな選択肢があります
か？　それは何ですか？

＿＿＿＿＿＿＿＿＿＿＿＿＿＿＿＿＿＿＿＿＿＿＿＿＿＿＿＿＿＿
＿＿＿＿＿＿＿＿＿＿＿＿＿＿＿＿＿＿＿＿＿＿＿＿＿＿＿＿＿＿

・選択肢があるのでしたら，それを選んだときに起きると期待できる結
　果にどれほど執着していますか？　コントロールできることの限界を
　アクセプトしていますか？

＿＿＿＿＿＿＿＿＿＿＿＿＿＿＿＿＿＿＿＿＿＿＿＿＿＿＿＿＿＿

・その選択肢を選ぶと失うものはありますか？　それは何ですか？

＿＿＿＿＿＿＿＿＿＿＿＿＿＿＿＿＿＿＿＿＿＿＿＿＿＿＿＿＿＿

最も大切と感じる何かに沿った選択肢がありますか？　それは何ですか？

＿＿＿＿＿＿＿＿＿＿＿＿＿＿＿＿＿＿＿＿＿＿＿＿＿＿＿＿＿＿
＿＿＿＿＿＿＿＿＿＿＿＿＿＿＿＿＿＿＿＿＿＿＿＿＿＿＿＿＿＿

・大切と感じる何かのためでも特定の思考や気持ちになろうとウィリン
　グになれずに，妨げられていますか？　どのように？

＿＿＿＿＿＿＿＿＿＿＿＿＿＿＿＿＿＿＿＿＿＿＿＿＿＿＿＿＿＿

「感情をはっきりさせるための評価」を使ってウィリングネスを高めてみ
ましょう。

＿＿＿＿＿＿＿＿＿＿＿＿＿＿＿＿＿＿＿＿＿＿＿＿＿＿＿＿＿＿＿＿＿＿＿＿＿＿

このフォームの出典：Worry Less, Live More by Susan M. Orsillo and Lizabeth Roemer.
Copyright © 2016 The Guilford Press。本書を購入された方はこのフォームをコピーまたは
ダウンロードできます（p.iii の囲みを参照）。

第 **13** 章

価値に沿って生きようとする
ときにありがちな困難

　心の中の不安や心配やその他の困難な悪戦苦闘は，こうなってほしいと願う人生を生きるのを妨げる非常に大きな要因の一つになりがちです。幸い，きれいな感情と濁った感情を整理し，本書を通じてお伝えしてきたマインドフルネス実践や他の戦略を使うと，そうした内面の妨げに遭っても打ち克ちやすくなります。でも，内面の悪戦苦闘をうまく乗り越えても，それ以外にも妨げや困難があるかもしれません。

この章では……

1. 人生のそれぞれの領域の価値を大切にしていくときにバランスをとるのがなかなか難しい点を考えて，その悪戦苦闘に取り組むための戦略を学びます。
2. 価値に沿って行動するのを外側から妨げかねない周りの環境にある壁を認めて，何ができるかの解決策を考えます。

366　第IV部　勇気を出して，あなたらしい人生を生き始める

価値に沿った行動のバランスをとる

　自分にとって何が最も大切かがはっきりとわかっていて，その価値に沿って行動するときにつらい思考や気持ちが浮かんでもあるがままにしようとウィリングでも，何かしらの選択をしなければいけません。次の例を考えましょう：

　　エドガーは，周りの人たちを大切にすることに価値を感じて，自分が彼らを気にかけていることを両親，兄弟，妻，子どもたちに伝える行動も実際にたくさんしています。エドガーが悪戦苦闘していることの一つは，家族たちとすごす時間に限りがあって，それぞれのメンバーの間で引き裂かれる思いを頻繁にする点です。妻は，エドガーに週末は妻と子どもたちとの時間にしてほしがっています。土曜日には，夫と一緒に子どもたちを外に遊びに連れ出してから，夜は「デートの夕べ」にするのを楽しみます。日曜日は，エドガーにも家庭の雑用をいっしょにこなして，たとえば食料の買い出し，洗濯，掃除，請求書の支払いなどをしてほしがります。一方両親は，日曜日の午後には息子家族に食事をしに来てほしがります。そのうえ，ほとんど土曜日ごとに，姪か甥の誰かの発表会，競技，試合などの行事があって，兄弟たちはエドガーの家族にも見に来てほしいと思っています。エドガーは，妻も子どもたちも両親もとても大切で，そうした活動のどれにも価値を感じます。

　　ロージーは，地域に貢献することに価値を感じます。所属している教会グループが主催する活動に参加するのは特に意味深く感じます。たくさんの委員会にボランティアとして所属して，週末のほとんどを，新しいメンバーを助け，宗教教育のクラスを教え，お祈りサークルに参加してすごします。教会はロージーの生活の中心ですが，それでも，

第 13 章　価値に沿って生きようとするときにありがちな困難　367

ロージーが深く大切と感じる問題は他にもあって，そうした活動にもっと活発に取り組んでいる団体もあります。親しい友人がラテン系アメリカ人の全国組織の LULAC（League of United Latin American Citizens）に関連したさまざまな運動の中で仕事をしていて，ロージーは自分も LULAC にかかわってもっと時間を割きたいと感じます。

　ドロシーは，看護師の仕事をしていて，心をひらいて新しい何かを学んだらその知識と経験を他の人にも伝えることに価値を感じています。今の職場には後輩がたくさんいて，普段から彼らと顔を合わせて悩みや困難に耳を傾けながら考えや視点をアドバイスすることに喜びを感じています。ところが最近，上司がドロシーを女性リーダーのための管理職エリート養成プログラムに参加する候補者として推薦し，彼女が選ばれたと知りました。医療分野の知識をベースに守備範囲を広げて管理やリーダーシップのスキルをいくらか身につけるすばらしい機会だと感じます。でも，プログラムに参加すると，チームの看護師たちの相談にのって指導できる時間がかなり減ってしまいます。

　ヒロは，家族を大切にすることに価値を感じると同時に，仕事でまじめに責任をはたすことにも価値を感じます。職場の同僚たちは仕事に関連した問い合わせのメールをよく夜に送ってきて，ヒロは急いで返信したいと思いますが，その時間は家族と一緒にいたいとも感じます。また，子どもたちの放課後活動があって，それが職場の重要なミーティングと重なると，価値に沿って行動する選択肢がないと感じます。

これらの例の登場人物たちは，自分にとって何が最も大切かという価値をそれぞれはっきりとわかっています。勿論，大きく踏み出そうとするときには恐怖や不安や自信喪失などの感情もいくらか感じるかもしれません。しかし，これらの例ではそうした反応と悪戦苦闘しているから

価値に沿って行動するのが妨げられているとはいえません。むしろ，4人ともが，大切と感じるものが複数あってその間でどうバランスをとったらよいかという困難に直面しています。エドガーが土曜日に妻と子どもたちだけと時間をすごすと選ぶと，兄弟たちとは時間をすごさない選択をしているようにも見えます。ロージーがLULACのイベントでボランティアをすると，教会での活動の時間を削らなければいけないはずです。ドロシーも，職場でどちらも大切な価値を表す二つの選択肢を比べています。ヒロは，家族にも仕事の要請にも同時に応えたいと思っているので，どちらの価値も同時に満たす選択肢はないように感じます。

　意味深い活動がたくさんあるときにバランスをとるにはどうしたらよいかについては，簡単な答えはなさそうです。それでも，覚えておくと役立つ点がいくつかあるでしょう：

・ここでも，人間として生きている状態に伴う限界を認め，何をコントロールできて何ができないかを認識するのが大切です。時間は，私たちにはコントロールできないのが明らかなものの一つです。はっきりしているようで，それでも，完全に注意を向けて気づきの範囲にとらえながらこの事実を認めるには悪戦苦闘するかもしれません。実際にこなせる以上の何かにコミットしようとし続けているのに気づいたのでしたら，マインドフルに眺めて，（1）実際にどれだけの時間があるのか，（2）それぞれの活動に実際にどれだけ時間が必要か，（3）選択をしなければいけないのがときにどれほどつらいか，をそれぞれありのままに認めてアクセプトしなければいけないでしょう。

　アパルナは，仕事を頻繁に自宅に持ち帰ります。子どもたちが寝静まってから仕事をしようと考えてのことです。普段は2時間仕事をしようと計画します。なぜなら，夕食を料理し，子どもたちと1時間半

第 13 章　価値に沿って生きようとするときにありがちな困難　369

ほど遊んでからお風呂に入れ，20 時にはベッドに入れられると信じる
ためです。そうすると，22 時までの 2 時間を仕事に当てても，8 時間
眠れます。でも，物事は決して計画どおりに進まないようです。大抵夕
食を食べている時間が見込みよりも長くなります。実家の母親から電話
がかかってきて，結局かなりの時間をおしゃべりに費やしている場合も
あります。寝る時間は 20 時と決まっていても，子どもたちの興奮が落
ちつくまでに時間がかかることも珍しくなく，仕事を始められる頃には
もう 21 時近くになっていることもあります。このくり返しから抜け出
すには，つまり 22 時までに何もかもを終えてしまおうと計画しては計
画どおりにできなかったときに苛立って絶望的な気持ちになるサイクル
を断ち切るには，アパルナは，状況が現実にどうなっているかを観察し
なければいけません。現実を眺められれば，期待を調節する（1 時間分
の仕事だけを持ち帰るなど）か，問題解決（子どもたちを寝かしつけ
るのを夫に頼むなど）に取り組めるようになるでしょう。また，夜に 2
時間仕事もしたいし夜の家の活動にもかかわりたいと願っていること，
そして両方をこなせない現実をアクセプトするのがつらいと感じている
ことも含めて，自分への思いやりを込めて状況を認められると，サイク
ルから抜け出しやすくなるでしょう。

・他方で，「しなければいけない」ことに時間を割きすぎているため
に価値に沿って行動するのが難しいと感じる場合もあります。マイ
ンドフルネスを実践して価値を言葉で表してみると，本当にしなけ
ればいけないこと（食事や睡眠のために休憩を取る，基本的なニー
ズを満たすための収入を得る，など）と，しなければいけないと感
じているだけのこととを区別しやすくなります。

ロジャーは，まじめに責任をもって仕事をする姿勢に価値を感じて，
創造的な取り組みにも価値を感じます。職場の部署では，業績が質でも

370　第Ⅳ部　勇気を出して，あなたらしい人生を生き始める

量でも同僚たちをはるかにしのいでいるので，一目置かれて期待されています。でも，最近は，仕事に関連して創造的なプロジェクトにも価値を感じて取り組みたいと感じているのに，そのための時間がちっともないように思えます。選択の余地がほとんどないとロジャーが感じるのは，所属部署の生産性を必要最低限だと感じるレベルに維持しようとして投資している時間が多くて，他の活動を予定に組み込む余裕がまったくないためです。ロジャーが悪戦苦闘しているのは，まじめに責任をはたす姿勢に注目するときの視点が，いつのまにか価値ではなく要請に変わっているためです。まじめに責任をはたしても，充実した感じがしなくなっています。むしろ，彼が期待するレベルまで仕事をしない同僚たちに対して，また意味深い活動をする時間を持てずにいる自分自身に対して，深い憤りを感じるようになってしまっています。こうした状況では，仕事をするときの今の姿勢は大切と感じる価値を表すものとして自分で選んでいるのだとロジャー自身が認識できるとよいでしょう。同僚たちの行動を見れば，ロジャーの姿勢がこの職場で絶対に必要ではないということがわかります。また，仕事をするときの姿勢の何が自分にとって最も大切だったかにもう一度結びつくと，価値に沿って行動しながら気持ちがいくらか満たされるでしょう。仕事をするときの姿勢を価値の一つと理解するようになるのも，他にも価値を感じるもの（創造的な取り組みなど）に時間と注意を振り向けるゆとりを生みます。最後に，難しいかもしれませんが，同僚たちにも自分と同じ価値をもってほしいと願いつつも他の人の行動をコントロールする力には限界があると認めると，ロジャーの中の濁った感情が減るでしょう。

・私たちは一度に一つのことしかできませんので，どの価値に沿った行動を選ぶかのバランスは，一日を通じた，または一週間を通じた全体をもって考えるとよいでしょう。また，人生のその時々の状況に合わせて柔軟に調節しながら，長い目で見たバランスを考えると

よいでしょう。

　ヒロは，家族に関連する価値と仕事に関連する価値のそれぞれに沿った行動のバランスをとろうと考えるかもしれません。たとえば，平日の日中は主に仕事に注意を集中して，平日の夜と週末は主に家族に注意を集中しようと考えるかもしれません。あるいは，仕事をしている日中に時間を見つけて子どもたちにスナップチャットで画像を送ったり，パートナーに携帯メールを送ったりする一方で，週末にも少し仕事にかかわって月曜日の仕事量を減らすほうがいい，と考えるかもしれません。どちらの場合にも，いったんバランスの取り方を選んでも，行動を選択するたびに人生の別な時期にはまた違った方向の選択をすると覚えておくとよいでしょう。たとえば仕事で大きなプロジェクトを抱えている時期，家族の誰かが危機に直面しているときなどは，バランスを調節してそのときに必要な一つの領域に注意を向けている時間を長くしつつ，今の出来事が過ぎたらまたバランスを戻したいと感じるだろうと気づいていられます。人生の領域のそれぞれで何を大切に感じているかの価値に気づいていて，バランスが崩れたと感じる時期にマインドフルでいられると，難しい選択をする瞬間に自分を思いやりやすくなって，一つの方向へ偏りすぎ始めたときに調節しやすくなります（時間に限りがある点を認識して，「したいこと」を「しなければいけないこと」から区別できるのも，バランスをとりやすくしてくれます）。

　人生のそれぞれの領域のバランスが崩れた感じがするのに気づけると，困難な選択をするときに自分を思いやってあげられます。

372　第Ⅳ部　勇気を出して，あなたらしい人生を生き始める

・価値を抱いていることと，価値に沿って行動することの違いを認識
　するとバランスがとりやすくなります。

　エドガーにとって，日曜日の午後を両親と一緒にすごすのは価値に
沿った行動です。ところが，その行動は，彼が妻を大切にしていること
を示していないとも感じます。人間には限界があり，一つの領域，また
はある領域のごく一つの側面でも，何かの価値に沿って行動すると別な
領域や側面では行動しないことを意味するジレンマに絶えず悩まされま
す。この事実と悪戦苦闘しているときは，価値に沿うのは結果ではなく
プロセスだという点を思い出すとよいでしょう。プロセスである以上，
価値に沿った姿勢で生きるのはいつまでたっても完了しない点を見まし
たが，それは同時に，価値に沿って行動する新しい機会がこれから先，
いつだってあるのだということも意味します。また，価値がたった一つ
の行動で決まるものではない点も思い出せると，エドガーはバランスを
とりやすくなるでしょう。妻，両親，兄弟，子どもたちを大切にしてい
ると伝える他の方法（行けなかった甥のダンス発表会のビデオを観せて
ほしいと頼む，実家の食事会よりも博物館へ行くと選んだ場合には展示
場で楽しむ子どもたちの写真を添えた携帯メールを両親に送る，など）
を思いつけると，気持ちが満たされる機会をたくさん持てるでしょう。

価値に沿った行動のバランスをとる

・コントロールできることの限界を認めましょう。

・時間が限られている事実をアクセプトする。

・時間の足りなさについて，問題解決で解消できる部分は解消する。

・「しなければいけない」ことと価値を感じるからすることとを区別する。

・バランスを考えるときは，一つの瞬間ではなく時間の流れの中で感覚

第13章　価値に沿って生きようとするときにありがちな困難　373

をつかんで，ある瞬間にどれかの価値を優先して選ぶにしても，全体としてはいくつもある価値のそれぞれにどのように沿って行動しているかを眺めましょう。
・ある行動ができなくても（または行動を選ばなくても）根底の価値を手放したわけではない点を認識しましょう。

ためしてみよう

　価値に沿った行動がたくさんあってうまくバランスをとれずに悪戦苦闘しているのでしたら，少し時間をとって，大切と感じる領域のそれぞれで見つけた価値とその領域で実際に振る舞っている行動とを見返すとよいでしょう。以下の質問への答えを書き出しましょう（本書に記入してもかまいませんし，別な紙に書いてもかまいません）。

　価値に沿った行動にかかると思う時間を，実際にかかる時間よりも少なく見積もっていますか？　そうでしたら，その例をいくつか書いてください：

_____

　価値に沿った行動を一日，一晩，一週間，一カ月にどれだけこなしたいと思うかの量を，現実的な量に調節できますか？　どう調節するかを書いてください。

_____

　あなたの時間は「しなければいけない」と感じることをこなすので

374 第Ⅳ部 勇気を出して，あなたらしい人生を生き始める

いっぱいですか？　そうでしたら，こなさなければいけないと感じ
ている作業を書き出してください。

あなたにとって重要な何かのためならやめてもかまわない作業はあ
りますか？　書き出してください。

何もかもを一気にこなそうとするのではなく時間の中でバランスを
とっていくために，それぞれの領域を見ながら，領域を超えて全体
のバランスを一週間ごとや一カ月ごとに確認する方法を見つけられ
ますか？　方法のアイデアを書いてください。

価値に沿った行動の中に，それほど時間がかからなくて，価値に
沿った行動を他にも選べる時間的ゆとりを生んでくれそうなものは
ありますか（第11章で第4の罠から抜ける方法をご説明した部分
を読み返すと参考になるでしょう）？　いくつか書き出しましょう。

第13章　価値に沿って生きようとするときにありがちな困難　375

周りの環境からの妨げ

　本書を通じて，内面の妨げ——誰もが陥りがちな，思考，感情，記憶，身体感覚との悪戦苦闘——が価値に沿って行動できなくする仕組みに注目してきました。でも，妨げは内面だけでなくて外側にもあります。周りの環境からの妨げが，大切と感じる方向へ向かって自分らしく生きる力に影響を及ぼしかねない様子を知っておくのも大切です。

◆問題解決

　第Ⅲ部では，あなたが大切と感じる価値に沿っていて日頃の生活に組み込める行動を探しましょうとお伝えしました。状況がおよそ理想的とはいえなくても（仕事に創造的に取り組むことに価値を感じるのに今の職場でははっきりと創造的になれる機会がない，心をひらいて誰かと親密につながりたいのに今は友人どころか知人さえほとんどいない，など），そのちっとも完璧ではない人生の中で意味深さを感じながら生きる方法を選べる，と強調してお伝えしました。そのとおりなのですが，そのうえで，価値の方向へ生きるときは，価値に沿って行動する機会を増やすために大抵問題解決を使うことになります。

> コントロールできないものをコントロールしようとすると，自分には問題解決の力がないと感じやすくなります。

　問題解決のために必要なスキルも力も自分にはないと信じ込むようになった人たちがたくさんいます。その自信のなさは，過去の経験やそれ

376 第Ⅳ部　勇気を出して，あなたらしい人生を生き始める

> 心配と解決できる問題の違いは第2章でご説明しています。

までに受け取ってきた周囲からのメッセージの結果かもしれません。または，抱えている最大の問題はそもそも解決できるものではないと感じるからかもしれません。コントロールできないものをコントロールしようとして時間とエネルギーを集中してきた場合，この罠に特に落ちやすくなります。本書を通じてお伝えしてきたように，心配が習慣になっていると，問題の可能性がいくらでも浮かんできますが解決策はほとんど思い当たりません。そうして，問題を解決できるとは思えなくなります。幸い，本書を読み進めながら身につけてきた気づきと理解のスキルを使うと，行動に関連するそうした思い込みの影響を減らせます。コントロールできない何かについての心配と，取り組める問題についての思考との違いに気づけるようになるのは，価値に沿った人生を生きながら周りからの妨げに関連する問題を上手に解決していくときの大切な第一歩です。

　価値に沿って生きにくくする周りからの妨げをはっきりと見つけたら（価値をはっきりさせて，第10章と第11章でご紹介した罠に取り組んでから）問題解決に向けて踏み出せます[注63]：

・期待できそうな解決策をいくつか考えます。
・考えた解決策のメリットとデメリットをそれぞれ吟味します。
・解決策の中から一つを選んで使ってみます。
・うまくいったかどうかを評価します。

　ガーリブは，アクチュアリー（数理業務専門職）の仕事を引き受けて新しい街に引っ越してきたばかりです。仕事の性質上，同僚たちから離れて独りでいる時間がほとんどです。近くに家族や友人がいないので，

第13章 価値に沿って生きようとするときにありがちな困難 377

仕事以外でもあまり社交的な生活ではありません。ガーリブは，周りの人たちとつながり合うことを大切な価値と感じていて，価値に沿って行動する機会を少なくしている妨げをなんとかしたいと思います。仕事を辞めて引っ越す，自由時間に家族とスカイプをする時間を増やす，職場では自分の机ではなくランチルームでランチを食べる，ランニングクラブに参加する，などを含めていくつかステップを考えました。ステップごとにメリットとデメリットをそれぞれ検討してから，ランチをランチルームで食べる選択肢を選びます。何日かすると，同僚の一人との間に友情が芽生え始めているのに気づきました。同僚が自宅で開く夕食会に招待してくれたときに，参加すると返事をします。

解決策（初めての社交イベントに参加する，絵画を描き始めるなど）を選んでいよいよ実施しようとすると，大抵恐怖や不安などの感情が浮かびます。そうした感情に取り組みながら新しい解決策を試していくときには，マインドフルネスとアクセプタンス（第12章でご説明したように）のスキルを使うとよいでしょう。

ただ，妨げに伴う問題の中には問題解決の手法だけでは解消できないものもあります。以下では，私たち著者自身，学生たち，クライエントたちがこれまでによく経験してきた周りの環境からの妨げをご紹介して，効果的に取り組む方法を少し考えます。

◆時間

時間が妨げになって願いどおりの人生を生きられないと感じる場合についてはすでに触れました。本章の初めのほうで大切な点として強調してお伝えしたのは，価値に沿って振る舞いたいと思った行動を全部実際に行動できるわけではないことと，人生のその時々でどの方向に進むのかを意識的に選ぶと人生全体の方向性を保ち続けやすくなることです。次にご紹介するエクササイズをすると，こなさなければいけない仕事や

378 第Ⅳ部　勇気を出して，あなたらしい人生を生き始める

「べきである」思考がたくさんあって大切と感じる活動のための時間が
足りなくなっているときに役立つでしょう。

ためしてみよう

　　このエクササイズは，時間とエネルギーをどこに振り向けるかを考
える参考になるでしょう。二つの円に線を描き込んでパイグラフをつ
くります。

　　一つ目の円には，大切と感じることに振り向けたいと思う時間の割
合を示すパイ切れを描いて，活動の内容をそれぞれ記入しましょう。
　　正しい割合はありません。家族とすごす時間に小さなパイ切れを当
てる人もいるかもしれませんし，パイの半分を割り当てる人もいるか
もしれません。人によっては創造的な活動用に大きなパイ切れを切る
でしょうし，創造的な活動を示すパイ切れがまったくない人もいるで
しょう。

　　次に二つ目の円を使って，今のあなたの時間の使い方を示すパイを
つくりましょう。このパイには，日頃からあなたの仕事と決まってい
る雑用——庭の手入れ，家の掃除など——も含まれますが，他にもあ
なたが大切と感じる価値にもっと沿っていそうな活動で，たとえば屋
外で自然に触れている時間や子どもたちを気遣っている時間などが含
まれるでしょう。

第13章 価値に沿って生きようとするときにありがちな困難　379

380　第Ⅳ部　勇気を出して，あなたらしい人生を生き始める

では，二つのパイを比べながら次の質問に答えましょう。

時間の使い方を変えたいと思う点はありますか？　どんな点ですか？

_____

_____

責任の伴う仕事があってどうしても時間をたくさん割かなければいけないのでしたら，同じ仕事にも価値に沿った姿勢で取り組む方法はありますか？

_____

_____

_____

「しなければいけない」ことの中に，実はコントロールできないものをコントロールしようとしている行動を示すパイ切れの部分はありますか（「同僚たちが自分の分の仕事をしないからそれを補うために仕事をもっとしなければいけない」「近所の人たちに悪く評価されないためには庭を完璧に手入れしておかなければいけない」など）？　ありましたら書き出してください。

_____

_____

_____

そうしたパイ切れの配分をいくらかでも変えられますか？

_____

_____

_____

第13章　価値に沿って生きようとするときにありがちな困難　381

> 特に大切と感じるわけでない活動に割り当てられたパイ切れは，
> あなたの人生の「パイ」全体のどれくらいを占めていますか？

◆身体的な妨げ

　慢性の痛み，経過の長い病，または身体に他の問題を抱えることも
あって，それが望みどおりの人生を生きようとするときの選択肢の範囲
に影響を及ぼすかもしれません。健康状態が変わる経験は誰にもあり，
その変化でそれまでの計画や目的が妨げられるかもしれません。また，
誰しもやがては年を取って身体の能力も衰えるでしょう。そうした状態
になると，身体的な妨げに特有のつらい思考，感情，身体感覚を経験す
るかもしれません。病気になったことで自分を責める。話を聞いてもい
なければ理解してもいないらしい医
療者，同僚，家族，友人たちに対し
て苛立ちを感じる。失った能力を悲
しむ。将来を不確かで絶望的に感じ
る。――そうした特有の困難が慢性
になると，人生を意味深く生きるた
めに必要な側面がなくなってしまっ
たなどの思考が浮かぶ場合がありま
す。そんなときには，価値をはっき
りさせる取り組みに注意を向けるこ
とがいっそう大切になります。価値
をはっきりさせると，人生が今とは
違う状況だったら意味深いはずだと
想像するよりも，現状の中で意味を

> 巻末の参考資料にト
> ニー・バーナードの
> 『病を生きる How to
> Be Sick』と『慢性の痛
> みと病があっても豊か
> な人生を How to Live
> Well with Chronic
> Pain and Illness』を挙
> げました。どちらも慢
> 性の痛みや病に苦しみ
> ながら意味深い人生を
> 生きようとしている方
> にはすばらしいガイド
> となってくれます。

> 第7章でご説明したアクセプタンスと自分への思いやりのスキルは，人間なら当然とも言える次々と起きる反応に向き合って意識的に反応する場合に役立つでしょう。

見つけやすくなります。

　健康状態や身体の機能が変化したときに価値も変わった，と話す人たちがいます。たとえば，マックスは，危うく死にかけるほどの事故に遭い，情動面で支えてもらわなければならなくなり，身体面でも介助が必要になりました。それからは，自分のニーズをもっと本心から率直に伝えることが大切な価値だと感じるようになりました。メイシーは，白血病と診断されてから，詩を書くことと感情を創造的に表現する方法を他にも探すことが深く大切だと感じるようになったのに気づきました。

　人生でこうした変化があったときに，たとえ価値そのものが変わらなくても，同じ価値に沿った新しい方法を考えなければいけなくなる場合もあるでしょう。

　ゼーンは，身体を使って困難に立ち向かう活動に価値を感じて，たとえばアイアンマン・トライアスロンに参加したりロッククライミングをしたりしてきました。ところがこの一年の間に，背中の椎間板を傷めて，肩腱板も断裂しました。初めは，この価値の領域で妨げられたと感じました。目標の最終地点（もう一度スポーツをできるようになること）に向けて定期的に理学療法に参加しましたが，遅々として進まないのでしばしばがっかりしました。きれいな感情と濁った感情が湧いているのに気づいて，それが毎日どんどん増えてくるようだったので，ゼーンは，価値をはっきりさせようと少し取り組みました。身体を使って困難に立ち向かう活動には今でも深く価値を感じているのを認識しました。理学療法の時間によく苦しくなる心を観察して，理学療法のエクサ

第13章　価値に沿って生きようとするときにありがちな困難　383

サイズをするのを価値に沿った行動と思ってみるとどうだろうかと考えました。すると，結果に注目するよりも，エクササイズの一つひとつが身体の力を伸ばしている状態に注目する機会となってくれることに喜びを感じ始めました。

　ゼーンが価値に沿う方法を変えたのは，身体の条件が変わったときにそれまでと同じ価値に沿うために，それまでとは違う新しい方法を見つけるという例です。第11章では，特定の行動に注目して価値を狭く表現してしまう罠を避ける方法を見ました。同じ戦略が，慢性またはくり返す身体的な症状のために以前に意味深いと感じていた行動が妨げられるときにも役立ちます。価値を狭く絞らずにいられると，価値に沿う方法を他にも見つけられるだけでなく，新しい状況の中で現れてくる新しい価値を見つけられるかもしれません。

> 身体が変化すると価値が――または少なくとも価値に沿う方法が――変わるかもしれません。

◆経済的な制約

　アメリカに限らず今では世界中で収入格差があまりに大きくなって，しかもどの指標を見ても格差は広がる傾向を示すばかりです。そうした中で，ますます多くの人々が環境からの妨げと競わなければいけなくなっています。経済的制約の程度はさまざまです――生活の基本的ニーズを満たすだけでも難しい人がいる一方，将来設計，貯金，生活をより豊かに楽しくする活動が難しい人もいます。家族や自分のニーズを満たすために何時間も働かなければいけないのなら，人生の他の領域に振り

384 第Ⅳ部 勇気を出して，あなたらしい人生を生き始める

向ける時間がとても限られるでしょう。経済的に切迫していれば，暮らしのための仕事をする中で価値を見つけるのは難しいでしょう。余暇活動や人生を豊かにする活動（高等教育，より高度な職業訓練，技術や楽器や言語を習うなど）をしようと思えばけっこうなお金がかかり，仕事から離れる時間も必要かもしれず，誰にでもできるわけではありません。消費を強く促す社会に暮らしていれば，親たちが身動きが取れないと感じる状況も起こりやすくなるでしょう。たとえば，シーラは，息子のために新しいスニーカーを買ってあげられなかったり，学校から指定された品を娘に持たせられなかったりするならば家族を十分大切にしているとはいえない，と信じています。それなのに，収入を増やすために残業をすると，学校行事に参加できなかったり子どもたちの宿題を手伝うため午後に家にいられなかったりすることで罪の意識を感じます。

　経済的な妨げに直面したときに踏めるステップがいくつかあります：

・経済的格差からはきれいな感情の不安，悲しさ，怒り，欲求不満が生まれるのは自然だと認識しましょう。
・経済状態は自己価値と同じと思い込ませる有害な社会的メッセージが広がっていて，経済的に苦しいとそうしたメッセージが濁った感情の恥や罪悪感を引き出しやすくなる様子に注意を向けましょう。
・そのようなとても人間らしい反応をきれいにするのを助けるために，マインドフルネス，アクセプタンス，自分への思いやりを実践しましょう。
　　−経済的な制約は自己価値を示すものではなくて環境からの妨げだと認識できるようになるまでには，練習をくり返さなければいけません。有害なメッセージがすっかり広がっていますので，周りの人々からメッセージを取り込んで経済状態が自己価値を示すと信じ込んでいるのは自然です。
・今の状況の中でどう生きたいと感じているか，その願いとつながる

第13章　価値に沿って生きようとするときにありがちな困難　385

には，先にご説明した価値をはっきりさせる方法を使いましょう。

－そうした価値は大抵すでにはっきりしているものです——経済的に困難な状況では，その人自身や家族にとって何が本当に大切かとのつながりが強められがちです。また，価値に沿った行動をたくさん見つけると，制約がかなりきつい時期にも，人生のそれぞれの領域で振る舞える価値に沿った行動を何かしら見つけやすくなるでしょう。

> 経済的な制約は，価値に沿って生きられなくする外側からの妨げで，あなたの自己価値を示すものではありません。

　仕事を解雇されたとき，ジャックは，家族のために提供することを大切と思う価値に沿って行動する方法がなくなったと感じました。でも，毎朝子どもたちに朝食をつくってあげられるようになったと気がつき，他にも学校まで歩いて送ってあげられて，宿題も手伝ってあげられると認識しました。「提供する」の意味を経済的な面にかぎらずにそうしたさまざまな活動を含むように広げたことで，ジャックは毎日の活動の中で意味を見つけやすくなり，そうする一方で別な仕事も探し続けられました。

◆差別と軽視

　差別と軽視がアイデンティティのいろんな側面に関連して広くさまざまなレベルで見られることが多くの研究から確認されています[注64]。差別や軽視は，人種，民族，先住民族としての背景，性的指向，性同一性，移民ステータス，障害，年齢，宗教などに基づきます。軽視されるアイデンティティの側面がある人たち（アイデンティティに基づいて社

386　第Ⅳ部　勇気を出して，あなたらしい人生を生き始める

会的に低く評価されたりマイナスまたは「劣っている」と見られたりする人たち）が経験しやすいのは：

- 目に見える形の危害や差別で，身体への攻撃または言葉による攻撃など。
- 全体的な差別で，たとえば求人や教育の機会が少ない，より頻繁に逮捕される，より厳しい処罰を受ける，学校でより厳しく規律を適用されるなども含みます。
- 相手が意図しないまま伝える差別的発言のマイクロ・アグレッションや，目立たない形の差別的コミュニケーション──話し手が意図したとしても意図しないままにしても，考慮する価値のないものと見なしたり侮辱したりすることでアイデンティティに基づいた劣等感や排除された感じを与える。たとえば，アジア系アメリカ人というだけでアメリカ以外で生まれたと前提して話をする，社会に差別なんて存在しないものとして話す，など。

　そうした差別や軽視をどこへ行ってもあまりによく経験する社会になっていますので，積もり積もった心理的影響が相当大きくなる場合もあり，価値に沿って生きようとするときに外からの巨大な障壁にもなりかねません。そうした経験の影響の一つは経済的格差で，先ほど見た困難につながります。しかし，妨げは経済的なものだけではありません。
　差別や軽視を経験したときに浮かぶ感情とそれに関連して心に起きる当然の反応からも妨げが生まれます。社会では，周りの人たちが差別や不正が起きているのを認めようとしないことも珍しくありません。すると，そうした経験をしたときに，濁った強い反応が湧いて混乱するかもしれません。現に起きている社会的不正を考慮する価値のない程度のものと皆が見なし続ける環境では，不正に遭っても，そのたびに人間として自然に感じるきれいな痛み，怒り，悲しさ，恐怖を，これは適切では

第13章　価値に沿って生きようとするときにありがちな困難　387

ないのではないかと自分に問いかけ
たり，決めつけたり，批判したりし
がちになります。また，差別がこれ
だけ慢性化して広がっていますの
で，つらいきれいな感情を引き出す
きっかけがあらゆるところにあり，
差別や人種問題が絡んだ犯罪につい

> アクセプタンスとあき
> らめの違いについて
> は，第7章を読み返
> しましょう。

ての新しい話もどんどん耳に入ってきます。この領域では，アクセプタ
ンスとあきらめの違いをしっかり認識しておくことがとても重要になり
ます。この二つははっきりと別物です。差別がこれほど広く根深いとい
う現実を認めて，不正に遭ったときにそれに反応して心に湧くきれいな
感情をアクセプトしても，差別や軽視そのものをアクセプトすることに
はまったくなりません。そうではなくて，周囲の環境と感情の状態の現
実を認めてアクセプトすると，周りがそんな不正はないと否認している
ときには特に，差別された経験が自分に及ぼす影響を当然と感じて自分
を思いやりやすくなります。周囲の心無い発言に巻き込まれてそれが自
分を表していると感じるときは，マインドフルネスを実践すると役立つ
でしょう。思考をありのままに観察すると，周りの人の心無い言動が私
たちの中に自分自身についてのマイナスの思考を生み出しているときに
そうと認識しやすくなって，思考を信じ込まずに，巻き込まれている状
態から抜け出しやすくなります。すると，自分にとっては何が本当に大
切なのかという価値をはっきりさせやすくなり，その価値に沿った行動
を選びやすくなります。価値に沿って行動しようとするときの本物の妨
げを認識できると，状況がどうあれ，価値に沿って行動できる他の方法
を見つけやすくなるでしょう。

388　第Ⅳ部　勇気を出して，あなたらしい人生を生き始める

> 差別されたときに湧く感情をアクセプトしても，差別そのものは
> アクセプトしないでいられます。

　差別がこれだけ広がっていますので当然人々の人生が妨げられている
わけですが，差別を経験し続ける人々が集まって，何が自分たちにとっ
て本当に大切なのかを見つけ，相当な妨げがある中で価値に沿って行動
してきたという長い歴史があります。最近の研究では[注65]，何が大切か
をごく短い時間考えただけで，人種差別的な出来事があったときにアフ
リカ系アメリカ人たちが感じる苦しさが減ったことが示されています。
心理学者のラターニャ・ソブチャクとリンジー・ウェストは[注66]，無力
感が湧くのは差別されれば当然の反応で，無力感があるからといって実
際に無力な証拠ではないと認識すると，傷つくような不正に直面してい
ても行動の選択肢をはっきりさせて選ぶことに注意を向けやすくなる，
と記しています。人によっては，時間とエネルギーを振り向けて不正に
直接向き合うことも価値に沿った行動であると考えるかもしれません。
また，妨げや不正がなくならなくても，人生の他の領域の，たとえば家
族や地域活動とかかわる部分などで価値の方向に進むことでも人生に目
的と意味の感じを添えてくれる，と感じる人もいるかもしれません。

> 困難な感情に上手に反応する方法を第12章で詳しくみました――ここではそうしたスキルを差別のある状況でどう使えるかを簡単にご説明します。

　休暇中のサンドラとクラウディアが手をつないで道を歩いていました。サンドラは，何人かが自分たちを睨んで時々何らかの言葉を

第13章　価値に沿って生きようとするときにありがちな困難　389

交わしながら道の反対側へ行くのを見ました。反射的にクラウディアの手を離しながら不安が湧くのを感じて，恥ずかしさもいくらかあり，怒りにも気づきました。他の人がどう考えるかを心配せずに愛する人と公の場所でただ一緒にいられるだけでいいのに，と願ってやみませんでした。道の反対側へ行った人たちに気持ちをかき乱されるのを許してしまったことについて批判的な思考が湧きました。でも，そこで，そうした気持ちが湧くのはごく自然で，差別されずに親切に接してもらいたいと願うのもまったく当然だと思い出しました。思いやりのある眼差しで経験を眺めると，不安の感じが少し和らぐのに気がつきました。自分にとって何が大切かを考えて，この愛情とむすびつきを表現してクラウディアと一緒に休暇をすごしている状態にあらためて注意を向けようと決めました。サンドラは，もう一度クラウディアの手を取りました。他の思考が浮かんできたら，気づいてアクセプトして，クラウディアと一緒にいる経験全体へと注意を何度でも導き続けました。

　マイクは，通っている大学のコースのほとんどでただ一人の黒人男性でした。アフリカ系アメリカ人としての経験について話をしなければいけない状況が何度もあり，不満で苦痛に感じました。クラスメートや教授が無思慮な発言をすることもありましたが，いつも人種と不平等の問題をもち出す役にほとほと疲れたので，取り合いませんでした。キャンパスではよく管理人か食事サービス従業員だと思われて話しかけられ，学生とはあまり思われず，まるで大学に所属していない気持ちになりました。それでもマイクは，経験している気持ちは自分の状況を考えればもっともで理にかなっていて，問題は自分ではなく環境のほうにあると認識できました。経験していることを時間をかけて妹に話すうちに，大学へ通っているのは広く学んで難しい何かに取り組むことに本当に価値を感じているからだとはっきりわかりました。クラスで提出するレポートを書くのは楽しくて，小さなグループごとに取り組むプロジェクトの

中にも，クラスメートが自分の話に本当に耳を傾けて何かを学んでくれるように思えるときに手応えを感じるものがありました。不当な扱いを受けたときの苦しい経験は続きましたが，学業面の取り組みと成績に満足して誇りを感じられましたし，人生を豊かにしてくれる人間関係も築けました。そうしたことは差別の痛みを取り除きませんでしたが，人種差別がある中でも価値に沿った人生を生きられるようにしてくれました。

ためしてみよう

　周りの環境からの妨げがとても大きいのでしたら，第 12 章で取り組んだ「価値に沿った行動の考察」への追加の質問を考えてみましょう。p.392 の「追加の質問」は www.guilford.com/orsillo2-forms からもダウンロードできます。

ここまでで質問はありますか？

Q：期待していたほど自分らしく生き始められていないような気がします。次はどうしたらよいでしょうか？

A：新しい習慣を身につけるには時間とエネルギーと粘り強さが必要です。本書でご紹介した実践とエクササイズに取り組んでみる時間を十分見つけられなかったのかもしれません。そうでしたら，まず何よりもあなた自身を優しく思いやりましょう。生きていれば，忙しさに振り回される時期もありますし，思いもよらない出来事で進む方向がずれるときもあります。現在のストレス要因が過ぎ去ってから戻ってきて本書をもう一度読もうと思われるかも

しれませんし，今なんとか時間をつくりだして本書に取り組み通すのが大切だと判断されるかもしれません。

人生を意味深く生き始めたはずだったのに，それが続かなかったようでしたら，第15章を読みましょう。あなたに合った計画を立てて，今日までに身につけたあなたらしく生きる方法を維持しつつ実践が脱線し始めたときには元に戻せる方法を決めておきましょう。

本書でご紹介したエクササイズのいくつかまたは全部を実践する機会がこれまでなかったのでしたら，もう一度初めに戻って順に取り組むと役立つかもしれません。または，どこで最も悪戦苦闘しているのかを絞り込むのでしたら——日頃からできるマインドフルネス実践を決める，自分への思いやりを育む，価値をはっきりさせる，など——それに関連した章に立ち戻ると役立つでしょう。最後に，人生を大きく変えていこうとするときにはセラピストの助けを求めるのもよい方法です。本書巻末の参考資料にセラピストの見つけ方のコツをご紹介しています。

392　第Ⅳ部　勇気を出して，あなたらしい人生を生き始める

価値に沿った行動の考察——追加の質問

行動したいと思っても周囲から妨げるものがありますか？　それは何ですか？

_____

_____

_____

_____

・妨げに対して問題解決の手法で取り組めますか？　どのように？

_____

_____

_____

・すぐにはどうしようもない妨げに関連して感じる当然のつらさをアクセプトするには，どんな戦略を使えるでしょうか？

_____

_____

_____

・価値に沿っていて人生に意味と納得の感じを添えてくれる新しい行動を，その状況の中で見つけられますか？　どんな行動ですか？

_____

_____

_____

このフォームの出典：Worry Less, Live More by Susan M. Orsillo and Lizabeth Roemer.
Copyright © 2016 The Guilford Press。本書を購入された方はこのフォームをコピーまたは
ダウンロードできます（p.iii の囲みを参照）。

第 **14** 章

人間関係にかかわる
価値によくある難しさ

　物事をどこまでコントロールできるかは人生のどの領域でも考えなければいけませんが，人間関係では特に重要です。人間関係の領域では当然他の人がかかわってきます。ところが，他の人の考えや信念，その人が何に価値を感じて，それまでにどんな経験を通じて何を学習してきたか，またどう感じるかを私たちはコントロールできません。

この章では……

1. どんな人間関係であってほしいと個人的に思っているのかを認め，それに従って行動しながらも，そのうえで根底にある価値にも注意を向けてコントロールできるものの限界をアクセプトしていく──その方法を考えます。
2. 人間関係の中で気持ちを表すのがいかに複雑かを考えます。

こんな関係であってほしいという個人的な願いと　根底にある価値とのバランスをとる

　第7章で，人間関係に関連する価値をはっきりさせるときには，関係がどうあってほしいかではなくその関係の中であなた自身がどんな人でありたいのかに注目するようにと強調してお伝えしました。とはいえ，簡単ではないかもしれません。なぜなら：

・**人間関係はお互いに影響し合うため**：私たちの行動はいつでも周りの人に影響を与え，彼らの行動も私たちに影響を与えます。親密で強い関係でしたら，人生で大切なその人から何かを学んで成長したいと思うものですし，またその人にもあなたから同じように何かを学んでほしいと願って期待するでしょう。もっと難しい関係からでも，私たちは何かしらを学び，深い影響も受けるかもしれません。大切なのは，どんな人間関係の中でも，私たちが少なからず他の人の視点や行動を変えたいと願いながら行動していると認める点です。そのうえで，人間関係の中で最もコントロールできるのは他の人ではなく，他の人との関係の中で自分がどんな人間でありたいと選ぶかという点だと認識し続けられると役立つでしょう。そして，他の人に影響を与えよう，その人を変えようとする努力があなたの心に濁った感情を生んで欲求不満や絶望感が湧いているときに，そうと気づけるとよいでしょう。

　シャロンは，父親のダニエルとすごしていると気持ちが動揺しがちです。ダニエルは，「努力して状況を改善する」と誰でも経済的に安定できると強く主張します。シャロンは，父親の視点は，社会制度と政治システムと地域の人々の行動がいずれも資源をほとんど持たない人たちの

機会を妨げている点を無視している，と考えます。貧困と軽視を永続させている神話について，父親や他の人たちを教育しなければいけないと熱烈に感じます。でも，このテーマについて父親と話をするたびに，最後にはシャロンが大声を上げて罵りながら勢いにまかせて部屋から出ていくことになります。そしてシャロンの視点は未熟で無知だと言って父親が笑うのにも怒りを感じます。でも，それから自分の行動を振り返って恥ずかしく感じ，父親の言動に取り乱した自分に対して怒りを感じます。最近は，濁った感情が湧くのを防ぐために父親のそうした「コメントはそのまま去らせる」ようにしています。

　シャロンは，心にあるきれいな感情，濁った感情，何を最も大切と感じているかの価値をそれぞれ整理します。経済的な不公平への反応を表す怒りと悲しさがあるのを認めます。また，自分では完全にコントロールできない結果──父親の信念を変えられないことも含めて──に執着しているのだから怒りと屈辱を感じるのももっともだと認識します。シャロンは，ひき続き自分の信念を父親に伝えていこうとコミットしつつ，同時に父親の考えにまったく影響を与えられなかったときに湧くかもしれない怒りと失望を受け止めるための余地を心につくっておこうとも考えます。父親を変えたいと願う気持ちがいつも心にあり続けるのはわかっていて，たとえ結果をコントロールできなくても自分の意見を伝えるのがなぜ大切なのかに何度でも注意を向けようとコミットします。

　（第3章で見たように，その場で意見を伝えないのも選択肢の一つだと覚えておくのは重要で，伝えるのが安全ではなさそうな状況でしたら特にそうです。また，第13章でご説明したように，行動しないと決めてもその価値を手放したことにはまったくなりません）

人間関係には二人（またはそれ以上）がかかわりますので，人間関係そのものの形ではなく，その関係の中であなた自身がどうありたいのかに注目するのが理にかなっています。

・他の人と交流することで深いところで気持ちが満たされている場合があるため：一緒に時間をすごすと楽しい人たち——友人，家族，パートナー，同僚など——をあげられる人はたくさんいます。そうした他の人とかかわるからこそ好きな活動もあるはずです。友人と映画を観る，パートナーと知らない場所を探検する，同僚と協力しながらプロジェクトに取り組むことなどがそうでしょう。ともに活動していると，深いところで充実感が湧きます。ですので，私たちの側が一緒に時間をすごしたいと考えても相手がウィリングでなかったり都合がつかなかったりすると特に厄介です。そうしたときに認識できると役立つのは，他の人たちと一緒にいるときにあなた自身がどんな姿勢でいたいのかに注意を戻すと，その状況の中でも価値に沿って行動しやすくなる点です。一緒に活動できる別の人を探すことになるかもしれませんし，活動のいくつかを独りでしながら喜びと満足を感じることになるかもしれません。

・どんな人を尊敬してどんな人間関係にしたいかについてはっきりとした好みがあるため：こんな友人がほしい，こんなパートナーがいいなどと，誰でも何かしらの特徴を挙げられます。ユーモアのセンスがある人といるととても楽しいと感じる人もいれば，文化的な信念を共有できる人，または自然の中ですごす時間を楽しめる人がいいと感じる人もいるでしょう。確かに，どんな人と一緒にいたいのかについて自分の好みを知っていると，ある人間関係はもっと育ん

で別な関係は避けるかやめるように導いてくれます。ところが，たとえ自分の好みを知っていても，好ましい特徴を全部備えた人を見つけられるとはかぎりません。ぴったりの人を見つけたと思っても根本的な違いがいくらかあるとわかった場合は特につらいでしょう。また一緒にいたいと感じるタイプの人を見つけられそうもないと感じるときもつらいでしょう。人間関係の中で私たち自身がどんな人でありたいのかを指す価値を言葉で表すのは，相手がどんな人であってもかまわないことを意味するのではありません。価値を言葉で表すと，人間関係の中で私たちがコントロールできる部分はどこで，アクセプトしなければいけないのは何かが，認めやすくなるだけです。この現実をアクセプトするのは，ときには，たとえ人生で大切な人でもあなたの好みの性質を示していなくてそれを育むように取り組もうとウィリングにもなってくれないのでしたら，その人との関係は終える（またはあなたの人生で中心に置く度合いを変える）と選ぶことになるかもしれません。

現役を退いた人たちのコミュニティに住むソニアは，日頃からドーラと時間をすごしていました。ドーラは面白く生き生きとして，ソニアは，そんなドーラと一緒にいる時間を楽しんでいました。ところが，ドーラがコミュニティにいる他の人たちについて噂話をたくさんして，風変わりなところを見つけては笑いのタネにするのに気がつきました。ソニアは，ドーラと一緒にいると大抵気持ちがつながり合っている感じがして，初めはそうした冗談にも笑っていました。でも自分の中に心地悪さがあるのにも気づいて，周りで他の人がドーラのコメントを聞いているときには特に強く感じました。ソニアがドーラに気持ちを伝えると，ドーラは相手にしてくれませんでした。そのうち，ソニアは，シンシアとすごす時間を増やし始めました。シンシアは，もっと物静かで思いやりがあり，ソニアとはガーデニングが共通の関心で，周りの人にも

優しさを示しました。ソニアは，シンシアのそうした周りの人への優しさに深い価値を感じました。

・ときには，パートナーまたは友人が一つの特徴（自発性など）はもたないけれども，私たちが価値を感じる別な性質や姿勢（誠実さなど）をもっと認識するようになるかもしれません。そうした場合は，あえて人間関係を広げて，それぞれが私たちの人生にもたらしてくれるその人ならではの個性を認める方法もよいでしょう。

コーラは，アウトドア活動が大好きで，一緒に楽しめるパートナーを探していました。芸術のクラスでアベリーと出会い，二人で一緒に時間をすごし始めました。アベリーは温かく思いやりがあり，コーラが必要とすることをよく察して，笑わせてもくれました。それまで自分にとってあれほど大切だったアウトドア活動をいっしょにしたがる人ではありませんでしたが，コーラはアベリーといると幸せでわくわくしました。コーラは，アウトドア活動なら友人たちと楽しめることと，それが初め思っていたほどのパートナーの絶対条件ではなかったということを認識しました。

・人生の中にいる誰かが私たちの望む性質をもたなかったり尊敬できるとはとても思えない行動パターンを見せたりするときに，その事実をアクセプトしようとするウィリングネスは，人間関係によって違う場合があります。たとえば，上司や同僚ならアクセプトできる特徴でも，親しい友人やパートナーではアクセプトできないかもしれません。交流するときにマインドフルになり，本当に大切と感じる価値と相手や人間関係がどうあってほしいかという好みとを区別して，コントロールできるものの限界をアクセプトすると，どんな人間関係にももっと満足できるでしょう。

第 14 章　人間関係にかかわる価値によくある難しさ　399

ためしてみよう

　あなたの人生で重要と言える誰かで，関心や考え方の違いから時々意見が合わない人を考えましょう。具体的には，その人のパーソナリティまたは行動のある側面を変えたいと願う人を考えてください。以下の質問に答えましょう：

1. その人の特徴や行動パターンで変わってほしいと願うのはどこですか？　そこが変わるのは，あなたにとってどれほど重要ですか？

　＿＿＿＿＿＿＿＿＿＿＿＿＿＿＿＿＿＿＿＿＿＿＿＿＿＿＿＿

　＿＿＿＿＿＿＿＿＿＿＿＿＿＿＿＿＿＿＿＿＿＿＿＿＿＿＿＿

　＿＿＿＿＿＿＿＿＿＿＿＿＿＿＿＿＿＿＿＿＿＿＿＿＿＿＿＿

2. その人があなたの願うようには振る舞っていないと気づいたときに湧くきれいな感情を認めましたか？　あなたの中に起きる感情に関連した反応を思いやりを込めてアクセプトできていますか？　できているのでしたら，そうするときにどの戦略が役立ちましたか？　できていないのでしたら，どの戦略を使ってみようと思いますか？

　＿＿＿＿＿＿＿＿＿＿＿＿＿＿＿＿＿＿＿＿＿＿＿＿＿＿＿＿

　＿＿＿＿＿＿＿＿＿＿＿＿＿＿＿＿＿＿＿＿＿＿＿＿＿＿＿＿

　＿＿＿＿＿＿＿＿＿＿＿＿＿＿＿＿＿＿＿＿＿＿＿＿＿＿＿＿

3. その人に変わってもらおうとするのと，あなたに好みがあるのを認めて表現するのと，それぞれにどれほど注意を向けてきましたか？　そのプロセスについて，何か気がつきましたか？

　＿＿＿＿＿＿＿＿＿＿＿＿＿＿＿＿＿＿＿＿＿＿＿＿＿＿＿＿

　＿＿＿＿＿＿＿＿＿＿＿＿＿＿＿＿＿＿＿＿＿＿＿＿＿＿＿＿

　＿＿＿＿＿＿＿＿＿＿＿＿＿＿＿＿＿＿＿＿＿＿＿＿＿＿＿＿

400 第Ⅳ部 勇気を出して，あなたらしい人生を生き始める

あなたの好みについての考えや気持ちを，あなたの価値に沿った方法でその人に伝えましたか？　その人がどう反応するかにかかわらず，その人間関係の中でベストなあなたでいようと注意を集中し続けられましたか？　それとも人間であるがゆえに当然とも言える濁った感情がやはり妨げになりましたか？　どんな姿勢でコミュニケーションしながら前に進みたいと感じるかを説明してください。

_____

_____

_____

4. その人が変われる，または変わる見込みはどれほどと考えますか？

_____

_____

_____

5. その人の他の側面で尊敬できる特徴や行動パターンはありますか？

_____

_____

_____

6. その人との人間関係はあなたにとってどれほど重要ですか？

_____

_____

_____

7. あなたの好みの特徴または行動スタイルをもつ人が，あなたの人生において他にいますか？

第 14 章　人間関係にかかわる価値によくある難しさ　401

　アクセプタンスを実践してみようと思うかどうかを考えましょう
——その人がおそらく変わらないだろう事実をアクセプトしようと思
いますか？　またひょっとしたら，その人との関係を変えようまたは
終えようとあなた自身が願うかもしれない事実をアクセプトしようと
思いますか？　「困難を招き入れる」のようなマインドフルネス・エ
クササイズが役立つでしょう。

　また，その人間関係の中であなたの価値に沿って振る舞いたいと思
う行動がいくつかでもあるかを考えましょう。今の状況にどのように
アプローチしながら前に進みたいと思うかを説明してください：

感情を伝えるかどうかを選ぶ

　人間関係の領域で価値をはっきりさせようとするときに難しいのは，
個人的な感情をいつどのように伝えるのがよいかの点です。第3章で見
たように，周りの人に大切なメッセージを伝えやすくするのも感情の重
要な機能の一つです。私たちにそう反応させている理由と言えるきれい
な感情を表すと，周りの人たちに注意を向けてもらいやすくなり，私た
ちから伝えるメッセージも覚えてもらいやすくなります。また，感情に
関連して何を経験しているかを伝えることに価値を感じる場合もあるで

402　第Ⅳ部　勇気を出して，あなたらしい人生を生き始める

しょう。なぜなら，感情に関連した経験を伝えると，人間関係の誠実さと心がつながり合った感じが深まりやすく，周りの人が私たちのニーズに反応してくれやすくなるためです。

　とはいえ，周りの人にいつどのように感情を伝えるかを選ぶときにかかわってくる要素は，複雑で多面的です。第3章で見たように，注意の向け方や行動をいくらか選べて影響を及ぼせるかもしれないものの（及ぼせない場合もありますが），感情に関連した経験を完全にはコントロールできません。また，感情の表れ方も完全にはコントロールできません[注67]。感情が自動的に顔の表情に出て，できれば知られたくないと感じるときでも気持ちを読みとられがちです。また遺伝的要因と学習の違い次第で，中には他の人よりも感情が自動的に顔に表れやすい人もいます。その一方で，気づいて，アクセプトしながら，思いやりの視点からきれいな感情を眺められると，感情に関連した反応を周りの人にいつどのように言葉と行動を通じて伝えるかを，大抵いくらか選べるようにもなります。そうした選択に影響する要素は，個人的なものから，状況によるもの，文化的なものまでさまざまです[注68]。

感情を誠実に伝えるコミュニケーションに価値を感じるのは，状況にかかわらず誰にでも気持ちを伝えると選ぶこととは違います。

・感情を伝えると周りの人がマイナスに反応して気持ちがますますつらくなる，と恐れるかもしれません：私たちが苦しさを自動的に避けるのと同じで，私たちの周りにいる人たちも，彼ら自身の苦しさをできるだけ減らそうとして私たちのつらさに取り合わないかもしれません。そうしたときに，それが彼らが感じているつらさへの自

第14章 人間関係にかかわる価値によくある難しさ　403

然でもっともな彼ら自身の悪戦苦闘から起きる行動だと認識するのではなく，私たちの感情は受け容れられるものではないのだという思考が浮かびかねません。

そんな状況でも，きれいな感情を伝えることが，あなたにとって大切で，その人間関係の中であなたがどんな人でありたいのかに沿っているのでしたら，そうすると選んでもよいでしょう。その人間関係が重要なのでしたら，きれいな感情を伝えることは特に大切です。なぜなら，そうした人間関係の中で感情を抑えると，親密さや誠実さに影響を及ぼして，相手があなたについて大切な何かを学べなくなるかもしれないからです。

・感情に関連した反応が濁っているときは，伝える前に反応を整理するとコミュニケーションしやすくなってより効果的でしょう。

濁った感情と悪戦苦闘していると，価値の方向へ意識的に反応するのではなくむしろ習慣から反応しやすくなります。濁った強い感情をぶつけて，メッセージを伝えるのを助けるきれいな気持ちを伝えられないばかりか，後になってから癇癪を起こしたことを悔やむかもしれません。あるいは，気持ちをコントロールするか変えようとする戦略に巻き込まれて，そのつもりがなくても感情を表すのを抑えているかもしれません。

表された感情がメッセージの内容に見合わないほど強いと，話を聞いている相手も，メッセージそのものの重要さを割り引いて受け止めやすくなるでしょう。

髪について母親が批判的なコメントをしたときに，ピラーは，怒りでいっぱいになりました。おもわず感じた衝動は，大声で怒鳴ってドアをたたきつけて閉めながら部屋から出て行きたい気持ちでした。内面に起きたそうした反応に気づいて，自分を気遣うと，その日に学校で受け

た非難に動揺していることと，勉強するためにランチを抜いたので空腹感があることがわかりました。そのために，心で起きている今の反応が状況に見合わないほど強くなっていました。また，濁った反応の奥底にきれいな感情の欲求不満と悲しさがあるのもわかりました。ピラーは，母親に自分の気持ちを伝えることに価値を感じています。また，母親が自分の言葉が娘にどんな影響を与えているかを知ったら行動を変えてくれる**見込みが高くなるだろう**，とも認識しました。ピラーは，散歩に出て何か食べてきたい，その後で帰宅する，と母親に伝えようと決めました。ドアをたたきつけて閉めたい衝動がまだありましたが，努力して行動を抑えました。食事をして，マインドフルに思いやりの眼差しで自分の反応を眺める時間を少し取ってから，批判的な言葉をどう感じたかを母親に伝えるために帰宅しようと選びました。

・環境が違うほうがより力強く効果的にコミュニケーションできる（今の状況では相手が私たちのメッセージを聞き取ってくれそうもないなど）と考えたら，その場で反応するのはひとまず控えようと選ぶかもしれません：たとえば，周りに他の人がいる状況で傷つくか憤りを感じることを誰かに言われたら，個別に対話ができるまで待ってから自分の怒りや失望を伝えようと選ぶかもしれません。または逆に，人が見ている場で反応を伝えることが価値に沿った行動でしたら，頭にくる相手に伝わらないかもしれないと感じてもそうする場合もあるかもしれません（あなたではない誰かが傷つけられて，その人との結束を示すときなど）。

相手に最も伝わりやすくて相手も反応しやすい状況と方法を考えるのはとても役立ちますが，他の人の反応はやはりコントロールできません。ですので一生懸命考えてベストをつくしても，相手がほとんど反応しない場合もあります。それでも，最も大切と思う価値に沿った姿勢で感情を伝えたのなら，たとえ反応がなくても，あなた

第14章　人間関係にかかわる価値によくある難しさ　405

自身はその人間関係の中でこうありたいと思う人でいられたということがわかります。

- **その状況ではより重要と言える別な価値に沿って行動するために感情に関連した反応を伝えるのを遅らせようと選ぶ場合もあります**：
友人との関係がぎくしゃくしているのを改善したいと思っている状況でしたら，友人の考えに耳を傾けることに価値を感じて，今あなたが感情を表したならば友人が伝えたいと感じていることを全部伝えるのを妨げるだろうと認識する瞬間もあるかもしれません。
頼られる人間になりたいと思う価値に沿った仕事に取り組んでいる時期でしたら，同僚が仕事をする姿勢について対話をしたいと感じても，ひとまず待つかもしれません。
慢性の病に苦しむ家族を大切に思っているのを示すことに価値を感じると同時に，その人の要望に時々不満になるのを誠実に伝える姿勢にも価値を感じるかもしれません。家族の体調が特によくない日には，その瞬間に最も強く感じているのがその不満でも，伝えるのを待とうと選ぶかもしれません。
思い出しましょう。すべての機会をとらえ，必ず価値に沿って行動する人はいません。注意を向けていなければ，意図しないで機会を逃しているかもしれません。あえて機会を見送ると選ぶ場合もあります——回避の一つかもしれませんし，価値同士がぶつかり合うのをよく考えて選んだことかもしれません。ですので，先にあげたピラーの例では，その日に感じた強い不満を，今の状態の家族に向かっては決して口にしないでおこうと選ぶかもしれません。不満をあるがままにすると，そのきれいな感情は過ぎ去るかもしれません。また，たとえその一言を結局伝えないままにしても，家族との人間関係は壊れないし，人間関係の誠実さも損なわれないと結論するかもしれません。価値に沿って行動するべきかどうかを決める

ルールはどんな状況についてもありません。あなたが願う人生を勇気を出して生きるときは，普段から注意を向けて気づきながら選んでいく姿勢そのものに価値を感じることになります。自分の思考や気持ちをよく感じて，自分にとって何が最も大切かを知っていて，限りない選択肢の中から選べるようになると，意味と目的に満ちた人生を生きている手応えを感じられます。

どのような形で感情を伝えようと選ぶかは[注69]，文化の価値観による影響を受けます。考えや気持ちを伝えることの価値を重んじて，人間関係を深めるうえで効果的と考える文化があります。他方で，自分について話すのは相手に敬意を払っておらず関係を損ねると考える文化もあります。ですので，その文化の中で生まれてそれを負う人としてのあなた自身のイメージと，そうした文化的規範に従うのにあなたがどれほど価値を感じるかが，思考と感情を表すことに関連した選択に大きな影響を与えるでしょう。ここでも，よく注意を向けて気づきながら意識的に選ぶと，自動的に回避で反応しないで，最も大切と感じる何かに沿って行動できるようになります。やがて，大切と感じるものに沿って行動している時間がほとんどになると，人生の質が高くなったことに気がつくでしょう。

・人生でかかわりを持つようになる人たちの中には，感情に関連した反応を，この人には少なくとも意識できる範囲では自分から表さないでおこうとあえて選びたくなる相手もいるでしょう：力関係のバランスが崩れていると，感情を表したときのマイナスの結果の可能性を考えて，メリットを上回ると判断するかもしれません（新しい上司に対して怒りを感じても，その仕事がどうしても必要で，しかも上司がマイナスのフィードバックによい反応をしないと知っている場合など）。

いつまでもなくならない差別と傷つく言葉に曝され続けているので

第14章　人間関係にかかわる価値によくある難しさ　407

したら，危害を加える人々に直接向き合うよりも，自分を思いやって，理解してくれる他の人たちに支援を求めようと選ぶかもしれません。

感情を表さないですむ最も簡単な方法は，そうした感情を感じさせる人たちとはかかわらないことです。ただ，その方法はいつも可能ではありませんし，好ましいとさえいえないでしょう。そこで，そうした人たちと交流はするけれども，そのときにできるだけ感情を表さないでおこうと努力するようになるでしょう。

> どんな状況でも，感情を表す（または表さない）と人間関係にどんな影響があるか，そうすることであなたのメッセージがどれほど伝わりやすくなるか，マインドフルに評価するのが大切です。

・いつもそうですが，どんな理由からにしてもその感情を表さないと何を失う恐れがあるか[注70]にも気づいておくとよいでしょう：感情表現を抑えようとすると，自己批判的なまたは決めつける類の思考が浮かんで，濁った感情がどんどん増えやすくなります。

　ピータは，あと２週間で実務研修を終えようとしています。研修は，一方ではとてもプラスの経験でした。専門職として成長して，卒業してからの進路の可能性がたくさん開けています。でももう一方で，今の直属の上司のスーが，予想できない振る舞いと，執拗なうえに人種差別的な姿勢もあって，ピータにとってはマイナスの経験となっています。他の主任たちと話をしてから，ピータは，この状況で最もよい行動計画はスーの攻撃的な行動をあと２週間だけがまんすることだと結論しまし

408　第IV部　勇気を出して，あなたらしい人生を生き始める

た。しっかり就職したら，実務研修を斡旋する機関にクレームを申し入れようと考えます。ひとまず今は，気持ちをフィードバックするのは抑えて実務研修を終えてしまおうと選びました。上司がピータをくどくどと非難するたびに，ピータは，怒りと悲しみを含むきれいな感情をたくさん経験します。残念ながら，上司の振る舞いに反応して感情的になってしまった自分に怒りを感じる場合もあります。また，上司が自分に向かってそんな話し方をするのを「許してしまった」自分自身を批判する思考と気持ちも浮かびます。

　自分にとってそれがベストだと考えて感情を表さないでおこうと選んだのでしたら，経験している感情も，それを伝えないでおこうと決めた選択も，正当だと認めて自分に優しくすることがあなたの幸せにとって非常に大切です。特に，経験している今の気持ちは当然だと認める点と，その選択をしたのは自分を守るためであって今の気持ちを感じる自分に罰を与えるためではない点とをしっかり認識するように注意を向けましょう。

　どれほどベストをつくしても，感情を表さないでおこうとすると濁った感情が湧きます（誰かに向かって怒っていないと話しつつ，言葉以外で怒りの感情を示しているかもしれません）。感情を抑える反応パターンを続けていると，長いうちには人間関係が複雑になるでしょう。

気持ちを伝えるかどうかを選ぶ

・そのつもりがなくても，感情に関連した反応を自動的に表している場合があります（顔の表情など）。
・感情に関連した反応を表すタイミングを意図的に待つ場合もあります。
　－濁った感情を整理する時間がとれるまで待つ。

第 14 章　人間関係にかかわる価値によくある難しさ　409

　　　－メッセージがもっと伝わりやすい状況になるまで待つ。
　　　－別な価値（思いやり，共感など）に沿って行動しようとその瞬間に
　　　　は選んでいるため。
・最後に，相手によって，この人にはあえて気持ちを伝えないでおこう
　と選ぶ場合もあります。
　　　－その人が私たちに対して権限のある立場にいるため。
　　　－自分の気持ちを消耗させないため――代わりに自分を大切にして社
　　　　会的な支援を求めるかもしれません。
・こうした選択をする場合に大切なのは
　　　－感情に関連した経験を自然で当然なものと認めてアクセプトするこ
　　　　と。
　　　－感情を表すのを抑えた場合に何を失うかもしれないかを認識して認
　　　　めること。

ここまでで質問はありますか？

　Ｑ：混乱しています。感情を他の人に伝えるべきなのでしょうか？
　　　それとも伝えないほうがよいのでしょうか？
　Ａ：最も大切なのは，何が正しくて何が間違っているか，というルー
　　　ルはないと認識しておくことです。ある人にとってうまくいく方
　　　法でも，別な人には役立たないかもしれません。また，ある人間
　　　関係では機能する方法でも，別な人間関係ではあまり効果がない
　　　かもしれません。初めのステップは，思考や気持ちを他の人に伝
　　　える際にあなたにとって何が最も大切なのかの価値をいくらか
　　　はっきりさせておくことです。その次に，気づきを実践して，人
　　　間関係の中で湧くきれいな感情と濁った感情に注意を向けられる

ようになり，あなたの価値に沿っていない方法で反応したくなる衝動にも注目できるようになることが重要です。アクセプトして思いやりを込めて眺めると，コントロールできることの限界を認識して，困難で不公平な状況を認め，反応の選択肢を幅広く考えて，その中から一つを選びやすくなります。実践を続けると，自分の知恵を信頼できるようになり，人生に意味と目的の感じを添えてくれる行動を選べるようになります。また，選択をしたけれども後悔したのなら，人間として生きるのがいかに困難かを思いやって，心をひらいて経験から学んでいけば，前に進むことができきます。

第 15 章
自分らしく生きる実践

　本書を通じて，一緒に見てきた新しい戦略またはその時々で立ち戻った戦略がどれもプロセスにかかわるものだということをたくさんご説明しました。気づきとマインドフルネスは，何度でも意識的に注意を経験に向け直します。自分への思いやりを実践するには，何度でもくり返して自分を気遣い優しくすることです。価値に沿った行動は，どの瞬間にもたびたび実践できて，そうして続けていく中で意味深い人生が結果ではなくプロセスになります。それなのに，本にはどうしても終わりがあります。本書が終わると，本書でご紹介している取り組みもまるでここで完了するかのような印象があるかもしれません。でも，それは幻想です。この段階は終わりますが，ここまでで，あなたらしい人生の旅路に踏み出す次の段階へとあなたの背中を押せていたのなら，または旅路を進み続けるお手伝いをできていたのなら幸いです。人生が誰にとってもちっとも整理されておらず厄介な中で，こうなってほしいと願う人生を生きるための方法をいくつかでも見つけられていましたら何よりです。人生を旅するときにはぜひ本書を携えて行ってください──折に触れてそれぞれの章や実践に立ち戻って，豊かな人生を生きやすくするスキルをますます身につけ，苦しい時期にさしかかったら役立つ実践を思い出しましょう。

412 第IV部 勇気を出して，あなたらしい人生を生き始める

```
この章では……
1. 本書でご紹介したスキルを維持してさらに強めていくための
   あなたの戦略を立てましょう。
2. ご紹介した材料に立ち戻るべき時期がきたときにそうと気づ
   けるように，また将来困難な状況に直面しても本書の戦略を
   使って生き生きと進み続けられるように，備えましょう。
```

変わるにつれて……

　研究からも私たち著者自身の自己分析からもわかっている大切な点
は，自分らしく生き始めるときの経過は一直線ではないことです[注71]。
私たち一人ひとりが，実にさまざまな形をとりながらどんどん進んでい
くことができます。私たちは，本能的に自分を守ろうとせずに，弱さを
曝している気持ちをあるがままにできるようになります。習慣的に他の
人を避けずに，社交的に振る舞えるようになります。以前なら他の人の
言うことに従っていたところを，自分が何をしてほしいのかを伝えられ
るようになります。それでいて，そうした力強くて意味深い変化が起き
ている最中にも，古い習慣が簡単に滑り込んでくるのに気づくでしょ
う。気づくと，がっかりするかもしれません。自分らしく生き始めたと
思ったのはすべて気のせいだったのかもしれないと感じるかもしれませ
ん。実際は，どちらも本物です——私たちには，どんどん自分らしく生
き始める部分もありますし，ちっとも変わらない部分もあります。どち
らに思えるかは，日によって違うでしょう。
　ここまでで何を感じていらっしゃるかは，読者の皆さん，人それぞれ
です。自分がとても大きく変わったと感じる方がいらっしゃれば，ごく
わずかしか変わっていないようでやはりなじみのパターンで行動したい

第15章 自分らしく生きる実践 413

と感じる方もいらっしゃるでしょう。本書で説明してきた戦略を使って
みるかどうか，まだ思案中の方もいらっしゃるでしょう。中には，人生
を広げ始めたものの新しく何かをしようとすると不安を感じるのに気づ
いた方もいらっしゃるかもしれません。それは自然で人間らしい反応で
す——思い出しましょう，恐怖と不安が湧いたからといって必ずしも何
か間違った行動をしているわけではありません！　恐怖は，大抵，何か
のリスクを負いながらも勇気を出して新しい機会に心をひらこうとして
いるのを示すサインです。また読者によっては，濁った感情は減ったけ
れども，価値に沿った人生の領域のどれかにまだ注目し続けなければい
けないかもしれません。こうしたさまざまな道筋は，どれも自然な経過
です。反応したり共感したりするときの習慣を変えるのは本当に大変で
す。ですので，何かが変わったサインに気がついたら，どれほどささや
かでも，必ず立ち止まって祝福しましょう。そして，経験にしっかり気
づいて，さらに探って成長したいと感じる新しい領域を見つけましょ
う。

◆古い連想がふたたび表れる

　本書の第1章で，私たちが恐怖を決して完全には学習解除しないこと
をご説明しました。怖い経験を一度でもすると（または耳にしただけで
も），その関連づけを脳の中にずっと「覚えて」います。でも，恐怖を
引き出すきっかけに勇気を出して向き合うたびに新しい関連づけも学習
するので，新しい学習が古い反応を中和してくれるかもしれません。外
側から見ているだけでは，私たちが当初にそんな恐怖を感じていたとは
まったく気づかないくらいになるかもしれません。それでも，以前に避
けていた状況や活動に積極的にアプローチするのをしばらくやめている
と，久しぶりにそうした状況に向き合ったときに恐怖が再び引き出さ
れる場合があります。まるで，脳が突然思い出すようです。「ちょっと
待って——これは以前に危険だった状況だ！」。

414 第Ⅳ部 勇気を出して，あなたらしい人生を生き始める

　オリーブは，長い間デートすることを避けてきました。子どもの頃に身体的にも性的にも虐待され，その自然な結果として，弱さを曝して親密になることと危険や恐怖の感情とを関連づけて学びました。それでも５年ほど前に，願いどおりの人生を生きるために勇気を出して踏み出す心の準備ができたと判断しました。たくさんの時間をかけて，心に湧くつらい思考や気持ちを理解してアクセプトできるようになり，マインドフルネスと気づきを実践しました。何を最も大切と感じているかの個人的な価値をはっきりさせ，周りの人たちに心をひらいて新しい人間関係を築き始めました。そうする中でメルと出会い，デートを重ねて，やがて恋に落ち，二人の関係は２年以上にわたり，強くしっかりしたものでした。でもメルが仕事に就くために新しい街へ引っ越すことになり，お互いに遠距離の関係を保とうと努力したものの，結局別れました。オリーブは，しばらく誰ともデートをしないでいてもかまわないと感じました――メルへの気持ちを整理する時間が必要でしたし，ちょうど経営学の修士号を取得するための厳しいプログラムの大詰めを迎えている時期でした。ところが，最近になって出会い系サイトに登録すると，古い思考や恐怖が再び表れました。完全に不意を衝かれた気持ちでした。恐れの感じが心に溢れ出してきて，これまでの歩みが全部失われたという思考で一杯になりました。

◆新しい危険が古い恐怖を呼び覚ます

　恐怖またはストレスを感じる人生の出来事を新しく経験した後に，特定の状況や活動に反応して古い恐怖がふたたび表れる場合もあります。まるで，新しい危険に直面して脳が思い出すようです。「そうだ。そういえば人生には恐ろしい事柄が他にもあったんだ！」。

　ジェドは，中学校・高校時代を通じて，人前で話すときに感じる恐怖と悪戦苦闘しました。大学に入学した最初の年にセラピストのところへ

第15章 自分らしく生きる実践 415

通い始めました。セラピストは，恐怖の感情の性質を説明し，濁った感情をきれいにするスキルを教え，批判的思考に巻き込まれた状態から抜けやすくするマインドフルネス実践を紹介して，ジェド自身が他の人に何かを教える活動に情熱を感じていることを一緒に取り組む中で気づかせてくれました。ジェドは，専攻を決めて，高校の物理学の教師になるための道を進み始めました。教育実習をしていると，生徒たちが退屈している，自分は科学を教えるには間抜けすぎる，などの思考が時々浮かぶのに気づきました。でも，そうした思考が引き出されてもアクセプトしてあるがままにし，経験に思いやりの眼差しを向けて，教えている教科に注意を導き戻せました。4年生の春休みを終えて大学へ戻るときに，乗っていた車が交通事故に遭い，運転していた友人が亡くなりました。自然なことと言えますが，事故を経験したジェドはひどく動揺し，友人の死を悲しんで自分自身も傷から回復するために大学を数週間休みました。教育実習に戻ると，授業のたびに直前に強い不安を感じているのに気づいて驚きました。もしかしたら新しく不安障害を発症しているのではないかと考えました。

オリーブもジェドも，なじみのある古い思考や気持ちが表れたときに，恐怖の感情と「これは悪いサインだ」の思考で反応しました。でも，恐怖を感じる状況にアプローチするのをやめてからしばらく経っているときやストレスの強い経験をした後でしたら，恐怖が再び表れるのは予想できる反応です。またオリーブもジェドも，思考や気持ちをアクセプトするほうが効果的だと学んでいるにもかかわらず，自動的に反応して思考と気持ちを抑えようとしています。

　古い習慣は戻ってくるものと認識しておくのは[注72]，あなたらしい人生のプロセスを上手に生き続けるうえでとても大切です。回避や社会的引きこもりなどの古い習慣の「ぶり返し」があるのも人間として生きている状態の一部だとアクセプトすると，ぶり返しが実際に起きたときに

416　第Ⅳ部　勇気を出して，あなたらしい人生を生き始める

気づいて，経験に批判的にならずに優しい眼差しを向けて，過去に意味深く変わるのを助けてくれた戦略に立ち戻れます。実践には終わりがないと認めると，実践する絶好の機会が再び訪れたときに，動揺したり気持ちが落ち込んだりしにくくなるでしょう（古い習慣がまた表れると動揺して落ち込むのもとても人間らしい反応ですが——そうした反応に気づいて思いやりを込めて受け止めるのもあなたらしい人生を生きるプロセスの一部です）。

あなたらしく生き始めるときの形

・はっきりとした変化：「今，この瞬間」の気づき，内面に次々と起きる反応への自分自身の反応，自分への思いやり，大切と感じる行動を選ぶ力，などが変わったのがわかるかもしれません。

・わずかな変化：そうしたことが期待していたほどはっきりと変わらないと，進み続けられないのではないかと心配になるかもしれません。でも，小さな変化に気づいて，それを生むためにしてきた取り組みを評価するのは大切です。

・自分らしく生き始めているけれども不安とつらさも増えた：価値に沿った人生を生きるのはときに苦しいかもしれませんが，マインドフルネス・スキルを実践し続けると，苦しさの度合いを最小にして苦しい期間も最短にしながら，価値に導かれて人生を生き続けられます。

・一歩前進したと思っても二歩退く：変わるプロセスがいつでもまっすぐとは限らない点を忘れずにいましょう。自分らしく生き始めるのがどれほど大変かを思いやりの眼差しで気づいていられると，多少方向がずれる時期があっても，全体として前に進み続けやすいでしょう。

・変わり始める心の準備がまだできていない：それまでの方法を変えるのはとても困難なことですから，まだ悪戦苦闘していても，その中で

動機づけてくれるものを見つけなければいけません。あなたの気持ちを高めてくれる何かを本書の中にいくつかでも（少し疑わしくても）つかんでいただけたのでしたら，関連する部分を読み返してご紹介した取り組みを実践しながらあなたの人生が変わるかどうかを試してください。慣用句のとおり，どんな旅も一歩目を踏み出すところから始まります。本書を読んだのは重要な第一歩です。では，二歩目を選びましょう！

実践，実践，実践──気づきの筋肉の調子を いつでも整えておきましょう

「今，この瞬間」に優しい気づきを向けることを習慣にするメリットは大きい，こうなってほしいと願う人生を生きやすくしてくれる，と，ここまでで実感していただけていましたら何よりです。習慣にするまでの方法は一人ひとり違うでしょう。定期的に座って実践し始めた方も，ヨガクラスに通い始めた方もいらっしゃるかもしれませんし，一日を通してフォーマルではない形で実践している方もいらっしゃるかもしれません。気づきの筋肉をいつでも人生を導いてくれる状態に保っておくために必要な実践として，特にこれというものがあるかどうかは，研究ではまだはっきりと示されていません。私たち著者が予想するには，重要なポイントは，何かの定期的な取り組みを普段の生活の中で実践することです。日頃の習慣にしてしまって，頻繁に自分に注意を向け，経験がどうなっているのだろうと関心の眼差しで眺め，きれいな感情，濁った感情，濁りの原因に気づき，意識的に思考や気持ちを思いやるのが，たえず成長して変わり続けていくうえで欠かせないと感じます。そのようにしてフォーマルではない形で「今，この瞬間」に絶えず注意を導いて

418　第Ⅳ部　勇気を出して，あなたらしい人生を生き始める

しっかりとその瞬間に入り込む実践を続けていると，あなたの人生に意味を添えてくれる人々や活動とつながり合えるようになるでしょう。また，あえて時間を割くフォーマルな実践のほうは，心が機能する仕組みを思い出させてくれて，自分を思いやりやすくし，フォーマルではない形の実践を促し，気づきの筋肉を快適に保っていつでもフォーマルではない形の実践ができるようにしてくれるでしょう。

> どの種類の実践をするかよりも，生活の中で実践しながら日頃から優しく気づいていることのほうが大切でしょう。

ためしてみよう

　本書の「はじめに」と第8章で，呼吸に注目する実践をご紹介しました。クライエントたちが日頃から続けていると話してくださる実践の中で最も多いのが，何度でもくり返して呼吸に気づきを連れ戻す実践です。「呼吸のマインドフルネス」は特に手軽に実践できて，最も続けやすいと話すクライエントたちも大勢います。呼吸のマインドフルネスを生活に組み込むには，一日を通じて呼吸に注意を向けることを思い出すだけでも十分です——思い出すきっかけとして，それまでしていた作業から別な作業へ移るとき，携帯メールを受信したとき，チャットでおしゃべりするとき，パソコンのメールを受信したとき，または一日の中で時間を決めて，朝食や昼食や夕食のときなどがよいでしょう。この簡単な実践をあなたの生活に組み込む方法を考えてみましょう。実践を続けるうちに，一日を通じて感情に気づいているときの感じに何か変化はありますか？　行動を意識的に選びやすくなり

第 15 章　自分らしく生きる実践　419

ますか？

　心理学者のジンデル・シーガルと同僚たちが[注73]もう少し念入りな方法を提案しています。「呼吸空間法」とよばれる実践です。この実践では，まず1分間かけて経験——身体にある感覚，思考，あらゆる経験——にただ注意を向けます。次に，呼吸だけに気づきを絞りこんで1分間注意を集中します。それから気づきをもう一度広げて，その瞬間の経験全体に注意を向けます——思考，感覚，音，他にも気づくものすべてを気づきの範囲にとらえます。あなたの今の状態にただ注意を向け，次に気づきを「今，この瞬間」にしっかり根づかせ，それから気づきをもう一度生活に向けるこのマインドフルネスを一日に一回ずつ実践してみましょう。そうすると一日を通じて気づきが高まるかどうか，また本書を読みながら試してきたスキルを当てはめて使いやすくなるかどうかを観察しましょう。

　本書を読みながら進めてきた貴重な取り組みをこれから先も続けていくにあたり，大切なステップは，本書を超えて進み続けるあなたの人生の一部に実践を組み込む方法を考えることです。地域にある選択肢を利用して，たとえばヨガ，瞑想，武道などの教室に参加するとフォーマルな実践を続けやすい人がいます。インターネット上のコミュニティや，アプリ，ツイッターフィードなどを利用して，実践にコミットメントしたり，コミットメントそのものを忘れないように，またもっと全般に気

フェイスブックに「マインドフルネスで不安と向き合う」のページを設けました（https://www.facebook.com/mindfulwayanxiety/）。それだけでリマインダーになるほど頻繁に投稿はできませんが，ぜひ覗いてみてください。

420 第Ⅳ部 勇気を出して，あなたらしい人生を生き始める

づきの大切さを思い出すように工夫したりする人たちもいます。カレンダーに予定を書きこむこともフォーマルな実践を思い出しやすくなるでしょう。電子的にリマインダーを鳴らしてくれる電話や時計のタイマーを一日を通じて何回も設定しておくと，フォーマルではない形で実践する合図になります。フォーマルな実践もフォーマルではない形の実践も，日課または一週間のスケジュールに組み込んで習慣にできると，あなたにとって役立つ実践を継続していきやすくなるでしょう。

ためしてみよう

　少し時間をとって，これまでに取り組んできた実践を，本書を超えて進み続けるあなたの人生にどのように組み込めるかを考えましょう。正しい方法も間違った方法もなかったということを思い出しましょう——大切なのは，あなたにとって，あなたの人生で，何が最もうまく機能するかです。人生でどの時期にいるかによっても，その時々で答えが違うかもしれません。ですので，今はどうかを考えて，気づきの筋肉の調子を整えておくために何をしたいかを考えましょう。気づきの実践をあなたの人生にどのように組み込みたいかと，それを妨げる要素にはどう取り組もうと思うかを書き出しましょう。書いておくと，時々見返して実践するときの参考にし続けられます。

・あなたに適していると特に感じる実践はどれですか（本書のものでも，他からのものでもかまいません）？

_____

_____

_____

・実践を続けやすくするためにグループに参加したいですか？　それとも自宅で一人で実践したいですか？

第 15 章　自分らしく生きる実践　421

・フォーマルな実践をするのでしたら，どれほどの頻度で取り組みたいですか？

　　・時間をどの程度使いますか？

　　・どんな形で人生に組み込みますか？

・フォーマルではない形の実践をどのように人生に取り入れたいですか？

　　・日課の中から毎日マインドフルに取り組もうと思う作業を一つ選べますか？

・注意を向けることを日中に思い出す方法は他に何かありますか？

・忘れないで実践したいと特に思う時間はありますか？

　　・どうしたら忘れずに実践できそうですか？

422　第Ⅳ部　勇気を出して，あなたらしい人生を生き始める

◆実践を続けるコツ

・録音を聞きましょう。本書のウェブサイトからダウンロードできる
類の録音は，実践にすんなり入り込みやすくして，マインドフルネ
スを上手に引き出してくれます。録音に慣れすぎないように，でき
るだけ毎回初心で実践し，時々録音を聞かずに実践しましょう。録
音を聞かないでできると，場所を選ばずにどこででも実践できて便
利ですし，新しい何かに気がつきやすくもなります。

・毎日同じ方法で続ける実践を決めましょう。毎日同じ方法で実践し
ていると自分の反応が理解しやすくなります。ただ，日頃はあまり
しない実践も時々してみましょう。そうすることで，気づきの筋肉
のどの側面も調子を整えておけます。

・目的別にそれぞれの実践を考えましょう：
　－「呼吸のマインドフルネス」（p.13）はどこででも気軽に実践で
　　きて特に便利です。
　－「呼吸空間法」（p.419）は，目まぐるしく走り回っているときや，
　　あまりに忙しい日中にも気づきの感覚を思い出さなければいけ
　　ないときにおすすめです。
　－「感情のマインドフルネス」（p.355）は，感情が濁っているとき
　　に使うと，何を経験しているのかがはっきりわかりやすくなり
　　ます。
　－「音のマインドフルネス」（p.93）と「食事のマインドフルネス」
　　は，何かを期待する気持ちが強いために，状況が展開していく
　　ままにできないときに役立つでしょう。この実践は初心の筋肉
　　を鍛えてくれます。
　－「思考のマインドフルネス」（p.324）を実践しながら思考を雲や
　　葉っぱやベルトコンベアに乗せると，思考に巻き込まれたり，

第15章　自分らしく生きる実践　423

それが自分を表していると感じたりしにくくなり，決めつける考えにも縛られにくくなります。

- 『ゲストハウス』の詩（p.183）と「困難を招き入れる」（p.199）は，どちらもつらい感情を和らげやすくアクセプトしやすくするので，大切と感じる何かに沿って振る舞えるようになります。

> 観察フォームを使ってその瞬間の経験のそれぞれの部分によく気づく方法も，濁った感情に取り組んでその瞬間に何を感じているのかをはっきり理解するのに役立つでしょう。

- 「山の瞑想」（p.359）を実践すると，内面にある力と安定した感じにつながることができるので，人生が大きく変化して不確実な時期には特に役立つでしょう。

・リマインダーになる何かを自宅，車，自転車，職場などに置いたり貼ったりして，呼吸を思い出すきっかけにしましょう。シール，ことわざ，芸術作品，物体などを使ってマインドフルネスを思い出すきっかけにする人たちがいます。たとえば，石を見てマインドフルネスを思い出すと同時に，その石をマインドフルに触って日中にもマインドフルネスを実践します。

・携帯電話にリマインダーを毎週または毎月設定するのもよいでしょう。リマインダーが通知されるたびに実践の状態を確認し，毎日の生活にマインドフルネスを組み込めているかどうかを確かめられます。そして実践がうまく組み込めていない，人生に変化があって調整が必要などでしたら，実践の方法を変えることを考えましょう。

424 第Ⅳ部 勇気を出して，あなたらしい人生を生き始める

> このワークブックでは，実践の方法を幅広くご紹介しています。
> 人生を通じてさまざまな状況に合わせ，実践を選んで使っていた
> だけることを目指しました。

学んだことと何が大切だったかを忘れずにいましょう

　人生は忙しいものですので，願いに沿った人生を生きやすくしてくれ
る何かを観察し，学び，考え方が変わる経験をしても，それを覚えてお
くのはなかなか大変です。でも幸い，本書を通じて学んできたことを日
頃の生活に組み込みやすくしてくれる戦略がいくつかあります。戦略を
使うと，ここまでで得たひらめきや新しい観察を過去のものにしないで
ありありと感じ続けられ，また人生を豊かにする行動を意識的に選び続
けられます。

> 学んだことを忘れずにありありと感じ続けられると，人生を豊か
> にする行動を意識的に選び続けやすくなります。

・気づきを実践しましょう。前節で振り返った実践は，学んだことを
　忘れずに気づいていられるようにしてくれる戦略の一つで，経験が
　繰り広げられていく様子と選択の機会に注意を向け続けやすくして
　くれます。

・あなたの習慣や動けない状態から抜け出す方法について学んだこと

を記録しましょう。本書に取り組んできた中で，おそらく多くを学ばれたことでしょう。あなたの心に起きる反応がどう展開していくか，濁った感情を生み出しているのはどの習慣か，どの戦略が最も役立つかなどを理解されたのではないでしょうか。最も深く根づいてしまっている習慣，また身動きが取れなくなったと感じている状態に自分で気づくための効果的な方法について，いつでも思い出しやすくなるようにここで簡単に書き出しておきましょう。以下の問いに答えてみてください：

次に挙げる習慣の中からあなたに最もよく当てはまるのはどれですか？

　□ 問題解決をしていても，簡単に心配に変わってしまう。

　□ コントロールできないものをコントロールしようとする。

　□ 状況の現実をアクセプトできずに悪戦苦闘する。

　□ 心に浮かぶ思考と気持ちに批判的に反応する。

　□ 心に浮かぶ思考と気持ちに巻き込まれる。

　□ コントロールして注意をそらそうとする戦略を使う。

何か特定のイメージかメタファーかフレーズで，アクセプタンスや自分への思いやりなどの複雑な実践を思い出させてくれるものはありますか？　そうしたものを書き留めて，目に入りやすいところに置きましょう。アイデアをいくつかご紹介します：

　□ 何かのフレーズで，たとえば「大丈夫。何であっても，もう，ここにあるのだから。心をひらいたままで受け容れよう」など。

　_____

　_____

　□ 綱から手を放すイメージなど。

426 第Ⅳ部 勇気を出して，あなたらしい人生を生き始める

□ 現実として可能かどうかのチェック

私（L. R.）がいつも思い出すように心がけているのは，私にできるのは「今の状況でできること」だけで，それは必ずしも「もし状況が違っていたらしたいと願うこと」だとは限らない点です。これを思い出すと，疲れている，病気に苦しんでいる，仕事を抱え込み過ぎているなどのときに，健康で，休まっていて，周りからのストレスがそれほど高くないときならできることができなくても，自分に優しくできます。

□ 本，映画，絵画，または他の何からでもかまいませんので，何かのイメージ。

私（L. R.）は，大学のオフィスに「悲しみ」のキャラクター（映画『インサイド・ヘッド』から）の絵も飾ってあります。自分を思いやる大切さを，学生にも私自身にも思い出させてくれます。

・第9章で書いた価値を時々見返し，第11章で人生の三領域のそれぞれで何が最も大切かをまとめたあなたのリストも折に触れて考えなおしましょう。リストに変更を加えたい点はありませんか？　リストにある価値に沿った方向へ何を行動したいと思うかの例をそれぞれいくつか考えましょう。リストを，普段から見返しやすい場所に保管しましょう（スマートフォンに保存しておく，あなたの部屋の引き出しの中，Google ドキュメントにアップロードしておくなどの方法があるかもしれません）。価値に沿った新しい方向に気づ

第 15 章　自分らしく生きる実践　427

いたり，他に何かがひらめいたりしたら，リストに加えましょう！

・観察フォームを時々見返して，つらい感情をはっきりさせつつ選択
肢の中で価値に沿っているのがどれかを考えましょう。ステップを
踏みながらこのプロセスに取り組んでいくときには，第 3 章の「感
情をはっきりさせるための考察」と，第 12 章と第 13 章でご紹介し
た「価値に沿った行動の考察」と「追加の質問」が参考になるで
しょう。ステップに慣れてきたら，質問用紙の簡易バージョン（第
12 章の「感情をはっきりさせるための評価」と p.428「価値のざっ
とした評価」）を使いながら，立ち止まってどんな選択肢があるか
を考えることを思い出すだけでもよいでしょう。いずれはフォーム
を使わずにプロセスをたどるようになっていきますが，時々フォー
ムに立ち戻るとプロセスをよりしっかりと身につけられます。

・日誌をつけましょう。日誌をつけると，経験について考え，それほ
ど巻き込まれていない視点から経験を観察し，自分を思いやって，
何が大切かをはっきりさせる作業がしやすくなると感じる人がいま
す。日課や週間スケジュールに組み込むか，または妨げにぶつかっ
たと感じたときに日誌をつける方法を考えてみましょう。

428 第Ⅳ部 勇気を出して，あなたらしい人生を生き始める

価値のざっとした評価

当てはまるものにチェックを記入しましょう。

☐ 選択肢の中につらい気持ちを短期的に和らげてくれるものはありますか？　たとえば：
　　☐ 気持ちが落ちつきやすくなる　　　☐ 他の人を喜ばせる
　　☐ 対立を避けやすくする　　　　　　☐ 罪の意識をそれほど感じない
　　　　　　　　　　　　　　　　　　　　ですむ
　　☐ つらさから注意をそらしてくれる　☐ その他：＿＿＿＿＿＿＿＿＿
　☐ その選択肢を選ぶと失うものはありますか？　　☐ はい　　☐ いいえ

☐ 注意の焦点は，意味深い何かに向いていますか？　それとも痛みから目を背けていますか？
　　結果として痛みが和らぐことに執着していますか？
　　　　　　　　　　　　　　　　　　　　　　　　☐ はい　☐ いいえ
　　その選択肢を選ぶと失うものはありますか？　　☐ はい　☐ いいえ

☐ かかわりのある他の人に影響を与えそうな選択肢はありますか？
　　結果に執着していますか？　　　　　　　　　　☐ はい　☐ いいえ
　　コントロールできることの限界をアクセプトしていますか？
　　　　　　　　　　　　　　　　　　　　　　　　☐ はい　☐ いいえ
　　その選択肢を選ぶと失うものはありますか？　　☐ はい　☐ いいえ

☐ 好ましくない何かが起きる見込みを減らしてくれそうな選択肢はありますか？
　　結果に執着していますか？　　　　　　　　　　☐ はい　☐ いいえ
　　コントロールできることの限界をアクセプトしていますか？
　　　　　　　　　　　　　　　　　　　　　　　　☐ はい　☐ いいえ
　　その選択肢を選ぶと失うものはありますか？　　☐ はい　☐ いいえ

第 15 章　自分らしく生きる実践　429

□最も大切と感じるものに沿った選択肢はありますか？

　　大切と感じる何かのためでも特定の思考や気持ちになろうとウィリン

　　グになれずに，妨げられていますか？　　　　　□はい　□いいえ

　「感情をはっきりさせるための評価」を使ってウィリングネスを高め

てみましょう。

□行動したいと思っても周囲から妨げるものがありますか？

　　妨げに問題解決の手法で取り組めますか？　　　□はい　□いいえ

　すぐにはどうしようもない妨げに関連して感じる当然のつらさをアクセ

プトするには，アクセプタンスとマインドフルネスを実践してみましょ

う。

　　価値に沿っていて人生に意味と納得の感じを添えてくれる新しい行動

　　を，その状況の中で見つけられますか？　　　　□はい　□いいえ

このフォームの出典：Worry Less, Live More by Susan M. Orsillo and Lizabeth Roemer.
Copyright © 2016 The Guilford Press。本書を購入された方はこのフォームをコピーまたは
ダウンロードできます（p.iii の囲みを参照）。

苦しい時期にもあなたらしい人生に
　取り組み続けましょう

　日頃から実践する方法と，週間スケジュールに組み込んで状態を確認する方法とをご提案しました。それを習慣にできると，新しい困難や妨げにぶつかったときに素早く気がつきやすくなります。気がついたら，その新しい状況の中でもあなたらしく生き続ける方法を見つけるために，本書の当てはまる部分を読み返したりこれまで身につけてきた戦略を使ったりするとよいでしょう。また，私たち著者もそうですが，あなたも，熱心に実践するときとそうでないときとで波があるでしょう。生活が困難になってくると，まっさきに日頃の実践を省きがちになるかもしれません。「生活が落ちついたら，また実践し始めよう」「今の生活だけで手いっぱい」などと自分に語りかけているものです。実践を省くのが自分に優しくする方法または負担を軽くする方法だと考えるかもしれませんが，経験からは，そうすると感情とそれに関連する反応に注意を向けなくなってアクセプトしなくなる悪循環につながるといえます。そこからさらに濁った感情が生まれ，価値に沿った行動が減り，悪戦苦闘が増えます。それも，人生の自然な一部で，とてもよく理解できます（私たち著者のようにこの分野で研究し，クライエントと取り組み，実践を教え，本を書く人たちでさえそうなりがちです）。でも私たちがしなければいけないのは，悪循環が起きている瞬間に（または数日後，数週間後，数カ月後でも気づきを向けたときに）それに気づいて，自分を思いやって，以前に役立った実践と戦略に立ち戻ることだけです（今の新しい人生の状況で以前と同じように機能するはずがない，などの思考が浮かんでいてもかまいません）。

　第一歩目は，本書でお伝えした実践や考え方にいくらか注意を戻すべき時期がきたと気づくことです。それに気づきさえすれば，生活の中で

第15章　自分らしく生きる実践　431

注意を向けていくためのさまざまな戦略をもう一度身につけて，使うべきそれぞれの瞬間にも気づけるようになります。

> 物事がきつい時期にも何が大切かを見失わずにいるための大切な第一歩目は，実践に注意を向けるべき時期がきたと気づくことです。

・**定期的に状況を確認しましょう。**たとえば毎月，または一年を通じていくつかの時期に（私たち著者はそれぞれの学期の始めと終わりが状況を確認する時期です），あるいは誕生日や他に意味深いタイミングで年に一度でもよいでしょう。

・**悪戦苦闘し始めているのを示すあなたのサインを見つけて，**以前に何が役立ったかを振り返る合図にしましょう。私たち著者も経験し，一緒に取り組んできた人たちにもよく見られたサインをご紹介します：
・不安やストレスやボロボロになった気分がいつになく強い。
・上の空な感じ，または切り離された感じがして，まるで自動操縦で動いているようだ。
・濁った反応が増えている。
・人生で縛られた感じがする。
　－自由がない感じ，硬直した感じがする。
　－ほとんどの時間を「しなければいけない」ことをするのに追われている気分だ。
　－自由時間のうち，人生を豊かにしてくれているようには思えない活動に使う時間がどんどん増えている（目的もなくインター

ネットを検索している，面白いとも思わないテレビ番組を見ている，など）。

- 価値を感じる活動をあきらめることが増えている。
- 楽しめるかもしれない活動でも，「こなしきれない」と感じて避けている。

・このハードルさえ越えれば物事が楽になるとくり返し考えている。
・自分を大切にする活動や社交の予定を後回しにしている。

・人生で大きな出来事を経験しつつあるときや人生の節目に差し掛かったときには心の状態を確認しましょう。もう一度実践に取り組んで，あなたにとって何が大切か，またどの行動を選ぶのが意味深いかに，改めて注意を向けましょう。第13章でご説明したように，人生の出来事や状況が困難だと，当然とも言えるつらい感情が湧いて，そうした気持ちを避けたいと感じるのは自然です。周りの環境で起きる出来事が特につらいと（自分自身や愛する人がそれまでできていたことをする力を失う，または愛する人が亡くなるなど），感情が強すぎてアクセプトできるはずがないと感じるかもしれません——そうした状況では，アクセプトできない気持ちと悪戦苦闘とを優しく受け止めるのが効果的な第一歩目になるでしょう。また，周りからの出来事は，最も大切と感じる活動に振り向けられる時間や資源を減らす場合もあって，価値に沿った行動に影響を及ぼすかもしれません。人生の状況が変化したときには価値に立ち戻って考え直し，それをもう一度はっきりさせなくてはいけないでしょう。または，価値が変わっていないのでしたら，今でも変わらず大切と感じる価値にも沿っていて，変化していく経験にも合った，新しい行動を見つけなければいけないかもしれません。人生に影響を与える重大な出来事には，生活が変わる類の節目もあります：

第15章　自分らしく生きる実践　433

- 大学や大学院に進学する，または卒業する
- 新しい仕事を始める，または仕事を辞める
- 仕事で新しい責任を負う
- 大きな買い物をする（家を買うなど）
- 誰かと交際し始める，または別れる
- 妊娠する（またはパートナーが妊娠する）
- 親になる（初めて，または再び）
- 起業する
- 子どもが巣立って家を離れる
- 孫ができる
- 現役から退く
- 引っ越す，生活条件が変わる

また，大きな出来事もあります：
- 友人または愛する人が亡くなる
- 人間関係が壊れる
- ペットが死ぬ
- あなた自身か愛する誰かが病気に罹るかケガをする
- あなた自身か愛する誰かがそれまでできていたことが，部分的にまたは完全にできなくなる
- 失業する
- 法的な問題に巻き込まれる
- 交通事故，自然災害，事件などのトラウマ的な出来事に遭う

- 立ち戻って思い出さなければいけない時期になったと気づいたら，本書でお伝えした戦略を新しい状況に当てはめて，新しい困難に向き合いつつ勇気を出して進み続けられる方法を見つけましょう。実践する一方でセラピーも受けられると力強いでしょう。

434 第Ⅳ部 勇気を出して，あなたらしい人生を生き始める

　サブラは，人生でのさまざまなかかわりの在り方にまずまず満足していました。家族との交流は問題なく，仕事に就いて創造的な活動もし，教会コミュニティにも参加していました。普段からフォーマルにもフォーマルではない形でもマインドフルネスを実践していたので，バランスが崩れそうになっても気がつきやすく，人生のさまざまな場面で避けがたい濁った感情が湧くたびに気持ちをはっきりさせることができました。おおむね自分らしく生きられているかなと感じていて，少なくとも自分らしく過ごせた日のほうが多いと思っていました。ところが，あるときから，母親が認知面の衰えの兆候を見せ始めました。それまで力の元になってくれていた存在が，逆に自分が気遣って支えなければならず，もはや互いに対等に受け答えができない存在に変わっていくのを目の当たりにしながら，サブラの中にきれいな感情の悲しさと恐怖が湧きました。日課をこなすのも難しくなり，医師の予約や介護者との打ち合わせが入ったり，大小さまざまなレベルの突発的な危機に対処したりするために，ヨガ教室を休み，子どもたちの試合を観に行けなくなり，仕事を早退することも多くなりました。

　サブラは，自分が苛立って怒っていることに気がつきました。そして，もっともだとわかっているそうした反応に対しても，母親をどれほど愛しているかということと，母親がこれまで自分にどれだけのことをしてくれたかを考えると，深い罪の意識を感じました。終えてしまわなければいけないことに集中するために痛みを押しのけようとしているうちに，ますますエネルギーを吸い取られ，疲労困憊し，人生の中にいる他の人たちから切り離された気持ちになるのに気づきました。自己批判と感情に関連した回避のパターンが起きているのを認識したので，時間を見つけられるときは，浮かんできた気持ちをアクセプトできるようになろうと努めました。それでも，置かれている状況があまりにもつらくて，以前にも経験と悪戦苦闘した時期に「綱から手を放した」ときに感じた安堵感を，今回は感じませんでした。今回は以前と同じスキルでは

第 15 章　自分らしく生きる実践　435

どうにも「機能」しない状況なのかしら？　サブラは考えました。

　ある週の礼拝の後に，サブラはとうとう友人に打ち明けて，こんなに悲しいことが起きつつある状況でどうやって人生に意味を見つけたらいいのかがわからないと伝えました。友人は思いやりをこめて反応してくれました。それに助けられて，サブラは，苛立ちと，何をしても無駄だという感じとをアクセプトできました。また，コントロールできない状況をコントロールしようとしていたこと（これも当然な反応です）と，その状況ならごく自然に引き出されるきれいな感情の悲しさ，恐怖，怒りを避けようとしていたことを理解しました。サブラは，注意を向ける焦点を変えて，コントロールできない状況をもっとよくしてくれるからする行動ではなく，自分にとって大切だからする行動を考えられるようになりました。教室にしっかり参加する形のフォーマルな実践の時間が取れなくなったので，毎朝マインドフルに朝食を食べると決めました。毎日一つずつ自分を大切にする活動を始めて，たとえささやかでも，音楽を聴く，一緒に歌う，空気清浄器からのアロマの香りを楽しむ，母親を見舞うときの道の景色を楽しむなどをしました。また，大切に思っていることを母親にしっかりと伝えるのが大切だと感じる価値を思い出して，自分の献身に対して母親に少しでも何かの形で反応してほしいと感じている心の願いは，ただ観察してあるがままにしようとしました。サブラは，自分でそれほど多くの時間とエネルギーをかけて母親を看病して，人生の他の領域を省みないでいるのは，自分の努力がなんとか「報われ」てほしい——認知力が衰えるスピードが遅くなる，または母親が喜ぶ——と願っている部分があるためだと認識しました。自分の時間，エネルギー，コントロールできる物事には限界があると認識したときに，サブラは，新しい選択をいくつかして，人生の他の領域で価値に沿って意識的に行動すると決めました。サブラの心は勿論母親の認知的衰えとそれに関連する痛みや喪失へとさまよって行きましたが，サブラは，そのたびにくり返し優しく思いやりを込めながら心を導き戻して，パー

436　第Ⅳ部　勇気を出して，あなたらしい人生を生き始める

> ブレネー・ブラウンと
> グレノン・ドイル・メ
> ルトンの書籍を巻末の
> 参考資料でご紹介しま
> す。

トナーや子どもたちや友人たちと一緒にいる状況，大切と感じる仕事，毎週の礼拝に注意を向けました。大きな悲しみと喪失の中にあっても，人生の意味と，価値と，満たされる気持ちを経験できるのだと，何度でも気づきました。

　マインドフルネス，アクセプタンス，自分への思いやり，価値に沿った行動は，人生のつらい経験から私たちを守ってくれるわけではありませんし，気づきが広がると初めはむしろ前よりも苦しく感じるかもしれません。それでも，ご紹介したスキルを使うと，人生で経験する困難に心から誠実に，しっかり意識しながら向き合えるようになって，そうした困難の中でも，自分らしく生き続けて周りの人たちとつながり合っていられるようになります。弱さと痛みをアクセプトすると人生の意味と目的と価値の感じに力強い影響を及ぼせることを，大勢の著者たちが上手に伝えています。

困難な時期に使う戦略

・新しく工夫したり，以前に実践していたものをもう一度始めたりして，マインドフルネスをフォーマルな形でもフォーマルではない形でも実践しましょう。今の新しい妨げに合わせて調節するとよいでしょう。
・新しい状況の中で困難に対して起きる当然な反応には，アクセプタンスと思いやりの姿勢を育みましょう。
・価値を振り返りながら，新しい状況に合った行動を選びましょう。
・第10章と第11章でお伝えした「罠」に注意して，取り組みましょう。

勇気を持ち続けましょう

　恐怖と不安は，感情が本来する仕事として，自然に，私たちの安全のためにがんばります。大声をあげるときもあれば，ささやき声のときもありますが，今差し迫っている危険または将来考えられる危険にかかわる指図を出して，外部からのリスクを避けるように私たちを引っぱります。心配も，私たちの注意を日常生活から引っぱり出して内面の世界と将来に対する恐怖に向け，解決できない問題を解決しようとする悪循環に引き込みます。すると，私たちは，そうした内面の経験さえも危険をもたらすものとして反応するように学習してしまい，生きていればさまざまな状況で自然に湧く思考や気持ちや感覚を認識し，認め，アクセプトするプロセスから自動的に引き離されてしまいます。私たちを引っぱり，引き込み，引き離すそうした本能は，どれもそれぞれに目的があります。ただ，私たちを簡単に捕らえてしまう場合もあります。それらに捕らわれると，人生で意味が感じられなくなり，気持ちが満たされなくなります。説得力はあるけれども場合によっては押しつけがましいとも言えるそうしたボディーガードたちに従わずにいることは，恐ろしくて，何の当てもないところへ思い切って踏み出すような感じでしょう。勇気を出してください。警告はひとまずあるがままにして，本当に大切と感じるものに沿って行動しようと勇気を出すたびに，私たちは自由になり，気持ちが満たされます。大切なものに向けて思い切ってステップを踏み出していく勇気をあなたが持ち続けられますように。ためらい，動揺するたびに，あなたがあなた自身を大切にして優しくすることができ，また次の日から勇気を出せますように。

参考資料

セラピストの見つけ方

Anxiety Disorders Association of America
www.treatment.adaa.org

Association for Contextual Behavioral Science
https://contextualscience.org/civicrm/profile?gid=17&reset=1&force=1

Association for Behavioral and Cognitive Therapies
www.abctcentral.org/xFAT

Psychology Today
https://therapists.psychologytoday.com/rms
　This site lists a variety of mental health providers available in select locations. When using this resource you may want to look for those who list cognitive-behavioral therapy and mindfulness as their treatment orientations if you want a practitioner who uses some of the strategies we discuss in the book.

Canadian Register of Health Service Providers in Psychology
www.crhspp.ca

不安
ウェブサイト

The Mindful Way through Anxiety
http://mindfulwaythroughanxiety.com

Anxiety Disorders Association of America
www.adaa.org

National Institute of Mental Health
www.nimh.nih.gov/health/topics/anxiety-disorders/index.shtml

参考資料　439

Anxiety Treatment Australia
www.anxietyaustralia.com.au

Anxiety Disorders Association of Canada
www.anxietycanada.ca

Anxiety UK
www.anxietyuk.org.uk

European Association for Behavioural and Cognitive Therapies
http://eabct.glimworm.com

書籍

Brantley, Jeffrey. *Calming Your Anxious Mind: How Mindfulness and Compassion Can Free You from Anxiety, Fear, and Panic, Second Edition.* New Harbinger, 2007.

Fleming, Jan, and Kocovski, Nancy. *The Mindfulness and Acceptance Workbook for Social Anxiety and Shyness: Using Acceptance and Commitment Therapy to Free Yourself from Fear and Reclaim Your Life.* New Harbinger, 2013.

Forsyth, John, and Eifert, Georg. *The Mindfulness and Acceptance Workbook for Anxiety: A Guide to Breaking Free from Anxiety, Phobias, and Worry Using Acceptance and Commitment Therapy.* New Harbinger, 2007.

McCurry, Christopher. *Parenting Your Anxious Child with Mindfulness and Acceptance: A Powerful New Approach to Overcoming Fear, Panic, and Worry Using Acceptance and Commitment Therapy.* New Harbinger, 2009.

Orsillo, Susan, and Roemer, Lizabeth. *The Mindful Way Through Anxiety: Break Free from Chronic Worry and Reclaim Your Life.* Guilford Press, 2011.

Semple, Randye, and Lee, Jennifer. *Mindfulness-Based Cognitive Therapy for Anxious Children: A Manual for Treating Childhood Anxiety.* New Harbinger, 2011.

Tolin, David. *Face Your Fears: A Proven Plan to Beat Anxiety, Panic, Phobias, and Obsessions.* Wiley, 2012.

Wilson, Kelly, and DuFrene, Troy. *Things Might Go Terribly, Horribly Wrong: A Guide to Life Liberated from Anxiety.* New Harbinger, 2010.

マインドフルネス

ウェブサイト

Center for Mindfulness in Medicine, Health Care, and Society
www.umassmed.edu/cfm

Institute for Meditation and Psychotherapy
www.meditationandpsychotherapy.org

Mindfulness-Based Cognitive Therapy
http://mbct.com

Be Mindful (UK)
www.bemindful.co.uk

440

書籍

Bayda, Ezra, and Bartok, Josh. *Saying Yes to Life, Even the Hard Parts.* Wisdom Publications, 2005.

Bernhard, Toni. *How to Be Sick: A Buddhist-Inspired Guide for the Chronically Ill and Their Caregivers.* Wisdom Publications, 2010.

Bernhard, Toni. *How to Live Well with Chronic Pain and Illness: A Mindful Guide.* Wisdom Publications, 2015.

Bernhard, Toni. *How to Wake Up: A Buddhist-Inspired Guide to Navigating Joy and Sorrow.* Wisdom Publications, 2013.

Brach, Tara. *Radical Acceptance.* Bantam, 2004.

Burch, Vidyamala, and Penman, Danny. *You Are Not Your Pain: Using Mindfulness to Relieve Pain, Reduce Stress, and Restore Well-Being–An Eight-Week Program.* Flatiron Books, 2015.

Chödrön, Pema. *When Things Fall Apart: Heart Advice for Difficult Times.* Shambhala Publications, 2000.

Chödrön, Pema. *The Places That Scare You: A Guide to Fearlessness in Difficult Times.* Shambhala Publications, 2002.

Chödrön, Pema. *Living Beautifully with Uncertainty and Change.* Shambhala Publications, 2012.

Gunaratana, Bahante. *Mindfulness in Plain English, 20th Anniversary Edition.* Wisdom Publications, 2011.

Kabat-Zinn, Jon. *Full Catastrophe Living: Using the Wisdom of Your Body and Mind to Face Stress, Pain, and Illness.* Delta, 1990.

Kabat-Zinn, Jon. *Wherever You Go, There You Are: Mindfulness Meditation in Everyday Life.* Hyperion, 1994.

Kabat-Zinn, Myla and Jon. *Everyday Blessings: The Inner Work of Mindful Parenting.* Hyperion, 1997.

Nhat Hanh, Thich. *The Miracle of Mindfulness: An Introduction to the Practice of Meditation.* Beacon Press, 1999.

Nhat Hanh, Thich. *Peace Is Every Step: The Path of Mindfulness in Everyday Life.* Beacon Press, 1999.

Siegel, Ronald. *The Mindfulness Solution: Everyday Practice for Everyday Problems.* Guilford Press, 2010.

Stahl, Bob, and Goldstein, Elisha. *A Mindfulness-Based Stress Reduction Workbook.* New Harbinger, 2010.

Teasdale, John, Williams, Mark, and Segal, Zindel. *The Mindful Way Workbook: An 8-Week Program to Free Yourself from Depression and Emotional Distress.* Guilford Press, 2014.

Williams, Mark, Teasdale, John, Segal, Zindel, and Kabat-Zinn, Jon. *The Mindful Way through Depression: Freeing Yourself from Chronic Unhappiness.* Guilford Press, 2007.

セルフコンパッション
ウェブサイト

Self-Compassion.org
http://self-compassion.org

Mindful Self-Compassion
www.mindfulselfcompassion.org

Center for Mindful Self-Compassion
www.centerformsc.org

参考資料 441

書籍

Germer, Christopher. *The Mindful Path to Self-Compassion: Freeing Yourself from Destructive Thoughts and Emotions.* Guilford Press, 2009.

Gilbert, Paul. *The Compassionate Mind: A New Approach to Life's Challenges.* New Harbinger, 2010.

Gilbert, Paul, and Choden. *Mindful Compassion: How the Science of Compassion Can Help You Understand Your Emotions, Live in the Present, and Connect Deeply with Others.* New Harbinger, 2014.

Henderson, Lynne. *The Compassionate-Mind Guide to Building Social Confidence: Using Compassion-Focused Therapy to Overcome Shyness and Social Anxiety.* New Harbinger, 2011.

Neff, Kristin. *Self-Compassion: The Proven Power of Being Kind to Yourself.* William Morrow Paperbacks, 2015.

Salzberg, Sharon. *Loving Kindness: The Revolutionary Art of Happiness.* Shambhala, 2005.

Salzberg, Sharon. *The Kindness Handbook.* Sounds True, 2015.

Tirch, Dennis. *The Compassionate-Mind Guide to Overcoming Anxiety: Using Compassion-Focused Therapy to Calm Worry, Panic, and Fear.* New Harbinger, 2012.

その他　関連書籍

Brown, Brené. *The Gifts of Imperfection: Let Go of Who You Think You're Supposed to Be and Embrace Who You Are.* Hazelden, 2010.

Brown, Brené. *Daring Greatly: How the Courage to Be Vulnerable Transforms the Way We Live, Love, Parent, and Lead.* Avery, 2012.

Frankl, Viktor. *Man's Search for Meaning.* Beacon Press, 1959.

Harris, Russ. *The Happiness Trap: How to Stop Struggling and Start Living.* Trumpeter Books, 2008.

Harris, Russ. *The Confidence Gap: A Guide to Overcoming Fear and Self-Doubt.* Trumpeter Books, 2011.

Harris, Russ. *The Reality Slap: Finding Peace and Fulfillment When Life Hurts.* New Harbinger, 2012.

Hayes, Steven, and Smith, Spencer. *Get Out of Your Mind and into Your Life: The New Acceptance and Commitment Therapy.* New Harbinger, 2005.

McKay, Matthew, Forsyth, John, and Eifert, Georg. *Your Life on Purpose: How to Find What Matters and Create the Life You Want.* New Harbinger, 2010.

Melton, Glennon Doyle. *Carry On, Warrior: The Power of Embracing Your Messy, Beautiful Life.* Scribner, 2014.

注　釈

はじめに

1) Chodron, P.: When things fall apart : Heart advice for difficult times. Shambhala, Boston, 2000. から引用。
2) メタ解析（一つの分野で行われた複数の研究データを合わせて統計的に処理する方法）を使った二つの研究が，マインドフルネス（本書でご紹介する気づき）の全般的なメリットと特定の問題に取り組むときのメリットを示しています：

   Gu, J., Strauss, C., Bond, R. & Cavanagh, K.: How do mindfulness-based cognitive therapy and mindfulness-based stress reduction improve mental health and wellbeing? A systematic review and meta-analysis of mediation studies. Clinical Psychology Review, 37 ; 1-12, 2015.

   Hofmann, S.G., Sawyer, A.T., Witt, A.A. & Oh, D.: The effect of mindfulness-based therapy on anxiety and depression : A meta-analytic review. Journal of Consulting and Clinical Psychology, 78 ; 169-183, 2010.

3) こうした研究が Roemer, L. & Orsillo, S.M.: Mindfulness- and acceptance-based behavioral therapies in practice. Guilford Press, New York, 2009. の中でレビューされています。より最近の研究も多数ある中からいくつかをあげます：

   Hayes-Skelton, S.A., Roemer, L. & Orsillo, S.M.: A randomized clinical trial comparing an acceptance-based behavior therapy to applied relaxation for generalized anxiety disorder. Journal of Consulting and Clinical Psychology, 81 ; 761-773, 2013.

   Arch, J.J., Eifert, G.H., Davies, C., Vilardaga, J.C.P., Rose, R.D., & Craske, M.G.: Randomized clinical trial of cognitive behavioral therapy（CBT）versus acceptance and commitment therapy（ACT）for mixed anxiety disorders. Journal of Consulting and Clinical Psychology, 80 ; 750-765, 2012.

   Michelson, S.E., Lee, J.K., Orsillo, S.M., & Roemer, L.: The role of values-consistent behavior in generalized anxiety disorder. Depression and Anxiety, 28 ; 358-366, 2011.

   この心理療法はさまざまなアプローチを基盤にしています。根拠となっている文献をいくつかあげます：

   Linehan, M.M.: Cognitive-behavioral treatment of borderline personality disorder. Guilford Press, New York, 1993.

   Linehan, M.M.: Skills training manual for cognitive-behavioral treatment of

注　釈　443

borderline personality disorder. Guilford Press, New York, 1993.

Hayes, S.C., Strosahl, K.D. & St.Wilson, K.G.: Acceptance and commitment therapy : An experiential approach to behavior change. Guilford Press, New York, 1999.

Segal, Z.V., Williams, J.M.G. & Si Teasdale, J.D.: Mindfulness-based cognitive therapy for depression: A new approach to preventing relapse. Guilford Press, New York, 2002.

（最後の3つの文献は改訂版が出ています）

第1章

本章でご紹介する題材は，不安と不安障害に関連した文献全般をくわしくレビューした Barlow, D.H.: Anxiety and its disorders : The nature and treatment of anxiety and panic（2nd ed.）. Guilford Press, New York, 2002. から引いています。

4）　このリストは Orsillo, S.M. & Roemer, L.: The mindful way through anxiety : Break free from chronic worry and reclaim your life. Guilford Press, New York, p.18-20, 2011. Copyright © 2011 The Guilford Press（仲田昭弘訳：マインドフルネスで不安と向き合う―不安から自由になり，人生をとりもどす―．星和書店，東京，2017）に掲載されたものに追加して改変してあります。許可を得て再掲。

5）　これは Roemer, L. & Orsillo, S.M.: Mindfulness- and acceptance-based behavioral therapies in practice. Guilford Press, New York, p.52, 2009. Copyright © 2009 The Guilford Press に掲載された観察フォームを改訂したものです。許可を得て再掲。

6）　多くの人たちが「自分の内面を他人の外見と比べる」というフレーズをよくつかいます。私たちがそれを初めて耳にしたのは禅の先生 David Rynick からでした。

7）　この研究は Dunsmoor, J.E., Mitrofh S.R. & LaBar, K.S.: Generalization of conditioned fear along a dimension of increasing fear intensity. Learning and Memory, 16；460-469, 2009. の中で紹介されています。

Dunsmoor, J.E., White, A.J. & LaBar, K.S.: Conceptual similarity promotes generalization of higher order fear learning. Learning and Memory, 18；156-160, 2011.

8）　この研究は Craske, M.G., Treanor, M., Conway, C.C., Zbozinek, T. & Vervliet, B.: Maximizing exposure therapy : An inhibitory learning approach. Behaviour Research and Therapy, 58；10-23, 2014. の中で紹介されています。

9）　この部分を裏づける統計は http://asirt.org/Initiatives/1nforming-Roacl-Users/Road-Safety-Facts/Road-Crash-Statistics. にあります。

Forrester, J.A., Holstege, C.P. & Forrester, J.D.：Fatalities from venomous and nonvenomous animals in the United States（1999-2007）. Wilderness and Environmental Medicine, 23；146-152, 2012.

第2章

本章の題材は Heimberg, R.G., Turk, C. & Mennin, D.S.（eds.）：Generalized anxiety disorder : Advances in research and practice. Guilford Press, New York, 2004. に収載されている

Borkovec, T.D., Alcaine, O.M. & Behar, E. : Avoidance theory of worry and generalized anxiety disorder の不安に関する研究全般のレビューから引いています。

10) 人々が心配する理由は Borkovec, T.D. & Roemer, L. : Perceived functions of worry among generalized anxiety disorder subjects : Distraction from more emotionally distressing topics? Journal of Behavior Therapy and Experimental Psychiatry, 26 ; 25-30, 1995. にあります。

11) 研究は以下の文献の中でレビューされています。Mineka, S. & Henderson, R.W. : Controllability and predictability in acquired motivation. Annual Review of Psychology, 36 ; 495-529, 1985.

McNally, R.J. : Psychological approaches to panic : A review. Psychological Bulletin, 108 ; 403-419, 1990.

12) Michel Dugas と同僚らは，不確実さへの不寛容と心配の関係，またほかにも不安全般について幅広く研究しています。たとえば Buhr, K. & Dugas, M.J. : Investigating the construct validity of intolerance of uncertainty and its unique relationship with worry. Journal of Anxiety Disorders, 20 ; 222-236, 2006. を参照。

第3章

13) きれいな感情と濁った感情の説明は，Leslie Greenberg と Jeremy Safran の一次感情と二次感情の説明，および Steven Hayes と同僚らの澄んだ感情と濁った感情の説明から引いています。

Greenberg, L.S. & Safran, J.D. : Emotion in psychotherapy. Guilford Press, New York, 1987.

Hayes, S.C., Strosahl, K.D. & Wilson, K.G. : Acceptance and commitment therapy : An experiential approach to behavior change. Guilford Press, New York, 1999.

14) 生まれつきの感情反応と学習された感情反応についての私たちの研究と理論は Davis, E.L., Levine, L.J., Lench, H.C. & Quas, J.A. : Metacognitive emotion regulation : Children's awareness that changing thoughts and goals can alleviate negative emotions. Emotion, 10 ; 498-510, 2010. の中で考察されています。

Frijda, N.H. : The emotions. Cambridge University Press, Cambridge, UK, 1986.

Malatesta, C.Z. & Haviland, J.M. : Learning display rules : The socialization of emotion expression in infancy. Child Development, 53 ; 991-1003, 1982.

15) このエクササイズは Segal, Z.V., Williams, J.M.G. & Teasdale, J.D. : Mindfulness-based cognitive therapy for depression : A new approach to preventing relapse. Guilford Press, New York, 2002. の Mindfulness of Sounds に基づきます。

第4章

16) McFerrin, B. : Don't worry, be happy [45 rpm recording]. EMI-Manhattan Records, 1988.

17) このスローガンの歴史は，2015年8月3日時点で表示されたインターネット上の

注　釈　445

記事 Hughes, S.：The greatest motivational poster ever? February 4, 2009.（http://news.bbc.co.uk/2/hi/uk_news/magazine/7869458.stm）の中で考察されています。

18）たとえば Najmi, S. & Wegner, D.M.：Thought suppression and psychopathology. In（ed）：Elliot, A.J. Handbook of approach and avoidance motivation. Psychology Press, New York, p.457-459, 2008.

　　Hayes, S.C., Wilson, K.G., Gifford, E.V, Follette, V.M. & Strosahl, K.：Experiential avoidance and behavioral disorders：A functional dimensional approach to diagnosis and treatment. Journal of Consulting and Clinical Psychology, 64；1152-1168, 1996.

19）Hayes, S.C., Strosahl, K.D. & Wilson, K.G.：Acceptance and commitment therapy：The process and practice of mindful change. Guilford Press, New York, 2011.

第5章

20）この引用はヴィクトール・フランクルからとされる場合が多く，たしかにフランクルの文章の哲学と一致します。しかし，実際は Alex Pattako が2004年に出版した Prisoners of our thoughts：Viktor Frankl's principles for discovering meaning in life and work. Berrett-Koehler, San Francisco, 2004. のために Stephen Covey が書いた「foreword」に含まれます。Covey は，この節を何かの本で読んだが著者を思い出せないと説明しつつ，フランクルの著作と結びつけています。

21）「でも」を「そして」に置き換えられるかどうかを考える実践は Hayes, S.C., Strosahl, K.D. & Wilson, K.G.：Acceptance and commitment therapy：An experiential approach to behavior change. Guilford Press, New York, 1999. から引いています。

22）より詳しくは Williston, S.K., Eustis, E.H., Graham, J.R., Morgan, L.P.K., Hayes-Skelton, S.A., Roemer, L. & Orsillo, S.M.：How does anxiety get in the way of living the life you want? Examining anxiety's interference with valued living in relationships in a sample of treatment seeking adults for generalized anxiety disorder. 2016. を参照。

23）このフォームは Roemer, L. & Orsillo, S.M.：Mindfulness and acceptance-based behavioral therapies in practice. Guilford Press, New York, p.53, 2009. Copyright © 2009 The Guilford Press に掲載された観察用フォームの改訂版です。許可を得て再掲。

24）このエクササイズは Orsillo, S.M. & Roemer, L.：The mindful way through anxiety：Break free from chronic worry and reclaim your life. Guilford Press, New York, p.55-57, 2011. Copyright © 2011 The Guilford Press（仲田昭弘訳：マインドフルネスで不安と向き合う―不安から自由になり，人生をとりもどす―. 星和書店，東京，2017）から改訂して再掲しています。許可を得て再掲。

第6章

25）総合的な検証については Olatunji, B.O., Cisler, J.M. & Deacon, B.J.：Efficacy of cognitive-behavioral therapy for anxiety disorders：A review of meta-analytic findings. Psychiatric Clinics of North America, 33；557-577, 2010. を参照。

446

26) この実践は Hayes, S.C., Strosahl, K.D. & Wilson, K.G.：Acceptance and commitment therapy : An experiential approach to behavior change. Guilford Press, New York, 1999. の中で紹介されています。

27) これは Roemer, L. & Orsillo, S.M.：Mindfulness and acceptance-based behavioral therapy in practice. Guilford Press, New York, p.114, 2009. Copyright © 2009 The Guilford Press に掲載された観察フォームを改訂したものです。許可を得て再掲。

28) このエクササイズは Orsillo, S.M. & Roemer, L.：The mindful way through anxiety : Break free from chronic worry and reclaim your life. Guilford Press, New York, p.112, 2011. Copyright © 2011 The Guilford Press（仲田昭弘訳：マインドフルネスで不安と向き合う―不安から自由になり，人生をとりもどす―．星和書店，東京，2017）に掲載されたものを改訂しています。許可を得て再掲。

第7章

29) ハーバード大学大学院教育学研究科の元学部長 Jerome Murphy には，主催された会議で Liz が講演した際にこの詩を紹介してくださったことを感謝申し上げます。

30) Barks, C., Gi. Moyne, J.(Trans.)：The essential Rumi. Harper, San Francisco, 1997. Copyright © 1995 by Coleman Barks. 許可を得て再掲。

31) このメタファーは Hayes, S.C., Strosahl, K.D. & Wilson, K.G.：Acceptance and commitment therapy : The process and practice of mindful change. Guilford Press, New York, 2011. の中で説明されています。

32) ほかにも多くの著者がこの点を伝えています。たとえば Bayda, E. & Bartok, J.：Saying yes to life, even the hard parts. Wisdom Publications, Somerville, MA, 2005. など。

33) Williams, J.M.G., Teasdale, J.D., Segal, Z.V. & Kabat-Zinn, J.：The mindful way through depression: Freeing yourself from chronic unhappiness. Guilford Press, New York, p.151-152, 2007. Copyright © 2007 The Guilford Press から改訂しています。許可を得て再掲。

34) そうした内容に関連する書籍をまとめて参考資料に掲載しています。

35) この研究は Leary, M.R., Tate, E.B., Adams, C.E., Allen, A.B. & Hancock, J.：Self-compassion and reactions to unpleasant self-relevant events : The implications of treating oneself kindly. Journal of Personality and Social Psychology, 92 ; 887-904, 2007. の中で説明されています。

36) この概念は Gilbert, P.：The compassionate mind : A new approach to life's challenges. New Harbinger, Oakland, CA, 2010. の中で考察されています。

37) Docter, P.(Director), & Del Carmen, R.(Director).：Inside Out [Motion picture]. Walt Disney Pictures, Pixar Animation Studios, Emeryville, CA, 2015.

38) 出版をひかえた彼の著書について Jerome Murphy とかわした 2015 年 6 月 21 日の私信より。

39) Neff, K.：Self-compassion : The proven power of being kind to yourself. William Morrow Paperbacks, New York, 2015. より。

40) Bernhard, T.：How to wake up : A Buddhist-inspired guide to navigating joy and

注　釈　447

sorrow. Wisdom Publications, Somerville, MA, 2013.

41）自分への思いやりのための瞑想は Germer, C.K.: The mindful path to self-compassion. Guilford Press, New York, 2009. の中で説明されています。

第8章

42）そうした研究結果をレビューしている文献は Hofmann, S.G., Sawyer, A.T., Witt, A.A., Gr Oh, D.: The effect of mindfulness-based therapy on anxiety and depression : A meta-analytic review. Journal of Consulting and Clinical Psychology, 78 ; 169-183, 2010.

Gu, J., Strauss, C., Bond, R. & Cavanagh, K.: How do mindfulness-based cognitive therapy and mindfulness-based stress reduction improve mental health and wellbeing? A systematic review and meta-analysis of mediation studies. Clinical Psychology Review, 37 ; 1-12, 2015.

Orsillo, S.M., Danitz, S.B. & Roemer, L.: Mindfulness- and acceptance-based cognitive and behavioral therapies. In(eds.): Nezu, A.M. & Nezu, C.M., The Oxford handbook of cognitive and behavioral therapies. Oxford University Press, New York, p.172-199, 2015.

43）このエクササイズは Segal, Z.V, Williams, J.M.G. & Teasdale, J.D.: Mindfulness-based cognitive therapy for depression : A new approach to preventing relapse. Guilford Press, New York, 2002. の中で紹介されているレーズンをつかったエクササイズを基にしています。

44）この定義は Kabat-Zinn, J.: Wherever you go, there you are : Mindfulness meditation in everyday life. Hyperion, New York, 1994. から改訂して引用しています。

45）Baer, R.A., Smith, G.T., Lykins, E. et al.: Construct validity of the Five Facet Mindfulness Questionnaire in meditating and nonmeditating samples. Assessment, 15 ; 329-342, 2008.

Carmody, J. & Baer, R.A. : Relationships between mindfulness practice and levels of mindfulness, medical and psychological symptoms, and well-being in a mindfulness-based stress reduction program. Journal of Behavioral Medicine, 31 ; 23-33, 2008.

46）このエクササイズは Orsillo, S.M. & Roemer, L.: The mindful way through anxiety : Break free from chronic worry and reclaim your life. Guilford Press, New York, p.176-177, 2011.（仲田昭弘訳：マインドフルネスで不安と向き合う―不安から自由になり，人生をとりもどす―. 星和書店，東京，2017）Copyright © The Guilford Press 2011 から改訂して引用しています。許可を得て再掲。

47）Morgan, L., Graham, J.R., Hayes-Skelton, S.A., Orsillo, S.M., & Roemer, L.: Relationships between amount of post-intervention of mindfulness practice and follow-up outcome variables in an acceptance-based behavior therapy for generalized anxiety disorder : The importance of informal practice. Journal of Contextual Behavioral Science, 3 ; 173-178, 2014.

48）ここでご提案する項目の一部は Peace is every step : The path of mindfulness in everyday life. Bantam Books, New York, 1992. に含まれる Thich Nhat Hanh から引いています。

第9章

49) 本書でご紹介する価値の概念，また価値とゴールのちがいは，Hayes, S.C., Strosahl, K.D. & Wilson, K.G.: Acceptance and commitment therapy : An experiential approach to behavior change. Guilford Press, New York, 1999. を非常に参考にし，そこから大きく影響を受けています。

50) 私たち自身の研究と Ciarrochi, J. & Bailey, A.: A CBT practitioners guide to ACT : How to bridge the gap between cognitive behavioral therapy and acceptance and commitment therapy. New Harbinger, Oakland, CA, 2008. から引いてご紹介しています。

51) このエクササイズは Roemer, L. & Orsillo, S.M.: Mindfulness- and acceptance-based behavioral therapy in practice. Guilford Press, p.114, 2009. Copyright © The Guilford Press 2009 に掲載されたものを改訂しています。許可を得て再掲。

第10章

52) この引用の出どころとされる作家，歴史家，講演者たちが何人もいます。より詳しくは 2015 年 8 月 3 日時点のインターネット記事 O'Toole, G. (November 20, 2012), If I shoot at the moon, 1 may hit a star (http://quoteinvestigator.com/2012/11/20/shoot-at-sun) を参照。

第11章

53) このエクササイズのバリエーションが Linehan, M.: DBT skills training manual. Guilford Press, New York, 1993., Hayes, S.C., Strosahl, K.D., & Wilson, K.G.: Acceptance and commitment therapy : An experiential approach to behavior change. Guilford Press, New York, 1999. の中で紹介されています。

54) このフォームは Roemer, L. & Orsillo, S.M.: Mindfulness- and acceptance-based behavioral therapy in practice. Guilford Press, New York, p.114, 2009. Copyright © The Guilford Press 2009 の中で紹介された観察フォームの改訂版です。許可を得て再掲。

第12章

55) 本書でお伝えするウィリングネスの概念は Hayes, S.C., Strosahl, K.D. & Wilson, K.G.: Acceptance and commitment therapy : An experiential approach to behavior change. Guilford Press, New York, 1999. を参考にして大きく影響を受けています。

56) このエクササイズは Roemer, L. & Orsillo, S.M.: Mindfulness- and acceptance-

注 釈 449

based behavioral therapy in practice. Guilford Press, New York, p.215-216, 2009. Copyright © The Guilford Press 2009 の中で紹介されたエクササイズの改訂版です。許可を得て再掲。

57) 基本感情に関する理論が Ekman, P.: An argument for basic emotions. Cognition and Emotion, 6 ; 169-200, 1992. の中で紹介されています。

58) 感情をこのように理解する方法は Turner, J.H.: Human emotions : A sociological theory. Routledge, New York, 2007. の中で説明されています。

59) Turner, J.H.: Human emotions : A sociological theory. Routledge, New York, 2007.

60) この理論は Lewis, M. & Brooks-Gunn, J.: Toward a theory of social cognition : The development of self. New Directions for Child and Adolescent Development, John Wiley and Sons, New York, p.1-20, 1979. にあります。

61) このエクササイズは Orsillo, S.M. & Roemer, L.: The mindful way through anxiety : Break free from chronic worry and reclaim your life. Guilford Press, New York, p.131-132, 2011. Copyright © The Guilford Press 2011 （仲田昭弘訳：マインドフルネスで不安と向き合う—不安から自由になり，人生をとりもどす—. 星和書店，東京，2017）に掲載されたものを改訂しています。許可を得て再掲。

62) このエクササイズは Kabat-Zinn, J.: Wherever you go, there you are. Hyperion, New York, 1994. の中でさらに詳しく紹介されています。

第 13 章

63) 問題解決へのアプローチに関連する本書の説明は Nezu, A.M., Nezu, C.M. & D'Zurilla, T.: Problem solving therapy : A treatment manual. Springer, New York, 2012. の中で説明されている問題解決療法から引いています。

64) たとえば以下の文献があります。Mays, V.M., & Cochran, S.D.: Mental health correlates of perceived discrimination among lesbian, gay, and bisexual adults in the United States. American Journal of Public Health, 91 ; 1869-1876, 2001.

Hatzenbuehler, M.L., McLaughlin, K.A., Keyes, K.M., & Hasin, D.S.: The impact of institutional discrimination on psychiatric disorders in lesbian, gay, and bisexual populations : A prospective study. American Journal of Public Health, l00(3); 452-459, 2010.

Paradies, Y.: A systematic review of empirical research on self-reported racism and health. International Journal of Epidemiology, 35 ; 888-901, 2006.

Sue, D.W.: Microaggression in everyday life : Race, gender, and sexual orientation. John Wiley and Sons, Hoboken, NJ, 2010., Pew Research Center : King's dream remains an elusive goal : Many Americans see racial disparities. August 22, 2013. Retrieved August 3, 2015, from http://wwwpewsocialtrends.org/2013/08/22/kings-dream-remains-an-elusive-goal-many-americans-see-racial-disparities/

Ong, A.D., Burrow, A.L., Fuller-Rowell, T.E., Ja, N.M., & Sue, D.W.: Racial microaggressions and daily well-being among Asian Americans. Journal of Counseling Psychology, 60(2); 188-199, 2013.

450

65) West, L., Graham, J.R. & Roemer, L.: Functioning in the face of racism : Preliminary findings on the buffering role of values clarification in a Black American sample. Journal of Contextual Behavioral Science, 2 ; 1-8, 2013.

66) Sobczak, L.R., & West, L.M.: Clinical considerations in using mindfulness and acceptance-based behavioral approaches with diverse populations : Addressing challenges in service delivery in diverse community settings. Cognitive and Behavioral Practice, 20 ; 13-22, 2013.

第14章

67) 感情のコントロールが自発的な場合と自発的ではない場合とでは，かかわる脳領域が異なることが研究からわかっています。Rinn, W.E.: Neuropsychology of facial expression. In(eds.): Feldman, R.S. & Rimé, B., Fundamentals of nonverbal behavior, Cambridge University Press, New York, p.3-30, 1991. を参照。

68) より詳しくは Planalp, S.: Communicating emotion : Social, moral, and cultural processes. Cambridge University Press, New York, 1999 を参照。

69) Mesquita, B. & Albert, D.: The cultural regulation of emotions. In(ed.): Gross, J., Handbook of emotion regulation. Guilford Press, New York, p.486-503, 2007.

70) この記述を裏づける研究は Gross, J.J. & John, O.P.: Individual differences in two emotion regulation processes : Implications for affect, relationships, and well-being. Journal of Personality and Social Psychology, 85 ; 348-362, 2003. を参照。

第15章

71) Hayes, A.M., Laurenceau, J-P, Feldman, G., Strauss, J.L., & Cardaciotto, L. : Change is not always linear : The study of nonlinear and dis-continuous patterns of change in psychotherapy. Clinical Psychology Review, ZZ 715-723, 2007.
Prochaska, J.O. & DiClemente, C.C.: (1986) . Toward a comprehensive model of change. In(eds.): Miller, W.R. & Heather, N., Treating addictive behaviors : Process of change, Plenum Press, New York, p.3-27.

72) この部分の題材は，Alan Marlatt による再発防止に関する期待される取り組みで，たとえば Marlatt, G.A. & Donovan, D. : Relapse prevention : Maintenance strategies in the treatment of addiction（2nd ed.）. Guilford Press, New York, 2007. から引いています。

73) 呼吸空間法の説明は Segal, Z.V., Williams, J.M.G. & Teasdale, J.D.: Mindfulness-based cognitive therapy for depression : A new approach to preventing relapse. Guilford Press, New York, 2002. にあります。

訳者あとがき

　本書は著者らによる前作『The Mindful Way Through Anxiety』の続編としてのワークブック『Worry Less, LIVE MORE』の日本語版です。本書に至る流れの理解を深めたい方は,『The Mindful Way Through Anxiety』(以下「前作」と記す,邦訳:『マインドフルネスで不安と向きあう』星和書店)を併せてお読みいただくことをおすすめいたします。

　しかしながら本書は,前作の単なる続編ではありません。マインドフルネス,アクセプタンスなど心理学に関する最新の研究成果に基づいて新しく書き下ろされています。本書には冒頭からは必ずしもマインドフルネスという言葉は出てきませんが,著者らは恐怖や不安といった自然な感情のはたらきから説き起こして,マインドフルな観察態度と行動,そしてこれらを通じて自分らしい生き方へと私たちを導いてくれます。

　実在しそうなさまざまな登場人物が織りなす物語を中心に構成されて,自然とマインドフルネスを理解できるように書かれているというスタイルは前作と一貫しています。本書には前作から引き続いて著者らの重要な概念であるアクセプタンスという用語も多く出てきますが,これは,著者らがマインドフルネスとアクセプタンスの両方に立脚した行動療法の創設者であることからきています。本書をお読みになって,日本で見聞きされるマインドフルネスとは違う,ACT(アクセプタンス＆コミットメント・セラピー)に寄っているとお感じになられたかもしれません。私は個人的にはACTはマインドフルネスの発展形と考えていますが,私の浅い知識では両者と著者らの立場との関連や位置づけを説

明できるには至っておりません。このあたりはぜひ詳しい方にご指導を
お願いしたいと思っております。アクセプタンスに関しても，本書では
読み進めるうちに自然と理解できるように工夫されて書かれています。
前作と同様に，今回の続編でもアクセプタンスに関する専門用語には短
い意訳を加えました。

　本文中のダウンロードフォームの日本語版作成や日本語版音声のアッ
プロードまでは，私個人では手が回らなかった点，力不足を読者の皆さ
んにはこの場をお借りしてお詫び申し上げます。本書の最新情報を損わ
ないように，この点は割愛して，早めに出版することを優先といたしま
した。今後どなたかご協力いただける方がおられましたら，ぜひお力添
えいただきたいと思いますのでご一報ください。本書の翻訳を通じ，私
はまだマインドフルネスについて何も知らない初心者にすぎないと改め
て思い知らされました。本書にも出てくる「初心」に帰って学び実践す
ることの大切さをわが身に言い聞かせています。

　訳注はほとんど原文のまま記しました。専門家の方はぜひ原著でお読
みください。

　最後になりましたが，本書を出版するに際しまして，イラストをお描
きくださいましたあいざわクリニックの相澤雅子先生，根気よく編集を
いただきました星和書店編集部の近藤達哉氏，すずき編集室の鈴木加奈
子氏，そして私を支え，励ましてくれた家族に感謝を表したいと思いま
す。ありがとうございました。

2018 年 11 月

仲田昭弘

索　引

あ

あきらめ　　187, 189

アクセプタンス　　124, 185, 187, 188, 224

アクセプト　　66, 119, 128, 185, 187, 188

　　　──していない　　189

悪戦苦闘　　4, 40, 71, 130, 136

あなたらしい人生　　271, 337, 430

あなたらしく生き（始め）る　　14, 175, 416

あるがまま　　15, 127

　　　──にする　　194, 196

怒り　　349

今, この瞬間　　15, 44, 46, 70, 78, 172, 188, 222, 224

ウィリング　　16, 133, 147, 337, 338, 339, 342

　　　──ネス　　339, 342

驚き　　349

おまじない　58

か

回避　　10, 58, 130, 138, 139, 146

学習　　39

　　　──解除　　43

価値　　17, 249, 254, 255, 258, 261,

262, 301

　　　──に沿った行動　　362, 366, 372

　　　──の三つの特徴　　275

身体の感覚　　27

観察　　35, 162

　　　──する　　158

　　　──するときのコツ　　164

　　　──する目的　　179

感情　　21, 77, 91

　　　──が濁る　　85, 97

　　　──から注意をそらす　　109

　　　──と闘う　　353

　　　──に向き合う　　115

　　　──を表す　　407

　　　──を抑える　　108

　　　──をコントロール（しようと）する　　109, 111

　　　──を伝える　　401

　　　──をはっきりさせる　　102

　　　──をはっきりさせるための評価　　347

完璧　　288, 317

気づき　　4, 113, 154, 224

　　　──の筋トレ　　170

　　　──の筋肉　　16, 17, 175

　　　──のスキル　　40

気持ちを伝える　　408

恐怖　1, 3, 22, 25, 26, 37, 45, 130, 138, 349, 350
　　──と不安を観察する　36
　　──の般化　42
　　──は学習される　47
　　──反応　35
　　──を「学習解除」する　43
拒絶　136
きれいな感情　78
経験　33, 34
　　──を「観察」する　33
経済的な制約　383
ゲストハウス　183
好奇心　166, 224
　　──に満ちた気づき　169, 170, 171, 177
行動　28, 32
　　──傾向　131
　　──したい衝動　176
　　──の選択肢　357
ゴール　4, 10, 249, 250, 255, 261
呼吸　13, 14
心のスノードーム　234
心をひらいた姿勢　5
心をひらいたままで　200
コミット　238, 338
コミットメント　3
コントロール　60, 105, 117, 277
　　──戦略　118, 120
　　──できること（もの）の限界 62, 123
困難を招き入れる　199

さ

差別　100, 385, 388
妨げ　375
支援　5

時間　377
思考　27, 32
　　──の源　96
　　──を観察　95
自己認識　4
自己批判　208
実践　5, 417, 420, 422
自分への思いやり　204, 206, 210, 214, 225
自分らしく生き（始め）る　98, 237, 411, 412
自分を思いやる　202
自分を批判する思考　173
習慣　63, 129
　　──を変える　64
自由記述エクササイズ　144, 145, 269
集中　13
初心　16, 69, 168, 221, 224
人生の節目　432
身体感覚　30, 32
身体的な妨げ　381
心配　3, 7, 24, 51, 53, 64, 135
　　──しているのに気づく　68
　　──性　73, 156
　　──する習慣　63
　　──の性質　54
　　──を観察する　70, 72
心理療法　6
ストレス　7, 23
全か無か　342
そして　134
備える　57

た

第1の罠　274, 302
第2の罠　277, 306

第3の罠　288, 317
第4の罠　292, 320
第5の罠　294, 323
第6の罠　295, 323
注意　114
　　　——のパラドックス　12
　　　——をそらす　135
でも　134
動機づける　58
闘争‐逃避反応　37
トラウマ　48
　　　——的な経験　42

な

濁った感情　78, 82, 105
　　　——を観察する　86
人間関係　393, 394
認知行動療法　161, 162, 223

は

初めの反応と次の反応を観察する
　　　167
バランス　372
般化　40, 41
一休み　13
批判的な気づき　169, 170
不安　3, 7, 8, 10, 21, 23, 25, 26, 45,
　　　135, 154, 158, 159
　　　——のパラドックス　50
フォーマルではない実践　237
フォーマルな実践　227, 232
不確実さ　60, 62
仏教　15, 223
フュージョン　95, 96, 203

プロセス　197
ボディスキャン　228
本能　106

ま

マインドフル
　　　——に歩く　46
　　　——に会話をする　288
　　　——に食べる　70
マインドフルネス　5, 16, 219, 222
　　　——実践　15
　　　——スキル　224
　　　音の——　93
　　　感情の——　355
　　　空に浮かぶ雲の——　235
　　　呼吸の——　231
　　　思考と気持ちの——　235
　　　思考の——　324
　　　身体感覚の——　171
マインドレス　225
　　　——ネス　226
巻き込まれる　55, 96
向き合う　11
瞑想　226
メタファー　194
モンスター　194
問題解決　59, 64, 68, 375

や～わ

山の瞑想　360
勇気　21, 23, 44, 98, 437
喜び　349
ラベル　93, 94
リラックス　180

実践のための録音リスト

実　　践	参照箇所	長さ
音のマインドフルネス	第 3 章	5 分
身体感覚のマインドフルネス	第 6 章	3 分
マインドフルネス漸進的筋弛緩法——説明	第 6 章	11 分
漸進的筋弛緩法，16 の筋肉グループのためのエクササイズ	第 6 章	37 分
漸進的筋弛緩法，7 つの筋肉グループのためのエクササイズ	第 6 章	19 分
漸進的筋弛緩法，4 つの筋肉グループのためのエクササイズ	第 6 章	13 分
困難を招き入れる——そして身体を通じて働きかける	第 7 章	6 分
呼吸のマインドフルネス	第 8 章	3 分
空に浮かぶ雲のマインドフルネス	第 8 章	7 分
感情のマインドフルネス	第 12 章	5 分
山の瞑想	第 12 章	9 分

録音を使用する条件

　Guilford 社は，本書『マインドフルネスであなたらしく』を購入された個人の方には，www.guilford.com/orsillo2-materials から録音を無料でストリーミングまたはダウンロードすることを許可します。この許可は，本書を購入されたあなたが個人的に使用する目的に限ります。再販，再分配，放送，またはその他の目的（有料無料を問わず，書籍，パンフレット類，記事，ビデオテープ，録音テープ，ブログ，ファイル共有サイト，インターネットまたはイントラネットのサイト，講義の配布物やスライド，ワークショップ，インターネットを利用したセミナーを含み，その範囲に限りません）の場合は，録音の形でも文書に起こした形でも許可しません。そうした，またはそれ以外のいかなる目的でも，ここに挙げた材料を再使用する場合は，Guilford Publications のパーミッション部門から書面による許可を別に得てください。

[著者]

スーザン・M・オルシロ，Ph.D.
　ボストンのサフォーク大学心理学教授。ボストン近郊に在住。

リザベス・ローマー，Ph.D.
　マサチューセッツ大学ボストン校心理学教授。ボストン近郊に在住。

　オルシロ博士とローマー博士は，不安，感情，心理療法，マインドフルネス，価値に沿った行動をテーマに多くの文献を執筆し，不安障害の研究と治療に25年以上にわたって取り組んできました。共同で執筆した書籍に，ベストセラーの『The Mindful Way through Anxiety』（邦訳：マインドフルネスで不安と向き合う—不安から自由になり，人生をとりもどす—．星和書店，東京，2017）があります。アメリカ国立衛生研究所から資金を得てこの15年に開発し，改善につとめてきた治療アプローチが，本書の基盤となっています。
　ウェブサイト：www.mindfulwaythroughanxiety.com.

[訳者]

仲田 昭弘
　奈良県生まれ。精神科医。医学博士，臨床心理士。
　名古屋大学農学部卒業，奈良県立医科大学卒業。奈良県立医科大学第三内科，大阪市立大学神経精神科勤務を経て，現在に至る。

マインドフルネスであなたらしく

2019年2月21日　初版第1刷発行

訳　　　者　仲田 昭弘
発　行　者　石澤 雄司
発　行　所　㈱星和書店
　　　　　　〒168-0074　東京都杉並区上高井戸1-2-5
　　　　　　電話　03（3329）0031（営業部）／03（3329）0033（編集部）
　　　　　　FAX　03（5374）7186（営業部）／03（5374）7185（編集部）
　　　　　　http://www.seiwa-pb.co.jp
印　刷　所　株式会社 光邦
製　本　所　鶴亀製本株式会社

Printed in Japan　　　　　　　　　　　　ISBN978-4-7911-1006-3

・本書に掲載する著作物の複製権・翻訳権・上映権・譲渡権・公衆送信権（送信可能化権を含む）は㈱星和書店が保有します。
・ JCOPY 〈（社）出版者著作権管理機構 委託出版物〉
　本書の無断複製は著作権法上での例外を除き禁じられています。複製される場合は，そのつど事前に（社）出版者著作権管理機構（電話 03-3513-6969，FAX 03-3513-6979，e-mail：info@jcopy.or.jp）の許諾を得てください。

マインドフルネスで不安と向き合う
不安から自由になり、人生をとりもどす

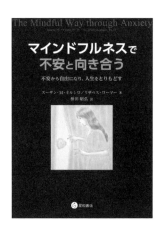

〈著〉スーザン・M・オルシロ，リザベス・ローマー
〈訳〉仲田昭弘

Ａ５判　440ｐ
定価：本体2,700円＋税

マインドフルネスは、「今、この瞬間」の経験をありのままに受け容れて自己を思いやる気づきのスキルである。マインドフルネスを実践すると自分の不安の感情に進んで向き合えるようになり、その兆候にもいち早く気づけるようになる。著者らが開発した行動療法プログラムをもとにしたマインドフルネス練習をふだんの生活に取り入れることで、不安に絡めとられた自分の心を解放することができ、充実した人生を取りもどすことができる。本書では、マインドフルネス実践による慢性的不安への対処法を、豊富な症例とエクササイズで具体的かつ段階的にガイドする。

発行：星和書店　http://www.seiwa-pb.co.jp